健康信息学

主　编　黄至辉

副主编　胡　云

吉林大学出版社

·长春·

图书在版编目（CIP）数据

健康信息学 / 黄至辉主编 .— 长春 ：吉林大学出版社，2022.7
ISBN 978-7-5692-9986-1

Ⅰ．①健… Ⅱ．①黄… Ⅲ．①健康状况—医学信息学
Ⅳ．① R-058

中国版本图书馆 CIP 数据核字（2022）第 131117 号

书　　名：健康信息学
　　　　　JIANKANG XINXIXUE

作　　者：黄至辉　主编
策划编辑：邵宇彤
责任编辑：高珊珊
责任校对：曲　楠
装帧设计：优盛文化
出版发行：吉林大学出版社
社　　址：长春市人民大街 4059 号
邮政编码：130021
发行电话：0431-89580028/29/21
网　　址：http://www.jlup.com.cn
电子邮箱：jldxcbs@sina.com
印　　刷：三河市华晨印务有限公司
成品尺寸：185mm×260mm　　16 开
印　　张：13.5
字　　数：300 千字
版　　次：2022 年 7 月第 1 版
印　　次：2022 年 7 月第 1 次
书　　号：ISBN 978-7-5692-9986-1
定　　价：78.00 元

前　言

健康是促进人的全面发展的必然要求，是经济社会发展的基础条件。在当前人口老龄化的时代背景下，人们的生活方式、生态环境和疾病谱都在发生变化，而老龄化在带来更多挑战的同时，也使人类对疾病的认识和重视程度不断提升。同时，在信息技术不断发展的趋势下，更好地利用相互联通的人口健康信息平台，让互联网健康医疗服务模式不断完善和创新，推进覆盖全生命周期的预防、治疗、康复和自主健康管理一体化的国民健康信息服务，是新时期健康信息管理人才的历史使命。满足人民群众日益增长的卫生健康服务需求，是贯彻新发展理念，推动高质量发展，让人民群众的获得感、幸福感和安全感更加充实、更有保障、更可持续的必由之路，有利于提高居民的生命质量，是医疗卫生体制改革不断深化的动力所在。

健康信息学整合了信息科学、医学、社会科学、行为科学、管理科学等多个学科的知识、理论和技能。健康信息学是一门研究如何利用医学和新一代信息技术来满足用户的健康需求，解决居民生理、心理和健康能力培养等方面的健康问题的学科。

本书在编写过程中，聘请了南京中医药大学、中国医科大学、成都中医药大学、云南中医药大学、湖北中医药大学、福建中医药大学等高校的专家组成了编写组，结合教学一线教师的反馈意见，加强顶层设计和组织管理，突出精品意识，完善学科知识体系，精心组织编写团队进行大纲和样稿的编写，立足专业需求，确保其内容的稳定性、先进性和适用性。

本书根据《"健康中国2030"规划纲要》、高等医学院校人才培养目标及医疗等行业对健康信息管理人才的需求编写。全书共七章：第一章为绪论，介绍健康信息学的概念、特点、兴起与发展、课程基本内容及特点，由福建中医药大学黄至辉、云南中医药大学杨莉撰写；第二章介绍健康医疗大数据的基本理论与解决方案等内容，由南京中医药大学胡云、云南中医药大学杨莉、成都中医药大学叶华、中国医科大学李舒和福建中医药大学黄至辉撰写；第三章介绍数据可视化技术与医学知识图谱技术，由成都中医药大学程小恩、郑世超和福建中医药大学黄至辉撰写；第四章介绍健康信息学在中医药信息化中的应用，由成都中医药大学许强、罗悦，湖北中医药大学杨海丰、叶桦，福建中医药大学梅之凌、王洋撰写；第五章介绍社区健康医疗信息化需求与服务，由湖北中医药大学杨海丰、福建中医药大学郑砚璐撰写；第六章介绍移动健康与智慧医疗技术应用，由湖北中医药大学杨海丰、南京中医药大学胡云、闽江学院黄焯、云南中医药大学杨莉撰写；第七章介绍心理健康信息学及其应用，由福建中医药大学张钘铭撰写。本书由黄至辉负责统稿，王辉、朱晓敏、张冬雪、周林好、郑泽毓等协助主编做了大量的实质性工作。

本书根据宽基础、重技能、培养创新思维和创新能力的专门人才的要求，贯彻落实创新、协调、绿色、开放、共享的发展理念，使学生树立健康优先、改革创新、科学发展、管理健康、促进健康的思想，建立个体和群体生命全程的健康管理模式，以普及健康生活、优化健康服务、完善健康保障、发展健康产业为重点，以提高人民健康水平为核心，努力全方位、全周期保障人民健康，突出中医药学的特色服务在健康管理中的作用。

本书可供计算机与管理科学专业及医学相关专业的本科生使用。本书在编写过程中，不仅得到了各编写单位领导的大力支持，还得到杨雪梅、林立、李胜旭、张翠平、刘闽碧、陈林、黄敏、陈桂芬等老师的大力支持，在此对这些人表示诚挚的感谢。由于健康信息学在我国起步时间不长，书中难免存在疏漏和不妥之处，敬请专家、师生和其他读者批评指正，以便今后修正和完善。

作 者

2021 年 8 月

目　　录

第一章 绪 论

第一节 健康信息学概述

健康是人一生都在追求的不变主题，也是一个人全面发展的必要前提。美国国家医学图书馆网络和美国公共图书馆协会联合发表的"促进社区健康：健康信息倡议"指出，人不可或缺的福祉之一便是获得可靠的健康信息。由此可见，健康信息需求源于人们对健康认识的逐步深入和追求的不断提高，加上科学技术的不断进步和发展，人们不仅可以更好地了解健康信息，提高健康素养，还可以利用现代科学技术服务于人全生命周期的健康，结合新科技革命和产业变革的机遇，推进健康信息学这一学科的发展。

一、健康信息学的相关概念及其内涵

（一）健康的概念

健康是人类永恒不变追求的主题。世界卫生组织在 1948 年对健康作出了定义：健康不只是身体没有疾病或衰弱的状态，更是指一个人生理上、心理上和社会上的完好状态。如果根据当初世界卫生组织制定的这个标准来衡量，恐怕只有为数不多的人能够真正达到健康水平。随着社会和科学技术的发展，人们对健康的认识也在不断发展和变化。现在，健康的定义已经被延伸细化为十项更加具体的评价标准，包括体重、视力、睡眠、牙齿、头发、态度、精力、肌肉、抵抗力和应变能力。如今，人们逐渐意识到生命是个开放的系统，它一直都在与外界交换多种多样的物质，并不断地适应外界的各种刺激和变化。健康是每个人的基本权利，是人生价值的基础和家庭幸福的必要因素，也是促进经济发展、推动社会进步的基础保障。

（二）信息的概念、分类和特性

1. 信息的概念

信息是不确定性的解决方案；它是回答"实体是什么"的问题，因而是指明该实体的性质以及其属性的必要性的问题。信息与数据和知识密切相关，其中，知识是对具体或抽象概念的理解，数据是有意义和内涵的信息。世界银行《1998 年世界发展报告——知识促进发展》中定义了数据、信息和知识：数据是未经组织的数字、声音、图像和词语；数据经过特殊的排列和处理后，形成的有意义的数据就是信息；知识是有价值的信息，可以用于生产信息。学术界的专家、学者一致认同这三者之间是递进的关系，信息的起源是数

据,知识的原料是信息,信息加工提炼的成果便是知识。人们通过获取信息感受、认识并改造世界,利用得到的信息创造丰富的知识。知识的基础和来源是信息。作为信息的特例和高级形式,知识是有用信息加工后的成果,也可以说,知识是系统化和有序化的信息。

2. 信息的分类

从应用领域角度对信息进行分类,可以将信息分为政治信息、经济信息、社会信息、自然信息及管理信息等。从信息来源角度对信息进行分类,可以分为内部信息和外部信息,国内信息和国际信息等。按照信息的处理方式对信息进行分类,可以将信息分为原始信息和综合信息。按照信息的反映形式和内容对信息进行分类,可以分为数字信息、词语信息、图像信息和声音信息等。按照信息的管理层次对信息进行分类,可以将信息分为战术层信息、战略层信息和作业层信息。

3. 信息的特性

信息的特性不仅包括客观性、等级性、共享性,还有时效性、价值性、传递性、可发性、无形性以及无损耗性等。

信息的客观性指的是信息可以将客观事物的实际情况反映出来。作为物质的产物,信息并不是物质,它是在其所反映的对象出现之后才出现的。信息所反映的对象的属性不会根据信息所借助的载体的改变而改变。

信息的时效性指的是从发出信息、接收信息到利用信息的整个过程中用到的时间以及效率。信息是有寿命和时效的,只有处在生命周期里的数据才算是信息。

信息的等级性指的是在不同的管理级别下,信息的级别也会有所不同,如执行级、战略级和战术级等。信息的级别不同,其来源途径、准确性和相关性也会有一定程度的差别。

信息的价值性是指信息仅在时间、地点、人物等一定的条件下起作用,在离开这些条件时将失去原有的价值,也就是说,信息的价值性在某种意义上取决于信息的时效性。

信息还具有可传递性,这是因为信息的载体可以在时间与空间上发生转移,信息可以借助这种扩散性的特征更快地被传播和利用。这种特性与信息的传递技术的发展情况关系紧密,信息传递得越快,就代表其背后的传递技术越先进。也就是说,信息扩散速度与传递技术发展是正相关的。信息的扩散性会随着传递技术和手段的发展表现得越来越突出。

信息的共享性也可以称为非零和性。物质之间的交换是零和性的,但信息却可以让更多的人分享和利用。信息的扩散不会让信息载体内的信息量出现减少,信息迅速扩散且被大家接受、掌握和使用后,可以产生更大的社会效应。因此,社会制定了专利和知识产权保护制度,用以保护信息开发人员的合法权益。

信息的无损耗性是指信息不是物质实体,使用时是没有物质损耗的,最多会产生一种时间上的损耗。只要信息还处在有效的时间范围内,就可以一直被使用。一些信息会在使用的过程中产生新的信息,从而得到补充,或者出现一些“增值”的情况。例如,许多历史信息放到当下已经算是过时了,但是这些信息依旧能在许多领域里被使用。

信息的开发性是指虽然信息是客观存在的,但其质量的高低、所产生的作用的大小和适用程度都取决于能否有效地利用信息资源、信息是否有效、无效信息是不是被过滤掉了

据,知识的原料是信息,信息加工提炼的成果便是知识。人们通过获取信息感受、认识并改造世界,利用得到的信息创造丰富的知识。知识的基础和来源是信息。作为信息的特例和高级形式,知识是有用信息加工后的成果,也可以说,知识是系统化和有序化的信息。

2. 信息的分类

从应用领域角度对信息进行分类,可以将信息分为政治信息、经济信息、社会信息、自然信息及管理信息等。从信息来源角度对信息进行分类,可以分为内部信息和外部信息,国内信息和国际信息等。按照信息的处理方式对信息进行分类,可以将信息分为原始信息和综合信息。按照信息的反映形式和内容对信息进行分类,可以分为数字信息、词语信息、图像信息和声音信息等。按照信息的管理层次对信息进行分类,可以将信息分为战术层信息、战略层信息和作业层信息。

3. 信息的特性

信息的特性不仅包括客观性、等级性、共享性,还有时效性、价值性、传递性、可发性、无形性以及无损耗性等。

信息的客观性指的是信息可以将客观事物的实际情况反映出来。作为物质的产物,信息并不是物质,它是在其所反映的对象出现之后才出现的。信息所反映的对象的属性不会根据信息所借助的载体的改变而改变。

信息的时效性指的是从发出信息、接收信息到利用信息的整个过程中用到的时间以及效率。信息是有寿命和时效的,只有处在生命周期里的数据才算是信息。

信息的等级性指的是在不同的管理级别下,信息的级别也会有所不同,如执行级、战略级和战术级等。信息的级别不同,其来源途径、准确性和相关性也会有一定程度的差别。

信息的价值性是指信息仅在时间、地点、人物等一定的条件下起作用,在离开这些条件时将失去原有的价值,也就是说,信息的价值性在某种意义上取决于信息的时效性。

信息还具有可传递性,这是因为信息的载体可以在时间与空间上发生转移,信息可以借助这种扩散性的特征更快地被传播和利用。这种特性与信息的传递技术的发展情况关系紧密,信息传递得越快,就代表其背后的传递技术越先进。也就是说,信息扩散速度与传递技术发展是正相关的。信息的扩散性会随着传递技术和手段的发展表现得越来越突出。

信息的共享性也可以称为非零和性。物质之间的交换是零和性的,但信息却可以让更多的人分享和利用。信息的扩散不会让信息载体内的信息量出现减少,信息迅速扩散且被大家接受、掌握和使用后,可以产生更大的社会效应。因此,社会制定了专利和知识产权保护制度,用以保护信息开发人员的合法权益。

信息的无损耗性是指信息不是物质实体,使用时是没有物质损耗的,最多会产生一种时间上的损耗。只要信息还处在有效的时间范围内,就可以一直被使用。一些信息会在使用的过程中产生新的信息,从而得到补充,或者出现一些“增值”的情况。例如,许多历史信息放到当下已经算是过时了,但是这些信息依旧能在许多领域里被使用。

信息的开发性是指虽然信息是客观存在的,但其质量的高低、所产生的作用的大小和适用程度都取决于能否有效地利用信息资源、信息是否有效、无效信息是不是被过滤掉了

以及信息的提炼水平如何。只有在对信息进行筛选、概括、归纳、提炼和补充之后，其才会更加精准，价值更高，内容更丰富。

（三）健康信息的内涵与构成要素

因为人们的生活水平随着社会的不断发展和进步而大幅提升，所以越来越多的人开始关注自身的健康问题。健康信息包含和人类健康息息相关的多种信息，一般来源于人的生活方式、健康体检以及医疗卫生服务记录等，是所有和健康管理有关的知识与数据的总称。健康信息是人们在对自身健康进行健康决策时必须掌握的信息。如何通过现代信息技术进行获取、存储、分析和应用健康信息，如何满足人的健康需求，使健康问题得以解决，并合理进行医学决策，成为人们关注和研究的热点。

健康信息的构成要素如下。

1. 健康信息

健康信息是人类在保健、防治、管理疾病以及进行健康保健决策的过程中形成的信息。它在人类健康信息系统里占据了关键的位置，是与系统其他组成要素之间互相联系的关键点。健康信息来自提供信息的人，即健康信息人。

2. 健康信息人

健康信息人指的是参与健康信息活动的个人或组织，是健康信息的使用者、提供者和监督员。

3. 健康信息环境

健康信息环境指的是在健康信息活动中形成的环境，由健康信息法规、健康信息政策以及技术服务等构成。

（四）健康信息的类别

随着医疗卫生事业的不断发展和医疗信息化建设的快速发展，越来越多的医疗业务被广泛运用到诊疗活动中。目前，各种规模的医院基本上都有不止十个业务系统。这样的业务系统在不断发展中累积起来的健康数据是很多的，而对这些医院诊疗健康信息数据进行分类，可以促进健康信息的存储和利用。

与健康管理有关的服务系统会生成各种数据。根据数据存储的特性进行分类，可以将医院诊疗健康信息数据分为医疗交易型结构化数据、医疗非结构化数据、集成平台数据与中心统计分析类数据等。卫生数据是以数据交换的方法，利用第三方机构、医学信息平台、卫生部门数据中心、医院等来获取的。数据源能够对结构化的数据进行定期的收集和更新。因为健康数据来自不同的医疗和健康机构，所以对居民的标识方式也不一样，其收集到的所有健康数据都会经过身份识别，然后与系统内数据进行对比，最终形成完整的健康档案。并且每个机构的数据结构都是不同的，所以为了更好地管理这些异构数据，数据平台要建立统一的元数据模型，并注意保护好隐私。

医疗知识库分为两种，一种是来自数据源的专业公共知识库，另一种是系统通过比对医疗数据后形成的自有知识库。

外源数据指的是除医疗信息系统外，通过网络来获取的国家卫生标准、环保、医药、气象等资料。这些资料都对大众公开，可以直接在网络上搜索到，或者在专家确认后进行利用。某些无法在网络上取得的数据一般来自权威机构。

（五）健康信息学的概念及内涵

美国国家医学图书馆（National Library of Medicine，NLM）对健康信息学的定义如下：健康信息学是基于医疗服务提供、管理和规划的过程，研究信息技术在其中的设计、开发、应用的跨学科研究。

由于健康信息学涉及信息科学、医学、社会科学及行为科学等多个学科，且正随着信息技术的发展而不断动态更新，学界对健康信息学的定义当前很难达成共识。健康信息学的相关概念包括消费者健康信息学、护理信息学、医学信息学、生物信息学和健康信息技术等。与健康信息学概念较为相近的是消费者健康信息学。1995年，美国学者弗格森（Ferguson）在其论文中提出了消费者健康信息学的定义，他认为，消费者健康信息学是利用计算机和无线通信技术，为用户提供医疗保健接口的一门学科。根据这个定义可以看出，消费者健康信息学中涉及医学、社会学和信息学等学科。

那么，什么是健康信息学？从广义上来说，健康信息学的研究目的是通过新时代信息技术和医学的结合，让群众的健康需求得到满足，解决居民生理、心理和健康能力培养等方面的健康问题。从狭义上来说，它是一门信息学、计算机科学和中西医学等多学科交叉的学科，它能够通过新一代信息技术设计、系统开发与集成、数据分析等，全面检查和监测个人的健康情况和影响身体健康的风险因素，对收集到的有关人的生理和心理等各方面的信息进行分析和评估，反馈信息并提供健康管理服务。

大众所理解的健康信息主要来自对健康的认识与了解，其中的内容包括居民的生理和心理健康能力培养方面的信息。这种信息非常适合解决居民的健康问题，并且能很好地让居民接受。医学研究是这类信息的主要来源，这类信息的内容包括诊断与治疗方案信息、预防保健信息、健康护理信息以及对信息服务的评价等。

下面从技术基础、研究对象、研究目的和研究领域等四个维度具体阐述健康信息学的内涵。

（1）技术基础：健康信息技术是基础。健康信息技术指的是用于医疗保健信息、健康数据以及通信和决策知识的存储、检索、共享和应用并涉及计算机硬件和软件的一种信息处理应用，如电子病历、医院信息系统、医学图像分析等。健康信息学的工具包括计算机、临床指南、正式医学术语以及信息和通信系统。健康信息学能够帮助预测疾病的发生，检测疾病的情况，并有效治疗疾病。国际上非常重视对健康信息学的研究和其发展，我国也将其列入了21世纪最具挑战性的重大科学领域之一。

（2）研究对象：包括多种类型。第一类为具有健康需求的相关用户，包括患者、医学专业人员、护理人员以及进行自我健康管理的医学外行人等；第二类为健康信息学所涉及的多类信息技术，包括电子病历分析、医学信息系统构建、医学图像处理等；第三类为健康信息学交叉学科的相关对象，如健康信息学的相关课程、健康信息学的相关政策等。

健康信息学利用物联网、云计算、大数据、可穿戴设备等信息技术来获取、存储健康信息，并对其进行分析和应用。它能优化卫生和生物医学信息采集、存储、检索和使用所需的资源、设备和方法。

（3）研究目的：满足用户的健康医疗需求，包括满足患者或者医学外行人的健康需求。例如，针对用户的健康状况分析个性化的健康需求，开发帮助用户获取健康信息的软件或系统等；满足医学专业人员或护理人员的相关需求，如对患者的健康需求进行建模并纳入医学信息系统，为医生提供决策支持。

（4）研究领域：健康信息学是一个多学科交叉的学科，主要应用于医学领域。随着信息技术的发展，健康信息学开始在多个领域中发挥作用，如信息科学、健康教育、社会科学、护理学、图书馆学及行为科学等领域。

二、健康信息学的特点

通过运用医学和新一代的信息技术等理论和方法，健康信息学能够实现前瞻性和综合性地干预疾病、危险因素和亚健康状态。健康信息学具有以下几个特点。

（一）科学性

科学性是判断一个事物能否满足客观事实的标准，是具有科学依据的。这里的科学性是指清晰、准确地叙述概念、定义、原理和论证等内容，准确显示数据、图表、符号、公式、单位、任务、历史事实、专业术语，保持前后一致，等等。科学性是健康信息传播有效性的根本保证。

（二）指导性

指导性是指信息能正确引导人们的思想和行为，具有有效指导人们养成健康的生活习惯的教育功能。健康信息必须具有现实指导意义，只有这样，才能让人们掌握健康知识和技能，主动采取健康的行为方式。

（三）针对性

针对性是指人们根据一定的目的，在决策等活动中收集、传输与处理信息。如今，在如此复杂的信息海洋中，人们没有必要也做不到掌握所有的信息。所以，人们对信息的收集要有针对性，了解自己需要什么样的信息、能够获取信息的何种形态以及何时何地获取信息。在明确目标后，人们就可以将和决策关系密切的信息有针对性地挑选出来。除此之外，也要有针对性地传递和处理信息。每个系统和层次的任务都有所不同，每个决策需要的信息也不同，因此必须基于接受者的需求和特点来选择、处理和传递健康信息。

（四）前瞻性

前瞻性是指健康信息学能够准确地对导致疾病的风险进行预测、评估和干预，以此来延缓或避免疾病的发生、发展，让社会医疗成本降低，人们的生活质量显著提升。它可以切实体现健康管理的价值。随着社会的进步，一种具有前瞻性的新型健康管理模式应运而生，这就是闻名世界的 4P 医疗系统，其中的 4P 医学分别为预测医学（predictive medicine）、干预医学（preemptive medicine）、个体化医学（personalized medicine）和主动参与医学（participatory medicine）。其核心概念是准确地预测出即将发生的疾病并进行卓有成效的干预，防止或延缓疾病的发生。它努力让已经患上疾病的人们得到针对性和个性化的诊断与治疗；它在预防和治疗个人疾病的过程中，更重视人的主观能动性，鼓励患者自身积极主动地加深对健康的认识和维护。4P医学的出现源自人们对健康规律越来越整体化的认识以及更加系统化的疾病监测控制与策略。4P医学是一个覆盖了疾病整个发生、发展过程的健康管理模式，是当下早期预防和治疗疾病的有效手段。

（五）综合性

综合性是指综合运用现有医学知识，分析疾病及其危险因素，充分调动社会所有医疗资源，制订切实可行的健康管理计划，采取高效安全的干预措施，让资源利用达到最大化，最终实现准确、有效地进行健康干预的目标。由此可以看出，健康信息学的综合性为健康管理的实施提供了保障。

（六）全程性

全程性是指全程关注个体的健康，未病先防，既病防变，愈后防复，实现全过程的健康维护。

（七）普适性

健康信息的服务对象几乎包括所有的人群，所以相较于其他学科，健康信息学有着更广泛的群众基础，也就是具有典型的普适性。

（八）易懂性

易懂性指寓意或者道理浅显、容易明白和理解。想要实现健康信息的易懂性，就要简明扼要地将健康信息转化为通俗易懂的话语，并且将其与人们的生活紧密联系。但是也要避免健康信息的庸俗化、简单化：避免简单得残缺不全，只停留在抽象的概念层面；避免为了迎合低级趣味而照搬照抄，堆砌资料，将通俗化弄成庸俗化。

第二节　健康信息学的兴起与发展

一、中国古代对人的健康信息的认识

人类一直都在追求健康。健，《增韵》解释为"强有力也"，《说文解字》解释为"伉也"，"伉"的意思主要是指抗衡、匹敌、有力、亢奋。《尔雅·释宫》："五达谓之康。"其中的"康"字是指通达五个方向的道路。古代对健康的理解主要是躯体没有疾病。传统的健康观是"无病即健康"。

《周礼》在中国古代历史上占据着重要的地位，受到了历代帝王的尊崇，它将周朝典章制度完整地记载了下来。《周礼·天官》中对周朝的医学记载分成了四科，包括"食医""疡医""疾医"和"兽医"，其中，"疾医"就是现代的内科。《周礼》对人的健康及疾病的内容有了清晰的记载。

作为我国中医学第一经典，《黄帝内经》的面世奠定了中医药学发展的基础。《黄帝内经》中包含了中医药学防病、养生、诊断、治疗和康复等各个方面的内容。基于对《黄帝内经》的研读，历代医学名家结合个人临床经验，对中医药学的基础理论不断地进行发展完善，逐渐形成了中医药学理论体系。

《黄帝内经》系统记载了咳嗽、发热、疟疾、痿、痹等临床各科的三百多种病症，通过以脏腑、经络或疾病原因等为纲领的系统性理论来认识疾病。《黄帝内经》详细记载了古人的疾病分析方法，并对病症进行了分类。《黄帝内经》中首次提到了病机，也就是类似健康信息的变化，认为要在治疗疾病之前，了解和确认疾病发生、发展和变化的原理，在此基础上对疾病进行有针对性的治疗。病机的概念实质上就是辨证论治的内涵，也就是中医学的理论精髓，是健康信息学的早期雏形。

《黄帝内经》分为《素问》和《灵枢》两部，在历代被称为"医家之宗"。《素问·四气调神大论》中关于治病的论述里"治"的含义是针对获得的信息进行调养和治疗，"未病"指的是还没有得病时身体表现的状态。①《素问·刺热》中还有论述，当某个脏腑还没有明显的病变症状（信息）表现出来前，可发现不同的面部部位的异常变化，根据该异常变化（信息）提前进行相应脏腑的疾病治疗。②而实际上这里所说的"未发"是指疾病早期阶段已经存在预兆的小问题（信息），但是症状（信息）较少且较轻。如果能在此时尽早发现问题，就会对早期诊断和治疗的作用非常大。《灵枢·逆顺》篇中还着重强调了要把握住时机，在疾病发作之前或没有向下一步发展时及时治疗。③

中医健康信息的思想渊源与《周易》密不可分。《周易》用阴、阳解释宇宙万物的变化规律。人们相信，宇宙间所有事物都在运动和变化着，如地球的变迁、天体的运动、四季的变换、昼夜的交替都是如此，人亦如此，在《周易》中这种变化被称为"变易"。这种变化在宇宙或人体生命活动中都有一定的规律。人的主观意识是无法让这种客观存在的规律出现变化的。所以，在《周易》中，这种规律也被称为"不易"。发展变化是万事万物的运动规律，因此《周易》提醒人们要随时注意变化，提前做好预防措施来应对变化。这种思想也逐渐融入中医学中，为"不治已病，治未病"思想的出现奠定了基础。

《史记·扁鹊仓公列传》中记载，医术十分高明的扁鹊需要时常前往宫廷为君王检查身体和医治疾病。某一日，扁鹊例常巡诊，向齐桓侯行过礼后，站在齐桓侯旁认真观察他的面容，对齐桓侯说："我通过观察发现您得病了，病在皮肉之间，您应该及时进行治疗，防止病情变严重。"齐桓侯听后不以为然，表示自己没有疾病，无须治疗。待到扁鹊离开，齐桓侯还颇为不悦地和旁人说起此事，认为医生总是喜欢说他人健康的身体有疾病，又被自己治好了，以此显摆自己的医术高明，他不信这一套。过了五天，扁鹊再次前往宫廷巡诊，

---

① 是故圣人不治已病，治未病，不治已乱，治未乱，此之谓也。夫病已成而后药之，乱已成而后治之，譬犹渴而穿井，斗而铸锥，不亦晚乎。（《素问·四气调神大论》）

② 肝热病者，左颊先赤；心热病者，颜先赤；脾热病者，鼻先赤；肺热病者，右颊先赤；肾热病者，颐先赤。病虽未发，见赤色者刺之，名曰治未病。（《素问·刺热》）

③ 上工刺其未生者也；其次，刺其未盛者也……上工治未病，不治已病，此之谓也。（《灵枢·逆顺》）

看过齐桓侯脸色后，表示其病已深入血脉之中，倘若不及时医治，恐怕情况会更严重。齐桓侯依旧认为扁鹊在骗人，并且对其感到非常不满。又过了五天，扁鹊第三次给齐桓侯诊断，表示其疾病已经蔓延到了肠胃，倘若不医治，恐怕会难以抑制病情的恶化。齐桓侯依旧不理不睬，自认为毫无问题。再过五天，扁鹊在第四次诊疗齐桓侯时，和其一碰面便扭头离去了。这让齐桓侯颇为迷惑，他差人前去询问情况，扁鹊回应："最初齐桓侯病在皮肤上，火灸热敷、汤药清洗便可治愈；之后深入血脉，针灸也可对症下药；再后来蔓延到了肠胃，依旧可以通过口服药汤来治愈；可如今已经病入膏肓，深入骨髓，即使是我也无能为力了。齐桓侯还能不能保住性命，只能听天由命了。这样的情况我如果再说医术高明，药到病除，怕是会引火上身。"果然不出扁鹊所料，齐桓侯在五天之后感觉浑身疼痛，无法忍受，急忙寻求扁鹊的帮助，然而派去寻人的手下回来却说扁鹊已逃到了秦国。齐桓侯悔不当初，最终死于痛苦和懊悔之中。司马迁在《史记·扁鹊仓公列传》中感叹："使圣人预知微，能使良医得蚤从事，则疾可已，身可活也。"从这个故事中可以看出，扁鹊经过观察就能预测到身体疾病的发生、发展，他的观点是疾病一定要早发现、早治疗，见微知著，防患于未然，这也体现出扁鹊有着早期的健康信息和健康管理理念。据传为扁鹊所著的《难经》中也有这一思想的体现。[①]

史称"医圣"的东汉著名医学家张仲景对健康有深入的研究和独到的理解。根据《针灸甲乙经·序》记载，张仲景某天与侍中王仲宣偶遇，张仲景观察后告诉他，他得病了，40岁以后眉毛会掉落，再过半年之后便会死去，但是如果口服五石汤，就能避免这场疾病。忠言逆耳，王仲宣因嫌张仲景讲的话太难听而没有服用五石汤。多年以后，40岁的王仲宣果然如张仲景所说眉毛脱落，继而死去。这个案例从侧面反映出张仲景在观察人体信息方面具有很深的造诣。他将《黄帝内经》中的相关思想发展延伸，从无病先预防和已病防病变等多个方面阐述了健康相关的理论和方法，主要总结在《伤寒杂病论》中，后人将该著作分为《伤寒论》和《金匮要略》。

张仲景的健康思想主要包含三个方面。一是无病时重在防病。人处于健康状态时，要注意预防疾病的出现，主动对可能致病的外因（如风、寒、湿、燥、暑等）的规律、特点进行了解和掌握，从而可以"虚邪贼风，避之有时"，还要注意规律起居，节制饮食，勿暴饮暴食，保持清洁，忌食生冷，保持精神愉悦。在保持良好的生活习惯的基础上，经过吐纳和导引等方式来锻炼身体，提高自身免疫力，让五脏保持良好的状态，从而预防疾病。二是既得病，防病变。这一思想是张仲景健康信息思想的核心内容，体现在两个方面：第一，早期治疗，要在疾病初期就进行准确的治疗，将疾病扼杀在萌芽阶段；第二，治疗健康脏腑。作为一个有机整体，人体内脏腑与经络互相关联，因此要防病变，可对无病的脏腑进行治疗。例如，《金匮要略》："见肝之病，知肝传脾，当先实脾。"三是慎

[①] 经言上工治未病，中工治已病者，何谓也？然所谓治未病者，见肝之病，则知肝当传之于脾，故先实其脾气，无令得受肝之邪，故曰治未病焉。中工者，见肝之病，不晓相传，但一心治肝，故曰治已病也。（《难经·七十七难》）

治病，防病变。临床上有大量的因医生错误治疗导致严重不良后果的例子，张仲景列举了"淋家，不可发汗，发汗则必便血"等例子来警示后人。他还指出，慎治病，防病变的核心内容是护理脾胃，"无犯胃气及上二焦"。

东汉末年著名的医学家华佗以外科手术见长，因发明了世界上最早的全身麻醉剂——"麻沸散"，被誉为外科鼻祖。他的健康思想在实践中主要体现为创造了能够强身健体的五禽戏。《三国志·华佗传》中记载，华佗曾对他的弟子吴普说，人要劳动、运动，但不能过量。在适度的劳动和运动过程中，人体会消化、吸收粮食的精华，血脉通畅，不易生病，就像门的转轴一样，经常活动，就不会被虫蛀。他认为，运动具有强脾健胃的功效，能促进消化吸收，使气血充足且通畅，从而保持健康长寿。华佗依据古代导引术，通过模仿虎、熊、猿、鹿、鸟五种禽兽的形象和特色动作，创造了一套保健操——五禽戏，用于人们预防、治疗疾病和日常保健。他的弟子每日锻炼五禽戏，90岁仍然耳目聪明、牙齿坚固、饮食规律、起居有常。华佗非常重视饮食、心情和日常生活对人体健康的影响。他提倡要保持心情愉快、精神放松，避免不良的精神刺激和过度的情绪波动，从而减少疾病的发生。华佗还认为，过度饥饿会伤害脾脏，建议适度进食，不要偏食，不要过饥或过饱，控制油腻、甜腻的精细食物的摄入。他还说："色欲过度则伤肾，起居过常则伤肝。"这就是说，如果日常生活不规律，过度饮酒纵欲，就会损害身体，引发各种疾病。华佗认为，人应该顺应自然规律，因为自然界四季气候的变化一定会对人体产生影响，人类疾病的发生与自然界密切相关，只有掌握自然规律，适应自然变化，才能预防和根除疾病，达到保健的目的。

晋代葛洪为后人留下了许多关于疾病预防和保健的精辟论述。第一，葛洪高度重视身体保养，提倡保健要以不伤害身体为根本。疾病的形成是一个漫长的、逐渐的过程，主要是因为人们预防意识淡薄，不注意保护自己的身心，一旦造成不可挽回的不良后果，再后悔为时已晚。第二，葛洪强调，人要适度地工作和休息，注意避免外因导致疾病。《抱朴子》中记载，葛洪认为，一个人经常生病，是由风、寒、暑、湿等引起的。如果日常注意内在修炼正气，各种邪气就不会侵入身体。第三，葛洪认为，气和血是维持生命的基本要素，气血亏损就会导致人生病。他提出了一系列不损伤气血的养生方法：路不要走太快，唾不要吐太远；不要坐太久；不要看太久；冷了就添衣，热了就脱衣；不要极度饥饿时才吃饭，暴饮暴食；不要极度口渴时才喝水，饮水过多；不要起太晚，不要睡太多；不要流汗太多；不要迎风饮酒；不要有过高的欲望；等等。在心理健康方面，葛洪提出要消除名利、声色、货财、滋味、佞妄、诅嫉这六害。他明确地警告人们，对于那些身体健康的人来说，只有先消除六害，才能延年益寿。

唐代著名医药学家孙思邈在历史上被称为"药王"。他将疾病分为三个层次，即未病、欲病和已病，并要求医生在祸患未兴起时就消除它，在疾病未发展成重症之前就治愈它，在无疾患之前就进行预防保健。他在《千金要方》和《千金翼方》中论证了养性与健康之间的密切关系，创立了一套延年益寿的养生方法。他认为，人的寿命和养生密切相关。养生有五大难点，包括名利不去、喜怒不除、声色不去、滋味不绝、神虑精散。他认为定期且适当地工作和运动可以促进身心健康，因此积极推广养生运动。除此之外，孙思邈在他的著作中还列举了154种用于养生和治疗的食物。他说："安身之本，必资于食……是故食能排邪而安脏腑，悦神爽志以资血气，若能用食平疴，释情遣疾者，可谓良工。"食物对人体具有滋养的功效，有利于改善健康和延长寿命。合理的饮食安排可以保障身体的营养，令五脏旺盛，气血丰富，提高身体适应外界变化的能力，增强抵抗力。

二、现代对健康信息学的研究与发展

国外对健康信息学的研究较早，目前，欧美发达国家已经在健康信息学的发展、相关技术及教育等方面进行了全面的推进。20世纪50年代，美国国家标准局（现为美国国家标准与技术研究院，National Institute of Standards and Technology，NIST）的口腔医学项目是最早将计算机科学与医学进行结合的研究，也是第一次使用健康信息学。20世纪70年代，世界各国开始建立健康信息学的研究机构，其中最著名的研究机构为国际医学信息学学会（International Medical Informatics Association，IMIA）。由此可见，健康信息学的发展肇始于医学与信息学的发展与交叉融合。1999年美国医学研究所（Institute of Medicine，IOM）在其代表性报告"犯错人皆难免，构建更安全的医疗卫生系统"中指出，大多数医疗错误可以通过计算机系统的广泛应用而得以避免。此报告的发布促进了医学领域计算机和通信技术的广泛应用，自此，医学信息学作为一门独立学科得到了迅速发展。如今，随着信息技术的发展，健康信息学开始在信息科学、健康教育、社会科学、护理学、图书馆学、行为科学等多个领域中发挥作用。在此背景下，健康信息学受到众多研究者的青睐，也成为国内外多个学科的研究热点。党的十九大作出"实施健康中国战略"的重大决策，这代表着"健康中国"已经成为我国的国家战略。研究健康信息学，促进我国健康事业和养老事业的发展，已成为大势所趋。

在健康信息学领域，最重要的研究主题依然是健康信息学。研究者普遍围绕健康信息学这一大主题进行研究，其研究呈现出跨学科、跨领域的特点，如图1-1所示。例如，健康信息学与系统（system）的结合体现的是健康信息系统这一研究主题，与技术（technology）的结合反映的是健康信息技术这一研究主题，与护理（care）结合反映的是如何将健康信息学应用于患者护理这一研究主题，如探索运用健康信息学实现对患者的实时监控，以达到在线护理的目的。由图1-1还可以看出，健康信息学作为中心主题，周围有technology、system、care等，整体呈现明显的"中心—发散"模式。

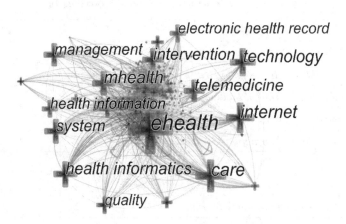

图 1-1 健康信息学研究领域部分关键词共现网络

文献计量分析可以直观反映出健康信息学的发展现状和未来的发展趋势。在本书统计的国外健康信息学的 1 117 篇相关文献中，发文量的时间分布情况如图 1-2 所示。由图 1-2 可以看出，国外对健康领域的研究自 2009 年开始至 2016 年处于缓慢增长的阶段，说明此阶段对该领域的研究还没有受到重视；自 2016 年开始到 2019 年，国外对健康领域的研究得到重视，文献发布量增长速度变快。综上所述，虽然健康信息学研究在前期发展缓慢，但文献发布数量呈上升趋势。这表明近些年健康领域在国外逐渐受到重视，有较大的发展空间。

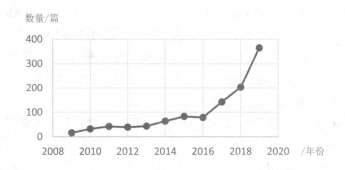

图 1-2 国外健康信息学发文数量的时间分布

为了解该学科领域的核心期刊，方便学者了解信息的来源渠道，及时更新该领域的研究动态与前沿，笔者按照发文数量对 1 108 篇健康信息学相关文献的来源期刊进行整理分析。表 1-1 为发文期刊中发文量排在前 8 位的期刊，其中，*Journal of Medical Internet Research*（《医学互联网研究杂志》）发文量最高，为 181 篇，其次为 *JMIR mHealth and uHealth*（《医学互联网研究 – 移动医疗和健康照护杂志》），发文量为 60 篇。总体来看，国外发表健康信息学文献的期刊涉及信息学、医学、计算机科学等多个领域，这反映了健康信息学对多种学科进行融合利用以提供服务的特点。

表 1-1　发表健康信息学文献量排名前 8 的期刊

期刊名称	发文数量 / 篇
Journal of Medical Internet Research	181
JMIR mHealth and uHealth	60
International Journal of Medical Informatics	37
Journal of the American Medical Informatics Association	34
Methods of Information in Medicine	31
Journal of Medical Systems	31
BMC Medical Informatics and Decision Making	26
Health Informatics Journal	25

　　Journal of Medical Internet Research 是 1999 年创办于加拿大的季刊，且为互联网健康联盟的官方杂志，主要关注医学信息学、医疗设备、先进技术等，是健康信息学领域的权威杂志，是在医学情报领域影响因子排名第一、医院管理领域影响因子排名第二的期刊。*JMIR mHealth and uHealth* 是 2015 年由领先的电子健康期刊 *JMIR* 创建的一个较新的分支期刊，专注于移动和平板电脑计算、普及和泛在计算、可穿戴计算和家庭自动化中的健康和生物医学应用，其中包含的论文比 *Journal of Medical Internet Research* 上发表的论文更具技术性或更具构造性。*International Journal of Medical Informatics*（《国际医学信息学杂志》）是 1997 年创办于爱尔兰的以医学信息学为主要研究领域的月刊，其在医学情报的同类期刊中具有较大的影响力。*Journal of the American Medical Informatics Association*（《美国医学信息学协会杂志》）是 1994 年创办于美国的双月刊，主要研究领域为医学信息学、医学信息学应用，在医学情报和医院管理的同类期刊中也具有较大的影响力。综上所述，可以看出健康信息学已逐渐受到医学信息学相关期刊的关注与重视，这为健康信息学的发展与成熟提供了良好的基础与平台。

　　本书对 1 108 篇健康信息学相关文献进行了统计，通过作者的发文量来确定该领域研究高产的作者。表 1-2 为统计所得发文量排名前 5 的作者。发文量最高的作者为麻省理工学院的 Elske Ammenwerth，其研究方向为医学信息学，目前他在健康信息学领域发表论文 17 篇，为该领域做出了很大的贡献。此外，Reinhold Haux、Cornelia F van Uden-Kraan、Irma M.Verdonck-de Leeuw 等也是该领域研究的高产作者，发文量较高，研究方向涉及医疗保健科学与服务、医学信息学，他们在一定程度上引领了健康信息学的发展。

表 1-2　发表健康信息学文献量排名前 5 的作者

作者名称	发文数量 / 篇
Elske Ammenwerth	17
Reinhold Haux	7
Cornelia F van Uden-Kraan	6

续 表

作者名称	发文数量 / 篇
Irma M.Verdonck-de Leeuw	6
Helen Christensen	5

健康信息学是一门新兴的热门学科，引起了社会各界的关注。对 1 108 篇文献的发文机构进行统计分析，得到发文数量排名前 10 的研究机构，具体情况如表 1-3 所示。总体来看，在对健康信息学领域进行研究的机构中，高校占了绝大多数，表明高校对该领域的重视程度较高。但研究机构出现次数不多，说明研究机构对健康信息学的研究成果不多，其在此领域的研究还有较大的发展空间。表 1-3 中排名前 10 的高校皆属于世界顶尖大学，如 1861 年创建的 University of Washington（华盛顿大学）在 2020 年世界大学学术排名中位列第 16，1850 年创建的 University of Sydney（悉尼大学）在 2020 年世界大学影响力排名中位列第 2，1827 年创建的 University of Toronto（多伦多大学）在 2021 年世界大学排名第 18，这表明健康信息学吸引了全球顶尖高校的目光，未来发展前景良好。

表 1-3 发表健康信息学文献量排名前 10 的机构

机构名称	中文名称	发文数量 / 篇
University of Washington	华盛顿大学	29
University of Sydney	悉尼大学	19
University of Toronto	多伦多大学	16
University of Melbourne	墨尔本大学	16
Hannover Medical School	汉诺威医学院	16
University of Amsterdam	阿姆斯特丹大学	15
Vrije University of Amsterdam	阿姆斯特丹自由大学	15
Leiden University	莱顿大学	14
University of Twente	特温特大学	14

综上所述，健康信息学的发展呈现出不断深入、与时俱进的特点。在初始阶段，其以概念性的探索为主；在此之后，健康信息学与不同领域交叉融合，出现了不同学科的具体研究；最近，健康信息学的发展呈现出时代特点，基于新的信息技术，学者们开始探索健康信息学新的发展方向。由此推测，未来健康信息学仍会结合新的信息技术而发展，如人工智能、机器学习等技术的出现将给健康信息学带来新的发展契机。不仅如此，健康信息学还将继续与不同的学科相融合，从而碰撞出新的火花。

第三节　健康信息学课程概述

一、我国健康信息学课程的基本内容

目前，我国对健康信息学的相关专业教学主要在医药类高校和医药类研究所中开展。总的来说，健康信息学的相关专业可以分为两类，一是医学信息学，二是医学信息管理（或卫生信息管理，health information management，HIM）。截至 2018 年底，国内有 52 所院校开办了此类专业，但其专业方向差异较大，有的侧重于图书情报，有的侧重于医院信息管理，有的侧重于软件和信息技术。

从部分已开设医学信息学相关专业的高校或研究所的课程结构看，我国的医学信息学教育基本上以情报学、管理学为基本理论与方法，以医学专业知识为背景和前提，以计算机和数学统计为基本知识与技能。同时，各类高校呈现出不同的教学特色，以吉林大学、华中科技大学、中南大学等为代表的较早开设医学信息学专业的高校对医学基础知识的学习要求较系统，其在专业课方面以图书情报课程为主；2000 年之后开设此专业的院校（如济宁医学院、温州医学院等）的课程重点开始逐渐转向计算机和医院信息系统，医学基础知识多以概论形式出现。

总体来看，我国健康信息学课程的基本内容（图 1–3）以医学、信息技术和管理学为主，开设此课程的各高校侧重点不同，但都是为健康信息学教育服务。

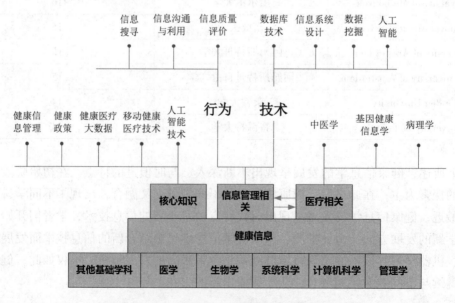

图 1–3　健康信息学课程的基本内容

二、健康信息学教材的结构与特点

发展"新医科"是新时代党和国家对医学教育发展的最新要求。加强"新医科"建设不仅要求教学理念新、背景新，更需要专业新，还要求学生具有丰富的本专业知识，具备良好的数据分析能力、丰富的信息技术知识及应用技能，掌握医学和中医药信息系统的分析、设计、开发、应用和管理等方面的方法与技术。坚持知识、能力、素质有机融合，提升健康信息学课程的高阶性，突出"新医科"课程的创新性，增强大数据课程案例教学实践的挑战性，培养学生解决复杂问题的能力。

目前，随着我国对健康教育重视程度的提高，与健康信息学相关的教材越来越多，如《健康信息管理》《基因健康信息学》等。本书以介绍健康信息学的概念、发展历程和发展现状等基础知识开篇，包含健康医疗大数据的基本理论与方法、数据可视化技术及医学知识图谱技术、健康信息学在中医药信息化中的应用、社区健康医疗信息化需求与服务、移动健康与智慧医疗技术应用、心理健康信息学及其应用等内容。健康信息学教材能够阐述如何利用医学和信息技术来满足用户的健康需求，解决居民生理、心理和健康能力培养等方面的健康问题，涉及多个学科的知识。

三、健康信息学课程的教学方法

首先，教师应通过本课程的教学，让学生充分认识医学与相关学科相互渗透、相互交融的发展趋势。其次，教师应注重学情分析，并依据学情分析结果，确定教学难点，选择教学策略与教学方法。最后，教师的课堂教学设计应以学生为中心，要以促进学生自主学习为目标，通过精心设计，为学生提供涵盖课内与课外、线上和线下、理论与实践等内容的优质的学习资源。充分利用信息化的优势，优化、整合现有资源，开发新的资源，建设高质量的信息化学习资源，提高教师教学、学生学习的效率。

教师可以根据教学需要采用慕课、翻转课堂或混合式教学方式。教师基于慕课或小规模限制性在线课程（small private online course，SPOC），进行翻转课堂或混合教学改革，主要应做好线上线下翻转课堂教学，可采用"D-3T-P"的方法，即问题讨论（discussion）、主动思考（thinking）、积极发言（talking）、小组协助（team）、实践（practice），突出以学生的学为中心，打造适合学生特点的课程。混合式教学模式并不是简单的线上、线下混合，而是为学生创造一种高参与性、个性化的课程，是信息化与教育资源的深度融合，是在"互联网+"背景下对传统教学模式的继承和发展。

四、学习健康信息学的目的、意义和重要性

目前，健康信息成为绝大多数人查询和使用的重要信息。2016年，中共中央、国务院印发了《"健康中国2030"规划纲要》。党的十九大作出"实施健康中国战略"的重大决策，将维护人民健康提升到国家战略的高度。2020年，为加快医学教育创新发展，国务院办公厅发布了《关于加快医学教育创新发展的指导意见》，提出把医学教育摆在关系

教育和卫生健康事业优先发展的重要地位。对健康信息学的学习与研究是顺应"健康中国"国家战略的需要。

　　大数据技术的蓬勃发展带动了社会对大数据技术的研究和应用，因此现在迫切需要培养大数据技术人才。构建健康信息学人才培养模式，建设具备计算机科学、医药、数理和计算科学、图书馆学等专业背景的师资队伍，这关乎"健康中国"战略的实施，关乎大数据技术人才的培养。做好健康信息学教育，培养大数据分析与信息技术运用能力强的健康信息学人才，不仅是"健康中国"战略发展的重要基石，也为新时代智慧医疗服务系统的构建提供了保障。

第二章　健康医疗大数据概述

第一节　健康医疗大数据的建设背景

一、政策背景

健康医疗大数据是我国的重要基础性国家战略数据资源。2017年，习近平在十九届中央政治局第二次集体学习时强调，要加快建设数字中国。党的十八届五中全会提出，实施网络强国战略和国家大数据战略。健康医疗大数据不仅是我国重要的战略资源，也是"数字中国"和"健康中国"的完美结合，是创新强国和健康产业共同作用的产物。只有发展了健康医疗大数据，才能有效解决医改方面的难题，获得群众的认同，发展经济新动能，促进经济、民生和科技等领域的发展，才能把握住新时代为我们提供的良机。

为更好地贯彻落实《国务院关于印发促进大数据发展行动纲要的通知》，并顺应新兴技术的发展，健康医疗大数据的共享、开放应用需要进一步规范并推进。国务院办公厅2016年6月发布《国务院办公厅关于促进和规范健康医疗大数据应用发展的指导意见》（国办发〔2016〕47号），指出"通过'互联网＋健康医疗'探索服务新模式、培育发展新业态，努力建设人民满意的医疗卫生事业"，"将健康医疗大数据应用发展纳入国家大数据战略布局，推进政产学研用联合协同创新，强化基础研究和核心技术攻关，突出健康医疗重点领域和关键环节，利用大数据拓展服务渠道，延伸和丰富服务内容，更好地满足人民的健康医疗需求"。颁布以上政策之后，健康医疗大数据的开放制度得以建立健全，其应用体系也建立起来，信息安全也得到了保障，促进了健康医疗大数据在临床研究、健康管理、疾病诊疗中的应用。面对新冠疫情，健康医疗大数据在公共卫生事件风险预警、病毒溯源、网络舆情分析等方面发挥了重要作用。

二、发展背景

（一）医疗卫生信息化发展

一直以来，医疗卫生信息化都在不断发展，其内涵也随着时代的改变而改变。现在，信息化发展方向也有所转变，开始从技术推动转变为科学引领发展，从后台向前沿发展。在大数据时代，健康医疗成了现代医疗发展的重要内容。我国医疗卫生事业正在大跨步地发展，在此情况下，我们要看清局面，认清形势，把握机会，在医疗改革中推进医疗卫生信息化，促进医疗资源的多向流动，并完善诊疗信息系统。随着云计算、人工智能等信息技术的发展，医疗卫生信息化对医疗服务也起到了推动作用，促进了临床医疗技术的进步，数字化医院成为医院发展的主要方向。

（二）信息化规范临床监管工作

在医疗的临床管理上，要对器械、药品、医疗新技术进行监督管理，国家对此也高度重视。在临床管理的规范和监督中大范围地使用信息手段，可以更好地监督管理医疗，实现高效的监督管理，也可以进一步优化临床管理流程，通过信息化方式对临床应用信息和效果进行分析，实现多方面的临床工作质量管理。在临床监管的信息化方面，我国医疗卫生专家在不断地进行探索，努力完善标准且规范的监督管理模式并推动医疗监督管理信息化。与此同时，建立规范化和标准化的信息化监督管理体系，提升医疗管理质量，并进一步完善医疗监督管理信息的反馈机制和信息化监督管理系统，促进社会监督。采用信息手段有利于多方面的监督和反馈，能规范并完善我国的医疗临床监管体系。

（三）信息化推动医疗质量管理精细化

在医疗管理的各个方面都渗透着信息化建设。在医疗信息化平台上，信息化数据对临床医改、医疗管理、医院的决策等起到了一定的指导作用。在信息化时代，医院管理层和政府医疗监管部门都很重视医疗管理改革，想充分利用信息化数据，优化医疗管理模式，从而提高运营效率和医疗质量。例如，利用 OA 系统发布办公信息、医院电子病历管理对医院质量管理精细化和信息化起到了一定的促进作用。对此，可利用数据分析技术对医疗质量管理中的问题进行分析，使医疗质量管理体系进一步完善，实现医疗质量管理方案、过程管理、终末质量管理的全程监管，从而实现医疗质量管理的精细化。

（四）信息化加强医保管理

随着社会的发展，人们对医疗保健服务有了更高的要求。医疗保险目前的覆盖范围已经非常广泛，在医院的管理工作中，医疗保险管理非常重要，因为这与患者的权益和满意度直接相关。对此，应加强医疗保险管理信息化，进一步推动医保保费的精细化管理。此外，还可以运用信息化时代的大数据技术，发展各种形式的现代医疗保险，并采取全方位、高效、科学且便民的医疗保险管理措施，促进医保管理水平、医保管理的社会公信力和患者满意度的提升。

（五）信息化推动分级诊疗

分级诊疗是新时期医院改革的重点内容之一，有助于合理分配医院的资源。例如，将信息化建设与分级诊疗相结合，通过对信息化大数据资源的运用，优化患者的整个就诊过程，使患者可以在快捷、简单的医疗环境中进行诊疗；在医疗信息资源共享的基础上，采取分级远程医疗协作方式，确保最基层的医疗机构拥有最基本的医疗服务，而大医院具备诊治重病、疑难病症的水准；利用联合诊疗体系，提高基本卫生医疗水平，进而提高患者满意度。分级诊疗的信息化建设可以推动优秀医生资源下沉流动，还可以建立规范、便捷、信息共享的分级治疗服务体系，构建分级治疗、左右联动、双向转诊等医院管理模式。

第二节　健康医疗大数据概述

一、健康医疗大数据的概念

从狭义上讲，健康医疗大数据指的是由所有医疗机构形成的大数据，来自医院的常规临床诊疗、管理与科研等过程中，由门急诊记录、影像记录、住院记录、服药记录等构成。从广义上讲，健康医疗大数据是指来自区域卫生服务平台上的大数据、医疗研究或疾病监测大数据、自我量化的大数据、互联网上与医疗有关的网络大数据、基因检测的生物标本和基因测序的生物信息大数据。

健康医疗大数据并非指很多个人信息，而是对这些健康数据的专业化管理和再利用，有利于检测个人的身体状况，有利于人类健康趋势的分析。

健康医疗大数据的整合方式主要分为电子健康档案（electronic health records，EHR）、电子病历（electronic medical records，EMR）两种，未来将会有更多的方式，也会有更多的机构和公司加入健康医疗大数据行业。

二、健康医疗大数据的特征

第一，海量性。随着物联网的发展，医疗卫生机构除了在传统临床和检验中产生的数据之外，还有便携式医疗设备上二维码标签所产生的数据，这些数据比传统的数据多很多。信息获取和分析已从原来的按天计算发展到按小时甚至按秒计算。此外，基因数据也是一种数量庞大的数据，一次全面的基因测序产生的个人数据达到 300 GB。医疗平台数据量巨大，通常包含 1 000 万以上个人用户的各种医疗健康数据。

第二，复杂性。医学领域医学专业术语浩如烟海，包括三万多种疾病名以及成千上万的手术、治疗和药名，还有许多医嘱、影像检查等非结构化数据。医疗数据来自不同的临床诊断服务，数据之间的关联是非常复杂的，还和多种因素有关。不同医院的数据差别很大，如患者的个体特征、疾病情况，医院的诊治情况，医疗数据的记录和编码情况等方面。对于同样的描述，在语法和语义上也是有差别的，这让数据变得更加复杂。

第三，安全性。医疗数据不仅涉及患者的隐私，还包括诊疗方法、医院运作和药物疗效等方面的信息。这些数据往往比较敏感，有些还牵扯到商业利益，所以其安全性非常重要。

第四，多样性。数据源、采用标准及管理系统等具有多样性。综合卫生服务平台的数据来自医院、社区卫生服务机构、第三方生物检验机构、新农合、个人用户和互联网等，产生于临床医疗/实验室数据、费用报销/资源利用、医药公司/生命科学、健康管理中心/社区网络等；平台的数据内容也不少，包括体检、病史、生化检验、居民基本卫生档案等；数据的种类也很多，包括半结构化数据、结构化数据以及非结构化数据；管理系统包括操作系统、不同的数据库等；标准有 HL7、CDA、DCOM 接口等。

第五，微观性。健康医疗大数据是所有的个人健康医疗数据的大集合。健康医疗大数据的主要成分是个人的体检数据、人口特征、运动与睡眠数据、膳食数据及治疗经历等。因此，健康医疗大数据具有微观性。

第六，隐私性。健康医疗大数据在保护隐私方面应注意以下方面：第一，对用户的姓名、疾病、身份和地址等保密；第二，在健康医疗大数据中有很多隐私信息，如需检查检验的数据以及患者的一些私人信息等，所以在分析数据的时候，要保证数据的安全。

第七，追踪性。个体的健康医疗大数据包含一个人生命全过程出现的数据，即出生、婴幼儿保健、疫苗注射、入学和工作体检、就诊、住院、饮食、运动、睡眠、死亡等数据。

第八，冗余性。冗余性是指诸多相同或相似的数据都记在了健康医疗大数据中。例如，多次检查诊断某一种疾病，或者描述病症和其他信息的重复记录。

三、健康医疗大数据的分类

在收集、处理和应用数据的过程中，数据分类是重中之重。健康医疗大数据可多样化地进行分类，每种分类方式都非常独特。以下介绍最常见的分类方式及其应用场景。

（一）从字段类型上分类

根据字段类型划分，健康医疗大数据可分为时间类数据、数值类数据和文本类数据。时间类数据仅用于描述事件发生的时间，在业务分析和统计中意义非凡。

数值类数据具有描述量化性质，可以用在编码方面，是对多个枚举值实施的规则性编码。这类数据虽然能进行四则运算，但实际意义不大。例如，卡号、身份证号码、邮编等不少编码都作为维度存在。

文本类数据一般是交易摘要、地址、姓名等描述性的内容。这类数据不是量化值，不能直接用于四则运算，所以在使用过程中，要先进行标准化处理，再进行字符匹配，当然也可以直接进行模糊匹配。

这种分类方式与许多场景有关，是最基本的分类方式：①在设计系统时，为方便设计数据库结构，需要确定每个字段的类型；②在清洗数据时，需要重点清洗时间类和数值类数据，通常在业务上都有这类字段，如年龄必须大于 0 这样的明确的取值范围；③通常数值类数据中的时间类字段和编码型字段在建立维度模型时会作为维度，数值类数据中的量化属性作为度量。

（二）从数据结构上分类

根据数据结构分类，健康医疗大数据可以分为三类：结构化数据、非结构化数据和半结构化数据。

结构化数据一般是指在记录数据的时候采用关系型数据库的方式，根据表和字段的方式来存储数据，但是字段间是保持相对独立的。

非结构化数据指的是语音、图片、视频等格式的数据。这类数据往往采用特定的格式进行编码，数据量大，而且不能简单地形成结构化数据。

半结构化数据是指介于结构化数据（如关系型数据库、面向对象数据库中的数据）和非结构化数据（如声音、图像文件等）之间的数据，HTML文档就属于半结构化数据。它一般是自描述的，数据的结构和内容混在一起，没有明显的区分。

这种分类方式主要应用于以下场景：①结构化数据主体是传统意义上的数据，而大数据分析的主体主要来自半结构化数据以及非结构化数据；②在设计数据管理平台的时候，结构化数据管理利用传统的关系，对数据库进行高效管理，而非结构化数据或者半结构化数据都是通过大型的数据处理平台（如Hadoop等）进行管理；③在分析数据与挖掘数据的过程中，很多工具都要求输入结构化数据，这时就要先把半结构化数据转化成结构化数据。

（三）从数据处理角度分类

从数据处理角度分类，健康医疗大数据主要分为原始数据和衍生数据。原始数据主要指来自上游的没有做过任何加工的数据。衍生数据主要指对原始数据进行加工处理后产生的数据。

这种分类方式主要用在数据管理过程中。虽然从原始数据中会衍生出很多衍生数据，但是有些数据还是会不经过修改就保存下来，这样，一旦衍生的数据出现了状况，就可以通过原始数据重新进行演算。

（四）从数据粒度上分类

从数据粒度上分类，健康医疗大数据可以分为汇总数据和明细数据。汇总数据是为了提高数据分析效率，需要对数据进行预加工，通常以时间维度、地区维度、产品维度等常用维度进行汇总。明细数据通常是从业务系统获取的原始数据，是粒度比较小的，包括最为丰富的业务细节。

这种分类方式主要用于以下两种场景：一是在设计仓库数据时，利用不同的方法对数据进行整理，从而保持数据的使用效益与整理成本之间的平衡；二是统计分析人员在对数据进行分析的过程中，会对数据进行汇总，进而选择正确的数据，增强数据分析的有效性。

（五）从更新方式上分类

从更新方式上分类，健康医疗大数据可以分为批量数据和实时数据。批量数据指通常每隔一段时间提供一次数据，这一数据包括该时段内所有变化的数据。每次批量处理的数据量少，需要根据时间间隔进行处理。实时数据指每当数据发生变化或产生新数据时，就会立刻提供新数据。实时数据具有时效性，能满足时效性要求高的业务需求。但这种数据对技术要求高，必须保证系统足够稳定，一旦出现数据错误的情况，容易对业务产生较大影响。

四、健康医疗行业的数据湖系统

数据湖是个用于存放海量多源异构数据的大规模存储系统，将原始数据分类存储到不同的数据池，然后在每个数据池中对数据进行整合和优化。数据湖的存储库是唯一的，这样就保证了数据的统一性，降低了数据复制的成本。数据湖技术在气象、医疗、交通、商业等领域的应用已取得了一定成绩。

（一）数据湖的特点

第一，存储空间海量化。在大数据环境中，数据量是呈指数级上升的，传统数据库是无法承载海量数据的。所以，为了更好地适应数据增长速度，需要建立一个庞大的存储架构，即数据湖。

第二，存储格式兼容化。数据湖包括多种数据源和各种数据，对来源不同且格式不一的原始数据能在最短的时间内进行存储和计算，传统数据库中的结构化数据以及图片、声音、网页等非结构化数据都包含在内。

第三，数据价值增值化。数据湖中的原始数据可以依据类别进行提取，将其提取到不同的数据池中并进行转换，可以形成新的数据。通过这样的处理，可以充分发挥数据的价值，让长时间没有应用的数据重新充满活力，被重新利用，从而创造新的价值。

（二）数据湖原理

数据湖将多源异构的数据分类存储到不同数据池，并将数据池整合转化成统一存储格式的数据，最终进行持久化存储。与传统的数据库和数据仓库不同的是，数据湖不需要改变原始数据的结构，这样就保证了原始数据的准确性。而大数据平台和分布式集群技术的应用让数据湖中的原始数据得到了有效的加工、处理，完成了数据的转换和装载，有利于数据质量的提升。

（三）数据湖构成

数据湖由原始数据池、模拟数据池、应用数据池、文本数据池和档案数据池组成。用户可大量提取数据湖中的数据，分析数据的规律，挖掘数据的价值。

第一，原始数据池。原始数据池主要存储原始数据，并不处理数据。分类存储原始数据主要是为了将所需要的数据从原始数据池中提取出来。所以，在原始数据池的基础上，出现了模拟数据池、应用数据池、文本数据池及档案数据池。

第二，模拟数据池。模拟数据池用来存储模拟数据，当模拟数据从原始数据池中提取、处理并存储到模拟数据池后，就完成了格式转换，这样有利于用户进行数据应用。模拟数据是由机械、传感器等采集设备产生的。

第三，应用数据池。应用数据池主要用来存储应用数据，其是按照规范的数据库格式存放数据。对数据池内的数据进行数据集成时，通常先构建数据模型，然后对应用数据池中的数据进行集中处理。

第四，文本数据池。文本数据池用来存储文本型数据，也就是存储多源异构的文本数据。文本数据池和其他数据池的相似之处是原始数据在进入文本数据池后要进行分类保存，并保持格式的一致性。

（5）档案数据池。档案数据池主要存储应用数据池、文本数据池和模拟数据池中使用概率低的数据。其特征是对其中的数据进行标准化处理，保持这些数据和原始数据的相关性。

（四）数据湖构建

数据湖是个规模很大的数据存储系统和数据分析系统，为多源异构数据的采集和分析提供了支持。

第一，分布式文件系统。这一系统管理的物理存储资源并不直接与本地节点相连，而是通过计算机网络连接节点，同时在集群文件系统中进行存储，并对大数量的节点和数据存储给予支持。最常见的有 GFS、FastDFS、MogileFS、HDFS、PanFS、Luste 等，NFS、AFS 等是通用的文件系统。分布式文件系统有以下特点：①可以通过大量廉价服务器建立海量存储系统；②冗余复制有利于提升容错能力，同时文件的可用性也能得到保证；③较强的可扩展性对存储节点的动态扩展给予一定的支持；④支持计算特定索引文件。

第二，内存计算系统。在硬件、软件系统协作的情况下，内存计算系统把数据库的相关计算向内存中转移。数据从之前的磁盘向内存转移，同时处理并计算数据，减少了磁盘读写开销。在并发处理技术的基础上，实现了内存计算系统的运作，提高了数据处理效率。内存计算系统的特点如下：①读取和处理数据是在内存网格层上进行的；②列储存和行储存是在数据存储层上进行的；③在处理机制上采用并发处理机制。

第三，数据库与数据仓库系统。数据库具有数据结构化、共享性高、冗余度低、独立性强等特点。1991 年，荫蒙（Inmon）在其著作 *Building the Data Warehouse* 中首次引入了数据仓库这个概念，并提出数据仓库是一个数据集合，具有集成、随着时间发生改变、为管理人员决策提供支持等特征。数据仓库系统包括单层、三层、双层等结构类型，最主要的是双层体系结构。数据仓库系统由数据源、前端工具、数据存储管理、应用等部分组成。

第四，流计算。流计算是用来实时处理来自不同数据源的、连续到达的流数据处理框架，通过实时分析处理得出有价值的分析结果。Sprk Streaming 等是最常见的流计算处理框架。而拥有一个可扩展、低延迟、可靠的处理引擎可以更好地处理流数据。流计算系统具有以下特点：①高性能可以满足大数据分析的基本要求，如每秒处理几十万条数据；②支持 TB 级、PB 级的数据规模；③具有实时性，确保低延迟，达到秒、毫秒级别；④分布式为大数据的基本构架提供支持；⑤具有易用性；⑥具有可靠性，能处理流数据。

第五，非关系型数据库。这种数据库冲击了过去关系型数据库的市场垄断地位，在储存上没有固定的表结构，通常也不存在连接操作。它常见的非关系型数据库中包含图形数据库、键值数据库及列族数据库等。

五、Hadoop 生态圈

随着信息技术的发展，互联网上的数据呈指数级增长，这意味着大数据时代正式到来。在大数据时代，大数据平台技术的发展是由海量数据存储与分析的需求推动的。现在，市场上的数据平台呈现多样化特点。例如，Google 公司的 Cloud Dataflow。Apache 基金会维护的开源分布式系统基础架构 Hadoop 是开源的大数据平台。

Hadoop 的含义有两种：从广义上来说，一般情况下，Hadoop 大数据平台指围绕 Hadoop 的整个软件生态圈；从狭义上来说，其由分布式文件系统（Hadoop Distributed File System，HDFS，对分布式文件系统 GFS 的开源实现）和 Hadoop MapReduce（对分布式处理框架 Google MapReduce 的开源实现）组成。由于 x86 服务器集群可运行 Hadoop，使得分布式系统的应用门槛降低，很多互联网企业选择使用 Hadoop 解决自己的大数据问题。

目前的 Hadoop 不仅有 HDFS 和 MapReduce，而是多种大数据技术发展和融合的产物，是一个大数据生态圈，可以处理数据业务中的各种问题。

（一）Hadoop 大数据平台体系结构

在众多企业和开源爱好者的努力下，Habop 平台逐渐形成了一个生态圈，在数据分析和挖掘上提供了平台支持。

除了 MapReduce 和 HDFS，Hadoop 大数据平台经常应用的核心组件有以下几种：① ZooKeeper。Zookeeper 是 Hadoop 的分布式协调服务。Hadoop 的组件大部分都依托于 Zookeeper，它分布地运行在多台计算机组成的集群上，并为集群提供协调服务。② HBase。HBase 是列族数据库，适用于数据分析场景。③ Hive。Hive 是以 MapReduce 为基础的数据仓库工具，可以让用户用类 SQL 语法统计数据。④ Sqoop。Sqoop 是用于处理传统关系型数据库、数据仓库与 Hadoop 集群之间数据导入导出的工具。⑤ Flume。Flume 是收集日志的系统，对采集自定义日志数据给予了一定的支持，并且也可以简单地处理数据。⑥ Pig。Pig 是一种数据分析脚本，可以处理数据流。⑦ Mahout。数据挖掘算法库 Mahout 能在回归、聚类、分类等问题上大范围地应用数据挖掘算法，有利于开发人员对智能应用程序的创建。

（二）Hadoop 大数据平台核心组件

HDFS 和 MapReduce 是 Hadoop 平台最核心的组件。大数据通过 HDFS 有了可靠的分布式文件系统，通过 MapReduce 可以支撑大规模数据集并行运算。

HDFS 类似于 Windows 系统中所应用的 FAT32 文件系统，是 Hadoop 的文件格式系统，其主要特点是分布式，把数据分片分块，在多台服务器组成的集群中存储。数据计算任务被 MapReduce 抽象为两个函数——Map 和 Reduce，提供了一套完整的供程序员开发 MapReduce 应用程序的编程接口，程序员只需实现对应接口合理地设置数据的输入、输出，无须考虑服务器间的通讯问题，即可方便、快速地写出大数据并行处理数据。这两者充分体现了"众人拾柴火焰高"的思想。在后边部分会详细讲述 HDFS（hadoop distributed file system）和 MapReduce，因此在这里不做太多叙述。

六、关系型数据库系统

埃德加·弗兰克·科德（E.F.Codd）于 1970 年在美国计算机学会会刊上发表了一篇论文——《大型共享数据库的关系模型》，将关系模型的含义严格且系统地提了出来，开创了数据库系统的新纪元。自此以后，埃德加·弗兰克·科德发表了很多论文，为关系型数据库理论打下了基础。20 世纪 70 年代末，软件系统的研制和关系方法的理论研究均取得了很大成果，IBM 公司的 San Jose 实验室在 IBM270 系列机上研制的关系型数据库实验系统 System R 历时 6 年获得成功。1981 年，IBM 公司宣布了新的数据库软件产品 SQL/DS。与 System R 同期，美国加州大学伯克利分校也研制了 INGRES 关系型数据库实验系统，这一产品发展成了 INGRES 数据库产品。40 多年来，关系型数据库系统的研究和开发取得了辉煌的成就。关系型数据库系统也从实验室走到各个行业，是使用范围最大的数据库系统。并在数据库市场中所占比率最高，拥有数以千计的用户，其中企业用户居多，成为目前最流行的数据库管理系统。但是，没有任何产品是可以用于各个业务场景的，关系型数据库也如此，它仅限于存储结构化数据。关系型数据库是建立在关系模型基础上的数据库，在处理数据库中的数据时，它凭借关系代数理论进行处理。它与非关系型数据库的不同之处在于，数据以结构化的形式存储，事物特性较完善，而关系型数据库则是强一致性的。当前，WAVE K–DB、微软 Access、MySQL、微软 SQL Sever、DB2 PostgreSQL、Oracle 等是较为主流的关系型数据库。

七、MPP 数据仓库

MPP 是大规模并行处理，是系统架构角度的一种服务器分类方法。从系统架构的分类来看，商用服务器主要分为三类。MPP 数据仓库是指以大规模并行处理架构为架构核心，以 x86 服务器作为底层硬件支撑环境，海量结构化数据进行联机分析处理的并行数据仓库。

MPP 数据仓库可以轻松应对海量结构化数据的应用场景，有很强的处理能力，主要应用于联机分析处理场景中。此外，其部署在 x86 服务器上，成本较低，具有很强的扩展能力。MPP 服务器在应对海量结构化数据分析场景中有很强的并行处理能力，可以综合分析并处理复杂的数据库，其突出了节点互联网络的 I/O 性能，是大规模数据处理解决方案中的佼佼者。诚然，也需要借助 MPP 技术的关系型数据库系统将节点之间负载平衡与调度的复杂性消除，进而优化数据仓库性能。

（一）MPP 数据库架构

MPP 数据库即大规模并行处理数据库，采用 Shared–Noting 架构，各个节点都有自己私有的 CPU 内存、硬盘等资源，它们之间不共享，每台服务器都有独立的操作系统和管理数据库的实例副本，这样能够独立工作。这样的架构设计可拓展性较强，在应对数据量增长的场景时，只要增加服务器数量就可以横向拓展其处理能力和容量。

（二）NoSQL 数据库

传统的关系型数据库优点颇多，便于理解应用和维护，也因此大范围地应用在生活和社会生产中。对于银行、电信运营企业等商业公司的数据管理需求，传统关系型数据库的事物和查询机制都能满足。但是，随着大数据时代的到来，在应用关系型数据库上非常吃力，有些设计缺陷也逐渐显现出来。

传统型数据库对用户高并发读写的需求响应不够迅速。而通常网站类用户的并发性访问非常高，一台数据库的最大连接数有限，同时硬盘 I/O 有限，形成了严重的 I/O 瓶颈，对于海量数据的读写效率十分低。传统的关系型数据库很难满足 Web 2.0 时代对于可扩展性和可用性的高需求。这时，市场就急需一个属于 Web 2.0 时代的新的数据库解决方案。

在这种背景下，NoSQL 应运而生。NoSQL 泛指非关系型数据库，它的产生就是为了解决大规模数据集合多重数据种类带来的问题。它的出现很好地满足了 Web 2.0 时代的需求，开辟了一片新市场。

第三节　国内外健康医疗大数据的发展

一、国内及国外健康医疗大数据的发展现状

（一）国外健康医疗大数据发展现状

2012 年，联合国发布了《大数据促进发展：挑战与机遇》白皮书，在各国政府机构、重大行业研究和应用大数据方面起到了一定的推动作用。自 2010 年以来，发达国家（澳大利亚、美国、加拿大、英国、日本）相继出台了一系列大数据的技术研发计划，并引进了大数据信息技术，同时，医疗健康信息系统得以完善，安全质量、医疗质量、医疗服务质量也得到了进一步提升，医疗费用和医疗风险也大幅度减少了。健康医疗大数据在各国的作用日益显现，在提供个性化治疗、加速新药研发、辅助癌症治疗、控制医疗费用、预防早期疾病以及减轻工作负担方面都具有重要的意义。以下列举几个国家的具体实施计划。

1. 美　国

作为发展大数据的先行者，美国非常重视健康医疗大数据的开放和共享。美国拥有完整的医疗健康大数据库，建成覆盖本土的 12 个区域电子病历数据中心、9 个医疗知识中心、8 个医学影像与生物信息数据中心。

2014 年，美国联邦政府专门负责信息化规划的国家卫生信息技术协调办公室（Office of the National Coordinator, ONC）发布了《美国联邦政府医疗信息化战略规划（2015—2020）》，明确了实现健康医疗数据共享的目标，提出了增强医疗服务能力、提高公众和社区的健康水平、推动医学知识研究与创新三项应用目标。

由美国卫生与公众服务部（United States Department of Health and Human Services，HHS）管理的联邦政府网站是国家级的健康数据开放平台。越来越多的来自医疗保险和医疗补助服务中心（Centers for Medicare and Medicaid Services，CMS）、疾病控制中心（Center for Disease Control and Prevention，CDC）、食品药品监督管理局（Food and Drug Administration，FDA）、美国国立卫生研究院（National Institutes of Health，NIH）等渠道的 HHS 数据库通过该网站向社会开放。数据内容包括临床服务质量信息、全国卫生服务提供者目录、最新医疗和科学知识数据库、消费产品数据、社区卫生绩效信息及政府支出数据等。

随着基因组测量技术的快速发展，美国将精确治疗作为未来大数据医疗保健的关键方向之一。2014 年 6 月，美国 FDA 的公共数据开放项目 OpenFDA 正式上线。OpenFDA 前期开放了 2004—2013 年间的 300 万份药物不良反应和医疗过失记录，以及医疗器械报告和执法报告，并且每年会发布新的报告数据集。OpenFDA 不仅提供这些经过脱敏处理的原始数据，还提供了应用接口、技术文档和应用实例，甚至还为重要的公共数据设立了开发者社区，鼓励企业和个人对数据价值进行挖掘和分析。2015 年 1 月，美国总统奥巴马宣布拨款 21 500 万美元资助精准医疗项目，加速基因组层面对疾病的研究和开发。同时，美国也制定了一系列保护隐私和跨系统数据交换安全的要求和标准。

2. 英　国

英国注重发展个性化医疗，并对癌症新疗法进行进一步的探索，还重视保护隐私，进行院外监护。对于患者的康复而言，院外监护有着重要作用，同时，患者的再住院比例也在很大程度上降低了。通过分析医疗大数据，真正有需要的患者可以在最短的时间内入院就医，以防病情恶化。另外，在一定程度上，患者的再次入院减少了医院资源的浪费，可以更好地利用医院资源。

2013 年 6 月，英国医疗保健当局宣布英格兰将建立世界最大的癌症患者数据库，该数据库的癌症患者数据来自各地医疗机构的病例和历史档案记录。临床医生和研究人员可以实时地访问数据库和对比分析数据，这将有助于新疗法的发现，为癌症的个性化诊断和治疗提供依据。DeepMind Health 开发的 Stream 是一款能让医生实时检测患者血液数据的 App，它可以让医护人员在几秒钟内查看到患者的血液检测结果。DeepMind Health 开发的名为 Hark 的 App 可以对整个医疗活动进行管理，Hark 可以利用智能算法将患者的电子病历中的信息快速提取出来，医生只需要进行诊断即可，减轻了医护人员的负担。

3. 加拿大

加拿大建立了互联互通平台，并且重视医疗经济学的探索和功效学的研究。最近几年，加拿大通过移动互联网技术和大量数据，将药品信息、电子健康档案、公共医疗信息等建立了起来，同时，基础设施和标准研究、统一的识别体系也建立了起来。另外，可利用数据分析来测量提供者的服务，并且根据对提供者的服务水平来设置价格。

4. 日　本

2013 年 6 月，安倍内阁宣布了新的 IT 战略——"创建最尖端的 IT 国家宣言"，对于新医疗技术和社会媒体中智能技术的发展、在传统产业中 IT 的创新都起到了一定的促进作用。2015 年，政府通过诊疗数据控制医疗费用，进而对医疗费中浪费的部分和各地政府控制医疗费的具体数目进行分析。

5. 以色列

以色列最大的综合性医疗服务机构和医保基金是 Clalit，用户占以色列总人口的 53%，约 430 万。其中，医护 11 500 名、医师 7 500 名、药剂师 1 300 名。Clalit 的医疗数据非常多，其中包含 15 年的管理、临床以及人口统计数据；超过 400 万以上人口的全生命周期 EMR 数据。通过大数据筛选糖尿病患者的多项指标，可以将危险因子计算出来，全科医生进行实时主动干预，这样一来，糖尿病患者的入院比例将大大降低。另外，对于亚健康群体，通过大数据将患病风险、治疗的最佳时期及时进行干预医疗评估出来，可以降低演变成慢性病的概率。

总的来说，国外政府比较重视健康医疗大数据产业的发展，政策要点主要有下面三点：一是数据的开放性给社会提供了高质量的数据；二是在公共部门和政府中采用医疗大数据技术；三是在基础性的技术和前沿上增加研发经费。

（二）国内健康医疗大数据的发展现状

国务院和国家卫生健康委员会从 2015 年开始就出台了很多指导性的文件，这有利于大数据产业和健康医疗技术的发展，在政策上也能对健康医疗大数据起到某种促进作用。虽然现阶段的健康医学大数据还处于刚刚起步的阶段，但是对于医生进行更精细化的管理，对肿瘤开展精准诊疗、监测与评价、临床研究等各方面都十分重要。健康医疗大数据是在我国政府的引导下蓬勃发展起来的。每年，健康医疗数据以 48% 的速度增长，这是目前增速最快的一个行业。

1. 主要成绩

经过十多年的探索，我国在健康医疗大数据上已经有了一定的基础和规模，并取得了一些成果：一是确立了人口健康 "46312" 工程信息化建设的指导思想，并发布了 "国家卫生防护信息" 项目在第一阶段的总体框架。其中，"46312" 工程中的 "4" 代表 4 级卫生信息平台，分别是国家级人口健康管理平台、省级人口健康信息平台、地市级人口健康区域信息平台及区县级人口健康区域信息平台；"6" 代表 6 项业务应用，分别是公共卫生、医疗服务、医疗保障、药品管理、计划生育和综合管理；"3" 代表 3 个基础数据库，分别是电子健康档案数据库、电子病历数据库和全员人口个案数据库；"1" 代表 1 个融合网络，即人口健康统一网络；最后一个 "2" 是人口健康信息标准体系和信息安全防护体系。依托中西医协同公共卫生信息系统、综合医学卫生信息公共服务体系以及基层医药卫生信息系统等，构建起了新的全面、立体化的国家卫生计生资源系统。二是主要健康数据的核心是基础数据库，虽然全国每个省份都建立起了人口基础数据库，但只有 6 个省份是全人口覆盖，并且其唯一的标识是公民的身份证号码。三是全国的卫生信息平台建设很顺利，初步建立了卫生信息化建设的框架。四是建立了电子病历系统和居民健康档案，增加了其覆盖率。现阶段，我国已在 15 个省份建设了电子健康档案，其中 6 个省的电子健康档案能够共享，93个城市和1 074个区县也能实现电子健康档案的共享。五是医疗数字化进程加快，很多服务功能也开始获得广泛应用，包括检查报告的检索、健康档案的检索、预约挂号及健康信息管理服务等。六是随着非临床健康数据的发展，许多新型的健康设备（如睡眠枕、运动手环、睡眠床垫等）收集到的非临床健康数据也在逐渐增多。七是疾病数据库的多元化。

2017年12月，国家强调推动实施国家大数据战略，加快建设数字中国。2020年，建成了国家医疗卫生信息分级开放应用平台，基本实现城乡居民拥有规范化的电子健康档案和功能完备的健康卡，适应国情的健康医疗大数据应用发展模式基本建立，健康医疗大数据产业体系初步形成，新业态蓬勃发展。

2. 实践探索

在医院方面，建立医药卫生平台，其中就有面向公众个性化的健康信息门户网站、跨医疗机构卫生信息共享平台和病患与医疗服务机构间的信息交互系统等。医疗卫生部门整合了电子病例等信息，在大数据信息管理的基础上建立了医疗卫生信息共享中心，充分发挥电子病例等医疗信息资源在寻求最佳医疗途径、提高医疗水平、防控流行病疫情等方面的利用价值，通过电子病历的档案，客观、完整而连续地记录了每个病室患者的情况，同时，把患者的诊疗过程、病情的发展情况和治疗的结果提供给医护人员，这样一来，医护人员便可以随时查阅信息，对提升治疗效果的帮助很大。很多大型医院在大数据的帮助下对很多疾病展开了多中心联合研究，并整合这些年的诊疗数据，建立了重大疾病临床诊断大数据服务体系，而且营造了医疗大数据的软件环境，这样就在根本上改变了传统的医疗质量管理和控制方式。通过数据监测，可以清楚了解全院的工作质量以及就诊时间，而且数据在全新软硬条件下处理速度更快。

随着健康医疗大数据的应用和在线医疗指导服务等的开启，网上的医疗平台也在慢慢地增多。网上的医疗指导是一种补充式的治疗方式，主要提供疾病方面的科普和咨询服务。因为网络上的医生看不到患者的实际情况，只能通过患者所描述的病情进行诊治，如果患者的描述不准确，那么就会影响医生的判断。所以，在线医疗只能作为一种辅导的手段，如果病情严重或想要得到精准的答案，最好还是去医院。

在医疗解决方案大数据领域，云医疗是在5G通信、云计算、物联网、多媒体等的技术基础上，所建立起的一项新科技。它与传统医学科技有效融合在一起，利用AI技术和机器学习来对疾病的检测结果做出科学评估，实现医学资源共享，在解决人类健康需求方面提供一种新型的医学服务。腾讯智慧医学影像方案很好地解决了医学影像大数据分析与临床的应用需要，并充分利用云端基础设施与腾讯AI技术建立了一个功能统一的医学云端平台。云医疗解决方案有效地促进了医院业务的信息化发展，提高了医院的服务流程管理水平，也很好地解决了数据孤岛方面的问题，更为临床科室服务提供了影像介入手术和治疗方案，保证了医学诊断数据的私密性和安全性。

在精准诊疗的基础上，腾讯和医院共同建立了以AI临床应用的"智慧医院"，从多个领域（诊前优化、数据分析和可视化应用）给医疗工作人员提供了有效的诊断工具；中国科学院与深圳诺嘉智能养生发展有限公司共建健康大数据联合实验室，打造了老年人智能科技产品，进行移动医疗系统和智能芯片的研发；翰宇药业与腾讯公司在移动医疗领域签约，一起开展慢病全时监控干预，为无创连续血糖监测手环实现数据对接、统计交互提供了完整平台；华大基因在健康大数据领域与阿里共同打造 BGI Online beta；以色列 Imagu Vision 人工智能公司被碳云智能收购，建立 iCarbonX-Israel 人工智能研发中心，开发了数字生命生态系统。

由于互联网的加入，健康医学大数据也获得了更广泛的应用，在预约、挂号、诊费核算、医疗保险联网异地结算、移动支付等方面为患者提供了便利。

二、国内外健康医疗大数据的发展趋势与挑战

（一）发展趋势

随着科技的发展，各项政策趋于完善，医疗服务模式在今后将会以全新的姿态出现在人们面前。

第一，医疗时代随着大数据的推进而到来，在不久的将来能够研制更多可以穿戴的设备，同时，人们也可以享受 24 h 医疗服务。随着基因测序技术的发展，人们掌握了更多和自己的基因相似的数据，通过观察有问题的基因片段，可以判断今后自身可能存在的病症，提前进行预防，化被动为主动。

第二，在大数据的基础上所建立起来的个性化医疗方式在今后的发展中会慢慢地得到完善，所有人都能够拥有属于自己的"健康云"，这样就能存储自己所有的医疗、健康和生物数据，实行个性化的医疗方案的定制。

第三，有效整合大数据与深度学习，并发挥两者的综合力量，从而推动医疗人工智能的发展。在今后的发展中，将逐渐扩大医疗覆盖范围，在更多的行业中利用医学资源，创新机器人类型，如护理、救援、医疗等各个方面，确保患者可以获得更加贴心和智能的服务，同时还提升了医疗服务的质量与效率。

（二）发展中面临的挑战

影响医疗大数据行业发展的要素主要有以下两种：①数据互联互通的融合问题；②数据的共享机制方面的问题。通过国家力量联合产业资本，可解决互联互通的融合问题，建立健康医疗大数据行业共享机制，搭建全行业的数据共享平台，以促进大数据与人工智能技术在医疗与医药产业中的广泛应用。

虽然在宏观政策上国家鼓励并扶持发展健康医疗大数据，但是目前还需要克服以下难点和障碍，才能实现政策落地。

1. 健康医疗大数据的共享和开放程度不高

健康医学大数据的收集与存储，大部分是通过医疗健康机构来实现的，与移动医疗应用数据相较，来源于医疗卫生机构的数据特别是电子病历数据具有更高的精准度与开发价值，但是在目前的医疗机制作用下，与医疗健康机构之间所共享的大数据非常少，在医疗健康机构与社会公众领域中产生了巨大的数据壁垒。数据孤岛效应使患者的数据重复地进

行收集，同时耗费着大量相关的健康医疗资料，对系统性的数据研究以及健康医疗数据的建立产生了不良的影响。

医疗机制的改革和医院信息化程度的提升能够打破数据壁垒，《"健康中国2030"规划纲要》中提到，要消除数据壁垒，建立跨领域密切配合、统一归口的健康医疗数据共享机制，实现公共卫生、计划生育、医疗服务、医疗保障、药品供应、综合管理等应用信息系统数据采集、集成共享和业务协同。

由此可见，未来在政府部门的指导以及各个部门之间的配合与协调下，健康医疗大数据应用会得到系统性的研究与建设，能够改变数据孤岛的现象，或者基本根除。不过，对今后的医疗数据来说，其不确定性主要体现为它是不是对民营企业或者外资企业进行开放。而且，全国健康医疗数据的集成和共享平台还和很多的主体和监管部门有关，开展起来具有很大的难度，其开发、利用直到完成还有很长的一段路要走。

在这期间，外资和民营企业要通过双边合作的方式让医疗卫生机构共享数据资源，并且用力去探寻健康医疗大数据的开发和应用。

所以，一方面，在完成健康医疗大数据的收集工作时要做到互通有无。大数据的采集要求有安全、可控而高效的数据库来作为中坚力量。这就要求政府各部门都要加强健康基础网络设施建设工作，要引导医疗服务机构形成相应的全国健康医疗大数据，建立数据共享的渠道，在国家政务网的基础上从横向和纵向两个方面来建立全国健康医疗信息网络，统一收集全国全民健康医疗数据，形成一套机制。对于穿戴设备、健康电子产品等联网机制，还要实现数据的共享和个性发展，让数据的来源真实、有效，数据间能够互通有无，深度挖掘数据的潜在价值，从更深层次来保证大数据的价值。另一方面，要在健康医疗数据的共享中采取标准化的方式。在医疗机构方面，要做好相应的管理工作，保证健康医疗数据在收集后具有广泛性、真实性和多样化的特点。在健康医疗机构方面，要进行统一管理，以确保各部门之间的联系畅通无阻，做到健康医疗数据的高效共享。而在政府方面，则需要国家出台相应的政策措施来进行完善，如联合政府部门来形成全国健康医疗数据目录，并对大数据实行分类、分级、分地区、分学科的编制。在健康医疗大数据的应用体系中引入"互联网+"的概念，要将企业横向数据应用与个人的纵向大数据应用加以融合，对居民进行个体化的健康医疗服务，以及在医疗机构中加强个人横向大数据的应用，要不断扩大大数据的使用范围。

2. 健康医疗大数据领域的法律体系亟待完善

有关健康医疗数据的权属，目前法律体系中还不能进行具体的阐述与划分，尤其是在对医疗数据的所有权上。实际上，在健康医疗数据的所有权的归属上也有很多争论。有些人认为，医院和患者均参与到医疗数据的形成过程中，因此理论上健康医疗数据是属于大家的，而另外一些人认为数据应该属于患者，医院只有控制权，政府则有管理权，第三方机构如果要进行商业化的开发和利用，可以通过政府和医院给予适当的配合和支持。健康医疗数据权属的模物性对健康医疗数据的授权和应用产生了一定的影响，而且不利于患者的个人信息的保护，在这方面存在着很大的隐患。

3. 健康医疗大数据的隐私

健康医疗大数据是信息资产中的一个领域，在目前的国家法规体制下，如果健康医疗机构或经授权的第三方机构对数据进行合理处理，使其具有了智力成果和经济价值属性，那么该数据可以在知识产权或商业秘密的框架下予以保护，对于医疗机构和移动医疗运营商采集的与个人医疗健康相关的原始信息和数据，主要还是属于个人信息和隐私的范畴，可从人身权维角度进行保护。

当前，以个人信息保障为中心的立法工作正在稳步发展和日趋完善。随着公民个人信息权利意识的增强，以及信息保障单行法的建立与实施，立法机关也加速了步伐。2017年6月，在其新制定的《中华人民共和国网络安全法》中明文规定："互联网经营者，对其所获取的个人信息不得加以泄漏、修改或者破坏，且没有经过被收集者的同意，也不得将个人信息提供给他人。"经处理没有办法识别特定个人而且不能复原的信息除外。可见，大数据的应用是需要对个人信息进行脱敏处理的。这让立法者从设计的角度将可行性的研究空间大部分都交给了大数据，从而确保了个人信息与公共利益之间的平衡。

4. 医疗大数据安全

《关于促进和规范健康医疗大数据应用发展的指导意见》明确提出了政府要探索通过一系列政策，有效保障医疗大数据的应用安全性，包括数据可持续利用性和服务商的应用可控性、可靠性以及应用安全性，对大数据分析服务平台以及相关服务商应用进行安全的应用评价以及应用风险评估，保证建立安全防护、保护公民隐私、共享系统信息等。通过国家安全管理责任制的设置，对标识区进行了科学划分、对风险区作出了等级划分、制定了安全审查的规范等。数据的安全监测与预警，建立重大网络安全信息的及时通报，落实紧急处理联动机制，建立健全的"互联网＋健康医疗"重大服务信息安全管理机制，及时化解风险，制定相应应对措施，维护好与国家利益、患者隐私、公共安全、商业秘密保护等有关的重大服务信息安全，做好与科研机构和医学院等的重大信息安全预警。

而且，健康医疗大数据的发展过程是有政府的政策支持的。由于健康医疗大数据与个人隐私之间的特殊关系，因此在立法方面，国家要明确立法，在健康大数据的使用中要保证权利明确，不让大数据的利益关联人在个人权益上遭受损失。在应用医药卫生大数据技术的过程中，往往需要明确相关的法律程序与监管责任，保证每个阶段的管理义务。我国不仅要做好法律制度的基础建设，还要鼓励卫生医疗大数据的研发与运用，在国家重点行业的发展目录上留下浓重的一笔，并进行统一规划，不让基础建设重复进行，从而浪费国家资源。同时，要做好对相关人员的培训工作，形成多元化的卫生医疗大数据分析应用培训机制，并通过政府部门领导与医疗机构、科研高校以及相应的公司等进行合作发展，共同推动大数据分析人才的建设与发展。

第四节　健康医疗大数据的主要技术与应用

一、健康医疗大数据处理技术

随着人们对医疗卫生服务需求的提高，面对大数据的机遇和挑战，医院传统系统架构已经不能很好地应对这一形势。目前，许多的医疗机构开始对健康医疗大数据进行处理，从而改变医院的信息化传统模式，实现了数字化的医院建设的转型升级。医疗机构以先进的大数据技术为基础，通过电子化的方式来整合医疗体系中的各种医疗资源，实现医疗信息、资源的共享和互动，从而使医疗服务质量得到一定程度上的改善，医疗信息化的效率和灵活性也得以提高，系统按需配置、整体部署、集约管理也得以实现，其大范围的应用需求也得以满足。

（一）医学大数据技术的分类

就大数据的自身特性和产生领域而言，大数据来源非常广泛，数据的处理方式和类型也各不相同。根据大数据处理的现实需求和一般过程，对其领域中的技术进行分类，可分为大数据采集技术、大数据存储技术、大数据处理技术和大数据呈现技术等。对于"小数据"来说，数据来源相对单一，数据集规模在海量数据环境中要确保可伸缩性小，因此所需的存储介质无须太大，计算能力也无须太强。通常，要想实现存储、处理和利用，可应用现有关系型数据库技术或并行数据仓库等技术。但是，在大数据背景下，数据类型多样化、来源广泛，有很多数据需要收集、存储和处理分析，需要具备较高的数据应用和展现能力，与此同时，对数据的可用性和时效性特别重视。根据大数据处理的一般流程，大数据技术可以按以下方式分类，如图2-1所示。

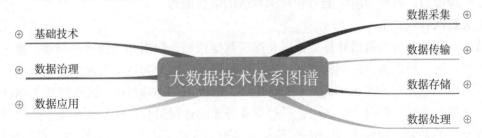

图2-1　大数据技术体系图谱框架

1.大数据采集技术

大数据采集指以多元化的方法收集很多不同类别的非结构化、半结构化以及结构化数据。这在大数据分析的过程中是最基础的。在数据的实时性与可靠性的要求下，需要实现以分布式平台为基础的高速、高可靠数据的抓取或采集数据全映像的大数据技术，实现高速数据解析转换与装载的大数据整合技术，以及实现数据一致性及安全性保证的大数据安全技术，如图2-2所示。

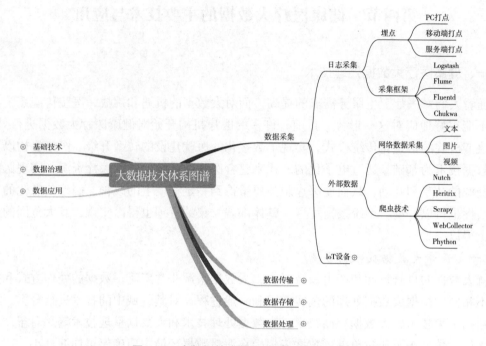

图 2-2　大数据技术体系图谱——数据采集

2. 大数据存储技术

大数据存储技术可以处理好大数据在物理和逻辑方面的存储问题。在物理层面，要建立可靠的分布式文件系统，如通过 HIPS 提供多用途的、高容错的、高效低成本的、弹性化的大数据储存技术。在逻辑层面，需研究大数据是怎样建模的，并提供分布式的非关系型数据处理能力、数据的组织能力和异构数据的融合能力。

3. 大数据处理技术

数据处理技术包括数据计算、数据仓库、数据挖掘、数据测试和数据湖等。数据湖是一套非常灵活、松散耦合的架构方法，它将大数据处理划分为数据获取层、消息层、数据捏取层、数据存储层和 Lambda 层（批处理层、服务层和加速层），这些模块之间既相互独立，又相互关联。在每个模块中，可根据业务需求选择最合适的技术框架。数据湖能有效处理复杂的多源异构数据。Lambda 架构则是数据湖的灵魂，它为响应客户端的批处理、快速处理请求提供了一致的接口，如图2-3所示。

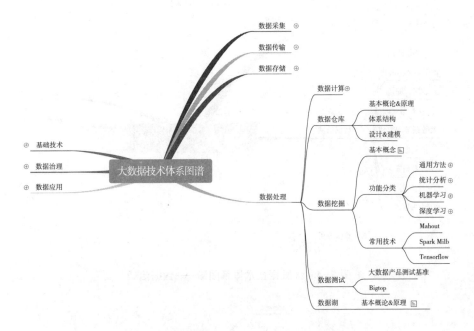

图 2-3 大数据技术体系图谱——数据处理

4.大数据分析技术

在大数据处理流程中,大数据分析是最核心的组成部分,以此可将数据中的价值发掘出来。大数据环境下,传统的数据处理方法无法满足数据分析的需求,且只凭借单服务器的计算能力是无法达到提高大数据处理时时效性的目的的,因此,可通过 MapReduce 等并行处理技术将数据处理的速度提升上来,同时使系统具备高可用性和可扩展性等特征。

5.大数据治理及应用技术

大数据处理的目的是把其结果呈现在用户面前,并给予用户合理的解释。因为大数据具有量大、数据类型多样的特点,所以传统意义上的数据显示方式很难满足其需求。

从加州大学伯克利分校提出的应用于数据分析的软件栈视角出发,大数据处理方式可分为如下三个类型:批量数据处理、基于实时数据流的数据处理、基于历史数据的交互式查询。对于这三种类型的大数据处理方式,现在已经有很多比较成熟的开源技术,如可以采用 MapReduce、Spark 架构进行批量数据处理;采用 Storm、Spark Streaming 进行流式计算;采用 Google Dremel、Mpp 技术和 Hive 进行交互式查询,如图 2-4 和 2-5 所示。

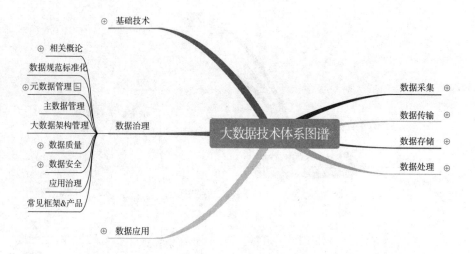

图 2-4 大数据技术体系图谱——数据治理

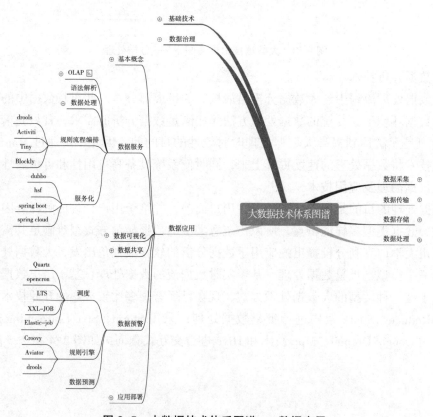

图 2-5 大数据技术体系图谱——数据应用

（二）医疗行业大数据常用的处理技术

1. 批处理技术

一般情况下，单家医院的数据是 TB 级别（不含影像）的。但是，随着基因数据的引入、精准医疗的发展、医疗影像大范围的应用，加之医疗行业要求长久保存医疗数据，其数据量呈上升趋势。在处理医疗大数据时，会涉及大量临时数据的存储，因此医学大数据平台的存储一定要具有较强的扩展能力，而且要控制好成本。这时，就可采用批处理技术来计算和处理静态医学数据或离线数据时就可采用批处理技术，这一技术手段可有效地将大规模的非实时性数据分析处理，同时关注计算框架的数据吞吐量。

目前，批处理计算框架中最具代表性的为 Google 公司设计的 MapReduce 架构。在大数据环境和确保可伸缩性的前提下，MapReduce 通过应用合适的查询优化以及索引技术提供数据处理性能。MapReduce 模型结构简单、易于理解，可以隐藏一些烦琐的细节，进而将程序员的工作简单化。另外，利用 MapReduce 还可以解决数据挖掘算法和机器学习中的大量数据处理问题。

2. 流处理技术

医疗机构数据的全量导入和新数据的增量导入均需要大数据平台的支持。但是通常情况下，离线数据分析技术会对全量数据进行处理，这无疑会增加成本，因此必须要有适合增量数据的架构支持。而流处理技术可以为大数据驱动的深度学习提供计算框架。

流式数据也称为数据流，其诞生于 20 世纪末，是大数据环境下的一种数据形态，并且随着物联网和云计算的发展，逐渐成为研究热点。数据流与传统数据是相对的，相较于静态批处理和持久化的数据库，流式计算具有瞬时性、连续性和无边界等特征，适用于高速并发和大规模数据实时处理场景。实时数据流的特征如下：①实时、高速数据以高并发的方式到达，业务计算要求连续、快速、响应，数据处理的速度要与数据到达的速度相匹配。②无边界数据到达、处理、向后传递都是持续进行的。从全局看，随着时间的推移，其数据累积的规模逐渐增大；从局部看，窗口技术对处理数据的范围进行了限定，但是，这些数据是随时变化的，有新数据的到达和过期数据的移除。③有限持久性和瞬时性。一般情况下，单遍扫描、处理后不会保存原始数据，且在既定的时间内，只有计算结果和部分中间数据会保存下来并向后传递。④价值的时间偏倚性。数据中的知识价值会随着时间的流逝而减弱，即数据流中数据项的重要程度不同，最近到达的数据比先到达的数据具有更大的价值。

3. 交互式分析

如同传统的 BI 领域中的分析方法，交互式分析泛指通过与用户之间的有效沟通而快速实现对用户数据的快速分析，其中最典型的应用便是数据钻取。例如，在 BI 中，先对重要数据进行多维切片或者多粒度的精确聚合，之后再通过多维分析技术进行数据钻取。

交互式分析包括数据快速分析和与用户的交互设计。交互设计是一种让产品有效且易用的设计方式，倾向对用户的目标和期望，以及其在同产品交互时的行为和心理特点的了解。此外，还包括对各种有效的交互方式进行了解。

Dremel 是 Google 的"交互式"数据分析系统。随着 Hadoop 的流行，大规模的数据分析系统得到大范围的应用。分析师需要的正是能够"玩转"数据的交互式系统，因为这有利于数据的浏览和分析模型的建立。Dremel 系统的特点如下：① Dremel 是一个大规模系统。在一个 PB 级别的数据集上面，它要把任务减至秒级，所以需要执行并发操作。磁盘的顺序读速度约为 100 MB/s，要如此计算，1 s 内处理 1 TB 数据则需要 1 万个磁盘并发读写。一直以来，Google 公司都是利用廉价机器做大项目的。但是，机器的增加也加大了问题发生的概率，这样的集群规模需要充足的容错考虑，进而确保集群中的个别慢节点不会影响分析速度。② MR 交互式查询能力不足的补充。与 MapReduce 相同，Dremel 也需要同数据运行相连，把计算移至数据上，因此需要 GFS 作为存储层。Dremel 在设计初期不是 MapReduce 的替代品，它能够进行较快的分析，在应用时，能处理 MapReduce 的结果集或建立分析原型。

二、健康医疗大数据质量与数据治理技术

医疗大数据有着丰富的来源，数据生命周期的各环节都可能出现数据质量问题。人们通过一致性、标准性、完整性、及时性等质量维度定义度量方式，并通过人工和自动评估等技术评估数据质量。为了进一步提升数据治理水平，医疗数据治理架构主要考虑以下四类元素：平台与工具、标准与规范、流程与活动、组织与人员结构。数据治理技术中重点关注了健康医疗术语库的构建、医学自然语言处理和结构化技术。

（一）健康医疗数据来源

临床数据是健康医疗数据的主要来源。随着临床信息管理水平的逐步提高，各个国家开始大力度普及医疗信息化，数据的来源也更加多样化。例如，美国医疗卫生信息与管理系统协会（HIMSS）在 2013 年的年度报告中提到，截至 2012 年，付费系统、医嘱录入、药品管理系统、放射信息系统、实验室信息系统、临床决策知识系统、临床知识库等的使用率已高达 90%。就数据产生来源看，医疗健康大数据分为健康大数据、生物大数据、临床大数据以及运营大数据。健康大数据源自体检机构和基层医疗机构等，包括健康知识、个人偏好、个人体征监测、电子健康档案以及康复医疗等数据。生物大数据源自第三方检测机构和医院，包括不同组学的数据，如代谢组学、蛋白质组学、基因组学。临床大数据源自医学诊断中心、基层医疗机构、药店、医院、药企等，标准化临床路径数据、医学影像和电子病历数据，患者就医、住院、用药记录数据等都涵盖在内。运营大数据源自物流配送公司、药店、药企、商业保险机构、社保中心、基层医疗机构、医院等，包括成本核算数据，药物研发数据，不同病种治疗成本与报销数据，产品流通数据，医药、器械、耗材的采购和管理数据等。

第一，双向转诊制度的推广使患者在就诊、治疗、确诊和康复的过程中涉及很多医疗机构。因此，为了对患者的诊疗过程有清晰的了解，通常要从多个医疗机构收集数据。

第二，基因组学信息是健康医疗数据的重要组成部分。基因组学通过研究人类染色体中基因和碱基对组成的核苷酸序列，揭示了疾病的遗传学特征，为预防、诊断、治疗疾病

提供了新方法。2012年完成的人类基因组DNA元件百科全书（ENCODE）计划得出的结论让人震惊——人类基因组中所剩序列至少有80%发挥着重要功能。

第三，健康医疗数据涉及个人健康数据。个人健康数据主要来自个人的在线信息和穿戴设备所采集的信息。个人在线信息是指个人锻炼习惯、睡眠、饮食生活方式等信息。这些信息能辅助常规医疗，对长期随访也起到一定的帮助作用，同时为医生临床监控慢性病患者的病情变化提供了参考。智能穿戴设备则采集了个人的心电图、血压、心率、体温、血氧饱和度等方面的特征信息指标。

第四，健康医疗数据还包含公共健康数据。例如，卫生监督和疾病监测数据，水源、食品、餐饮、症候群及病原、重点慢性病、传染病等的监测。公共健康数据涉及的范围很广，大多是由不同来源的多种数据汇聚而成的。我国的疾病预防控制信息系统涉及职业卫生与中毒控制所、营养与食品安全所、寄生虫病防治控制所、传染病防治控制所、性病艾滋病防治控制中心等机构。信息内容则是由救灾疫情消息、全市饮用水水质健康检测、突发公共卫生事件、人口死亡、出生登记、重点慢性病监测、鼠疫防治管理、高温中暑病例、传染病等组成的。

（二）数据质量评估方法

1. 质量维度与度量

本书对质量模型进行了细致划分，同时为底层的质量维度提供了相应的度量。第一层分为外部质量、内部质量和使用质量。第二层称为质量维度。外部质量的维度涵盖数据服务访问性能、可用性、及时性等；内部质量的维度涵盖一致性、完整性、准确性、丰富度等；使用质量的维度包含查询性、信息性等。第三层称为质量的子维度，是每个维度的细分，逐渐面向数据集的特征。第四层是具体的度量，可直接计算，如数据大小的度量有事实数量、主实体记录数量、实例数量及表的数量等。

2. 整体评估流程

第一，对于评估需求的收集，可以通过评估需求模板进行，之后将需求汇总起来得到评估字段；第二，对于评估需求的确定，可以通过数据集成和筛选过程进行；第三，建立评估映射关系、定义评估度量，定义评估度量后可更新评估映射；第四，数据质量可通过错误自动检测技术进行评估，并根据评估结果对数据的可用性进行分析。

以上过程可细化为下列步骤：①评估需求的收集；②评估数据的确定；③评估映射的建立；④评估度量的定义；⑤数据质量的评估；⑥评估结果的分析。这一过程参与的角色共三类：第一类是负责步骤①，参与步骤③⑤的领域专家；第二类是负责步骤②③，参与步骤⑤的数据管理者和负责系统构建与数据集成的信息技术工程师；第三类是负责步骤④⑤的构造与执行质量度量的数据质量工程师。步骤⑥需上述三类角色共同对数据结果做出解释。

（三）医疗数据治理架构与方法现状

数据质量出现问题的原因是多种多样的，或者是原始应用系统的设计问题，或者是在应用系统输入的人为错误问题，又或者是多系统数据相融合与集成的问题。所以，在数据的全生命周期中一定要有专门的人力、合适的方法、合理的流程保证数据质量，这些方法和过程属于数据治理的范畴。依据维基百科所下的定义，数据治理是指组织遵循的一个既定义的流程以确保整体生命周期中的数据质量。从全球范围看，数据治理的强化和质量的提升已然成了企业提高管理能力的首要任务。传统数据治理一般会在企业内部进行，而大数据应用涉及跨行业和企业的数据治理。所以，将数据治理方法论从企业拓展到特定行业，或是建立独立于行业的公共数据治理方法是大数据应用的一个新话题。

1. 医院现状

医院是产生医疗数据最主要的地方，同时是数据的使用方。截至目前，很多医院的数据管理团队和管理规范还没有完全建立起来，如清洗、采集、存储和数据的应用等大都是处于初级阶段。医院的人员和流程主要存在以下两方面的问题。

（1）基本没有专职的数据管理人员。大多数医院由医院信息科代为管理医院的数据，但是信息科在很多情况下都是在处理医院的日常事务，如医院核心系统的应用和维护，所以在整理相关数据上就没办法投入太多的精力。此外，数据的管理对技能要求较高，相关人员需要了解业务系统的数据、理解数据加工和处理的需求等。对于医院来说，这种人才是很缺乏的。

（2）整体流程规范没有确立。从整体上说，医院在数据的采集和利用方面都还处于初级阶段，没有打通医院的数据利用链条，所以也就没办法建立数据的流水线。到目前为止，因为在临床科研中需要使用大量的医院数据，所以对于某些医院来说，建立从电子病历中抽取数据的规范和要求是非常有必要的。目前，一些医院也设立了"临床数据管理科"或"临床大数据中心"，旨在加强数据建设。

2. 整体医疗行业跨组织的数据共享现状

从整体医疗行业跨组织的数据共享来说，区域平台已逐步建立。此外，在山东、贵州、福建、江苏、安徽等省份，国家卫生健康委员会也开展了区域大数据中心的建设工作，其于2017年筹建的中国健康医疗大数据股份有限公司，将与正在筹建的中国健康医疗大数据产业发展集团公司和中国健康医疗大数据科技发展集团公司，成为由"国家队"所直接领导的三大集团公司。但是，目前区域平台的数据大都集中在医疗质量管理中。整体来看，国家的大数据中心建设还处于数据采集阶段，有计划、有秩序、有规则的跨组织医疗数据治理方案还没有形成，数据利用也很有限。当前存在下列问题。

（1）数据来源有限。医疗数据可以是医院的信息系统中的医疗数据、第三方检查机构的数据或个人设备健康数据等。但到现在为止，数据大都来源于医院的信息系统。

（2）数据采集的标准和目的不明确，缺乏认可的采集标准。商业保险机构、药厂或者流行病调查临床科研都会应用医疗数据，但是不同应用所要求的数据字段、采集频率、质量完全不同，所以需要融合不同的应用数据需求，将数据采集和加工规范进行清晰的定义。

（3）原始数据质量低，数据质控标准不明确。来源于医院的电子健康档案数据本身在质量上存在问题，且因为很多数据源融合后产生的新数据，又增加了新的质量问题，所以要建立清晰的数据质量体系，在采集、加工、流通各环节，细粒度地控制数据质量。

（4）没有建立数据从采集到利用的流程。在利用跨组织数据的时候，数据来自很多方面，数据也应用于很多方面，这个关系的建立和运行是很复杂的。例如，这个过程是否需要中心机构对数据进行存储和管理，还是实行点对点的沟通机制，相关研究还是比较少的。

（5）数据没有确权和利益分配机制。在各方协同新的数据源形成中，不能有效支撑原始数据提供者的权益。当前，医院数据的采集分为两种：①区域平台出于管理要求采集；②应用需求，各家医院根据自身的需求交换数据。在此期间，没有明确规定数据的归属权，数据的使用也没有相关的法律可作为依据。

三、健康医疗大数据的标准化技术

信息标准是医疗卫生信息化的基础，也是健康医疗大数据应用的关键问题。在大数据背景下，面对海量的多源数据、诸多异构信息平台，如何实现信息平台之间的互操作性、业务的互通协同、数据的交换共享，是医疗卫生信息化亟须解决的问题。《促进大数据发展行动纲要》（国发〔2015〕50号）提出了"建立大数据标准规范体系"。《大数据产业发展规划（2016—2020年）》（工信部规〔2016〕412号）中部署了"推进大数据标准体系建设，加强大数据标准化顶层设计，逐步完善标准体系，发挥标准化对产业发展的重要支撑作用"的重点任务。

（一）医疗卫生信息标准与标准化的概念

1983年7月，国际标准化组织（International Organization for Standardization，ISO）发布的第二号指南对标准做出了定义。标准以科学技术和实践经验的综合成果为基础，经有关方面协商一致，由主管机构批准，以特定形式发布，作为共同遵守的准则和依据。国际标准化组织（ISO）1983年7月发布的第二号指南将标准定义为：由有关各方根据科学技术成就与先进经验，共同合作计划，公认的或基本上达成共识的技术规范或其他公开文件，由标准化机构批准，目的是促进最佳的公共利益。总之，标准是为了在一定范围内获得最佳秩序和效益，对活动或其结果规定共同使用和重复使用的规则、导则或规范性文件。该文件经协商一致制定并经公认机构批准。标准应以科学、技术和经验的综合成果为基础，以促进最佳社会效益为目的。信息标准是为信息科学研究、信息产品生产、信息管理等所制定的各类规范和准则，医疗卫生信息标准指在医疗卫生事务处理过程中，信息采集、传输交换和利用时所采用的统一的规则、概念、名词、术语、代码和技术，包括信息表达标准和信息技术标准。

（二）常用医疗卫生信息数据标准

1. HL7

HL7（Health Level 7）是国际通用的医疗卫生领域数据通信和消息交换标准。1987年，HL7组织在美国成立。HL7以电子健康信息的交换为目的，旨在整合标准体系并完成共享，从而给临床实践和管理、卫生服务和评估等提供一定的支持。其开发的卫生信息传输标准和技术规范，有效提升了信息系统间的相互操作和信息共享，降低了信息系统的互联成本。HL7标准体系根据其用途可分为以下7类：

（1）主要标准，用于整体系统集成、兼容性、互操作性，是经常使用并满足大部分需求的标准。

（2）基础标准，对基本工具进行定义，用于标准构建模块的建立、HL7 标准实施的技术基础设施。

（3）临床和管理领域临床专业和组织的消息和文档标准，一般在实施基础标准之后实施。

（4）ER 规范，这些标准提供了电子病历的功能模型和规范。

（5）实施指南这部分是实施指南和支持文档，与现有标准结合使用。

（6）规则和参考技术规范、编程结构、软件和标准开发指南。

（7）教育和意识规范，通过对 HL7 标准的试用，以及有用的资源和工具，以进一步补充理解和应用 HL7 标准。

2. ICD

国际疾病分类（International Classfication of Disease，ICD）是由世界卫生组织及其成员国制定的有关疾病和健康的国际统一分类标准。它根据疾病的病因病理、临床表现和解剖位置等特性，将疾病分门别类，使其成为一个有序的组合，并用编码的方法来表示。目前应用最广泛的版本是 ICD-10。ICD 的分类依据疾病的四个主要特性，即病因部位、病理和临床表现（包括定状体征分期、分型、年龄急慢性、发病时间等）。它采用传统的列表式结构，每个分类有三个层次：类目、亚目和细目。层次之间则是从属关系，细目从属于亚目，亚目从属于类目，下层继承上层。通常同一个层次的分类以疾病的各个特性为依据。

ICD 包含一般流行病学、健康管理和临床中所有的疾病诊断分类，以及人群健康状况分析、发病率和患病率检测等问题涉及的术语。它在疾病和健康问题分类中应用较多，且为世界卫生组织成员国统计国民的发病率和死亡率方面提供了标准。截至目前，ICD 有 43 种语言译本，117 个国家都在用其进行死因数据报告，全球近 70% 的卫生费用支出根据 ICD 进行医疗支付和卫生资源配置。最近几年，医疗付费和精细化管理对 ICD-10 提出了严格的要求，此外，卫生信息化的发展也要求其与医疗卫生信息系统进行交互。所以，为了让疾病分类充分体现医学科学的发展，WHO 于 2007 年开始修订 ICD-11，2014 年开始评审修订。目前，在正式批准使用 ICD-11 之前，WHO 公布了 ICD-11 Beta 版。

3. SNOMED CT

系统医学命名法临床术语（syemamized nomenclature of medicine-clinical terms，SNOMED CT）采用多轴编码的命名方法，形成了完整的医学术语体系，旨在将医学定义精准地表达出来，以用于临床数据的分析和编码的提取，从而对医学数据的一致性索引、存储、调用和跨专业跨机构集成给予一定的支持，并在一定程度上促进电子健康档案（electronic health records，EHR）系统的语义互操作。

美国病理学家学会（College of American Pathologists，CAP）是最早提出 SNOMED 的机构，1999 年，联合英国国民保健署（NHS）将 SNOMED 参考术语 SNOMED RT 和临床术语 Clinical Terms V3 融合起来构成了 SNOMED CT。2007 年 4 月，为让大部分的国家都

有机会参与到拥有、开发、维护和促进 SNOMED CT 中，CAP 于 2007 年 4 月将 SNOMED CT 的维护、发布、知识产权转让给国际卫生术语标准开发组织。

SNOMED CT 作为一种术语集，其核心是一些逻辑化概念的定义。这些定义范围广，现代医学过程和医疗卫生保健领域的术语都包含在内。SNOMED CT 不仅与 ICD、LOINC（Logical Observation Identifiers, Names and Codes，逻辑观察标识符、名称及代码）和 OPCS-4 等术语集之间具有映射关系，还为 ANSI（American Nationnal Standards Institute，美国国家标准学会）、DICOM（Digital Imaging and Communications in Medicine，医学数字成像和通信）、HL7 和 ISO 等标准提供了支持。当前，其支持的术语集还在扩展，且随着技术的完善，与其他术语集的相互映射也将得以完成。

四、健康医疗大数据安全技术

（一）健康医疗大数据的安全风险

健康医疗大数据分析应用的推广，特别是转录、基因组、蛋白质代谢等的研究与应用，大大增加了健康医疗大数据分析的实用价值，但其敏感数据还有很多，涉及种族安全、个人隐私、群体生活和全面健康等。医学大数据应用不仅要保障传统数据的安全性，还要规避其在高隐私性、多源性以及大数据应用的技术等多元性发展中面临的安全风险。基于此，建立健康医疗大数据安全管理体系和安全管理责任制度将成为健康医疗大数据的核心基础和有力保障。对于健康医疗大数据，其在数据和管理安全上具有独特的行业安全特性。

1. 大数据平台的安全风险

医疗卫生机构使用数据资源的基础平台是健康医疗大数据平台，因此各级医疗卫生单位得以安全可靠地应用数据资源的前提是这一平台的安全。健康医疗大数据平台除了面临传统安全威胁（物理损坏与丢失、攻击软件套件、恶意代码等）之外，其自身也存在一些安全隐患。

2. 数据本身的安全风险

健康医疗数据是核心资产，医院和相关机构通过医疗信息化累积了很多数据资源，在开发利用数据资源时，数据的安全性应受到高度重视，否则很可能会出现数据泄露的问题。所以，在推进数据共享时，先要处理好数据安全问题，此外健康医疗大数据资源得以共享开放、规范化、平台化，以及相关"掘金"应用发展也要依托数据安全。数据的安全风险分为静态数据安全风险和动态数据安全风险两种，详述如下。

（1）对访问权限的管理设定与安全风险的分级分类是保证静态数据安全性的重要举措。健康医疗大数据中的隐私数据的共享与保存要应用分级隔离数据、加密等措施，虽然单个的信息在脱敏后的识别性并不强，但还要综合考量多源碰撞后对敏感信息易还原方面的安全性风险。

（2）从动态数据上来说，数据的安全主要是指加密和动态的审计能力，要分层标识各种重要的敏感数据，保证跨平台的统一管理。

3.数据使用过程中的安全风险

开放健康医疗大数据对医疗行业来说是非常必要的，但数据不能无条件向公众或者第三方开放而不考虑使用过程中的安全风险，所以只能分享健康档案电子病历，或通过特殊约束方式完成多边交易，而且要对数据进行脱敏处理，以保护隐私。在初步疾病诊疗干预阶段所进行的重疾筛查过程中，或许医疗工作人员并没有完整的数据集，但其可以根据平台上的数据进行相关计算。在这一过程中，要保证数据的权利，可凭借同态加密、基于隐私保护的机器学习算法、基于可信计算环境的多方安全计算、基于加密协议的多方安全计算、支持 SOL 的加密数据库等手段，实现数据的应用。

4.数据处理过程中的安全风险

在应用健康医疗大数据时，即便隐藏了个人信息，但是通过更加广度和深度的搜索，个人信息依旧可以还原，从而侵犯了个人的隐私权。因此，在授权其他方处理数据的时候，关键在于处理方还原敏感数据的行为是否符合法律法规和双方或各方同意的隐私条款。在多方的计算中，即便可信执行环境或加密协议确保数据传输和计算数据处理者看不到数据，但是分析程序是能够"看见"并对数据进行记录的。

5.大数据服务的安全风险

例如，健康医疗大数据服务于新型智慧医疗。通过互联网，医疗卫生机构将健康医疗大数据的便民服务提供给更多的人。但是，因为这一服务以互联网为基础，或许会面临着很多威胁，如用户身份盗窃、网络钓鱼、Web 的攻击、Web 应用程序攻击 / 注入攻击拒绝服务攻击等，导致这项服务存在安全隐患，可能会出现服务中断、网络瘫痪、信息泄露等安全问题。

6.大数据用户的安全风险

在应用健康医疗大数据时，要将全网统一的用户注册中心建立起来，以便更好地让用户注册登记和进行信息管理；将各个级别的医疗卫生部原有平台的用户注册信息汇集到一起，所有用户的信息和用户大数据库相连，方便更准确地推送。基于此，各种商业性应用程序用户信息存储支付系统和资金安全保障体系急需建立起来。

（二）健康医疗大数据安全标准需求

在我国，关于健康医疗领域中的数据安全和隐私保护在立法上是相对滞后的。《"健康中国 2030"规划纲要》中关于健康医疗大数据的应用提道："加强健康医疗大数据的法规和标准体系建设，强化国家、区域人口健康信息工程的技术能力，制定分级分类分域的数据应用政策规范，推进网络的可信体系建设，保证内容安全、数据安全和技术安全，加强健康医疗数据安全性保障和患者隐私保护。加强互联网健康服务监管。"即使国内相关法律法规和指导性文件提出了保护个人隐私的条款，但依然要加强应对健康医疗大数据的安全风险和安全需求的专项立法，保证健康医疗行业在信息上的安全和对隐私权的保护。健康医疗大数据的安全标准需求主要体现在以下几方面。

（1）建立健全健康医疗大数据安全体系，以有效保障企业的整体信息安全。在对敏感的大数据进行分析时，需及时建立基于标识码和赋码的信息科学等级划分、信息安全等级审核操作规范与信息风险管理等级规定。要确保重要业务内容中的信息安全、技术安全与重要数据安全，确保在我国全民健康管理领域中应用的国产产品密码的安全，确保重要业务信息管理系统、核心信息系统与重要基础信息设施的安全。

（2）建立健全健康医疗大数据网络可信体系，如加强对健康医疗数字身份的管理，为医疗卫生人员与医疗卫生机构建设全国统一标识的、可信的健康医学数字身份、电子实名验证制度等。

（3）建立健全健康医疗大数据的安全风险评估体系。为保障健康医疗数据的安全性，要积极进行健康医疗大数据应用的安全评测与风险评估，构建安全防护、系统的互联共享、保护公民隐私信息等机制。

（4）建立健全健康医疗大数据安全监测与处理风险联动机制，包括机构内与机构之间的健康安全信息的通报与紧急处理的联动机制，如"互联网＋健康医疗"的业务安全监管制度、风险隐患的化解与重大工作举措的应对等。

（5）进一步强化对关系我国利益及公共安全、患者的隐私权、商业秘密等的健康医疗大数据信息安全的保障，提高科研单位、医学院等对健康医疗大数据的安全防范水平。

（6）推进电子证照的应用，并保证多点行医和互联网行医方面的安全。

（7）确定各类卫生医疗机构和社会服务机构的内部安全职责和问责制度，如有效的内审机制的建设，在必要的时候也要设立外审机制，以保证安全防范措施的有效性，并严厉惩处影响数据安全的事件。

（8）确定健康医疗数据的权属关系和法律义务，如许可权、隐私权、占有权、患者知情权和民众选择权等。

（三）健康医疗大数据平台安全关键技术

在医疗信息领域中，大数据的应用和发展得到了医疗大数据平台的支持。平台的安全体系建设更加有利于健康医疗大数据的发展，其涉及身份认证、数据隔离及访问控制等关键技术。

1. 身份认证技术

当前，身份认证技术包括口令、智能卡、密码及多因子等认证技术。其中，最便捷的认证技术当属口令认证技术，低成本、快速度是其主要优势，但是这一方式的安全性较低。智能卡认证技术有较高的安全性，智能卡自身具备硬件加密功能，但是这一方法增加了成本。密码认证中经典的认证系统是 Kerberos（一种应用对称密钥体制进行密钥管理的系统）和 PKI/CA（PKI：Public Key Infrastructure，公钥基础设施；CA：Certificate Authority，第三方的可信任机构——认证中心）系统。Kerberos 认证系统为分布环境下的认证服务和双向认证服务提供了支持，同时为网络中的实体提供了统一且集中的认证管理机制。这一系统有效处理了秘钥管理和执行效率问题。PKI/CA 系统的认证鉴别机制安全性强，适合网上的安全认证，但是也有一定的缺陷。例如，用户提供的信息是否真实无法验证，用户私有密钥保存的安全问题等。多因子安全认证技术在安全凭证上增添了多种因素，使安全认证的可行性得以强化，但是这一方法过于烦琐，不易操作。所以，医疗信息系统需要一种认证身份方法，在确保安全性能的同时，提高执行效率和可行性。

2. 医疗信息系统数据隔离技术

虚拟化技术将数据之间的物理隔离弱化了，淡化了数据之间的边界，使所有用户都具备发起攻击的潜在条件，从而威胁到了数据的安全。所以，处理问题的关键在于数据隔离机制的开发，以此确保用户之间的数据安全性。在隔离技术中，下面是比较主流的几种技术。

（1）分离表架构。在这一方法中，所有用户都有自己的数据库表，系统只对相同的数据进行共享。

（2）共享表架构。共享表架构数据之间的关系是通过字段确定的，系统只对相同的数据实例和数据库表进行共享。这一架构在将硬件成本降低的同时，充分利用了数据实例的存储能力，但其增加了复杂程度和容灾备份成本。

（3）分离数据库架构。这一架构实现了数据隔离和容灾备份，但是硬件成本过高。

3. 数据访问技术

在管理大规模医疗数据资源的时候，为更好地把控风险，可以根据用户需求提供不同的数据等级权限。针对普通医疗数据的访问控制，可以通过控制角色和加密属性的方法进行。然而，针对用户需求不确定的情况，出现了一种新型的风险自适应访问模型。

（1）基于角色挖掘的访问控制方法。角色挖掘相较于传统的角色设计的区别是，前者是从已有的用户—权限分配关系中实现管理工作和角色定义，对管理员的依赖会逐步降低。在确保系统已存在用户—权限分配关系时，当前使用的是通过聚类进行角色挖掘的方法和用子集枚举的角色挖掘算法。这些方法能够在一定程度上降低对管理员的依赖。

（2）基于属性加密的访问控制方法。它主要是一种通过采用公钥密文机制来控制密钥客体间的访问的方法，主要方式包括在公钥密文属性基础上的密文属性密钥加密（ciphertext policy-attribute based encryption，CP-ABE）和在密钥的属性基础上组合起来的密文属性密钥加密（key policy-attribute based encryption，KP-ABE）。CP-ABE高效准确地控制了每个用户的网络访问量和数量，从而使用户可以在云计算等新技术中迅速获得更广阔的应用领域。KP-ABE则主要是对静态数据进行密钥访问。密文与密钥的长度均与密钥属性个数呈线性相关，但这样大大增加了其他算法的计算开销。为解决这一问题，Chen[1]等提出了一种用于云计算的具有定长密文的多权限CP-ABE访问控制方案，密文的长度和解密过程中的配对操作数都是不变的，与访问结构中设计的属性数也无关，所以在相对较强的安全模型中保持了高效率。

（3）基于风险自适应的访问控制方法。只建立在一定风险基础上的访问控制的评价标准是不合理的，在医疗信息系统中，一旦出现紧急情况，风险较大的访问请求在被简单否

---

[1] Chen Yanli,Song Lingling,Yang Geng.Attribute-Based Access Control for Multi-Authority Systems with Constant Size Ciphertext in Cloud Computing[J].China Communications,2016,13(2):146-162.

决后有可能会耽误患者的病情，为患者、医院带来不可挽回的损失。于是，相关学者提出了风险带的概念，风险带是指人们所研究和接受的弹性的风险判断方法。例如，风险自适应的访问管理法，是指在严格拒绝与弹性拒绝之间存在着一种细分的风险容忍区，通过访问行为的风险系数来从这种风险容忍区中调节权限，从而增加对访问控制判定的灵活度。也有研究者从算法模型的角度进行相关研究，其将诚实医师的访问行为的熵视为系统可承受风险的基准值，为了进一步分析医师的访问行为，利用 EM（expectation maximization）算法区分不同医师的访问行为的概率分布，并且利用风险量化，监控并管理好对医疗记录的过度访问以及在特定情形下的访问需求。这种基于风险自适应的访问控制方法可以有效提高风险评估的正确率。

4. 大数据审计技术

大数据处理平台可以通过安全审计技术跟踪安全事件，进而在第一时间发现安全违规事件，以便进行安全事件追责。安全审计先对原始系统状态信息进行收集，之后对其与已具备的安全记录进行总结整理，再将相应的结论导出来，基于结论分析，制定安全等级，并采用安全应对措施，预防可能出现的安全问题。当前，大数据平台主要通过审计日记记录平台中所有的数据操作。Hadoop 生态的部分组件都可通过配置使之具有审计功能。

五、数据挖掘与知识发现

对数据进行清洗、整理和汇集后，人们急需将其中有用的知识和信息挖掘出来，并应用于药物分析、风险预测、医疗保险、医疗绩效等方面。数据挖掘和知识发现技术为大数据的应用提供了条件。

（一）数据挖掘与知识发现概念

数据挖掘，顾名思义，是将采集到的数据中的知识挖掘出来，又可称为数据挖矿。但是，这种表达在语法上存在一定的问题，淘金客从矿石中挖掘黄金，并非矿石挖掘，而称之为黄金挖掘。欧文·杜肯（Owen Durcan）则有不同的观点，他认为，数据挖掘是指从大型数据集中找出对行动有指导价值的信息的过程，数据挖掘应用的是数学方法分析，并将存在于数据当中的趋势和模式找出来。[①] 一般情况下，因为这些模式关系较复杂，会涉及很多数据量，所以采用传统的数据分析方法不能将这些趋势或模式找出来。

知识发现（knowledge discovery in database，KDD）是指从获得基础数据开始，至模式发现和知识可视化表达的整个过程，其中包括以下步骤。①数据清洗：重审数据和校验数据的过程，主要目的是删除重复的信息、纠正错误信息，提供数据一致性验证。②数据集成：把多个数据源合成一个数据存储的过程。③数据选择：从数据存储中把挖掘任务所需要的数据集选择出来。④数据转换：将选择的数据集进行格式转换，使其成为适合数据挖掘任务的数据格式。

---

① 潘主强 . 浅谈新时期数据挖掘的运用 [J]. 电脑知识与技术，2019，15（25）：1-2.

（二）数据挖掘方法

大数据的意义不在于掌握规模庞大的数据信息，而在于对这些数据进行处理，从中分析和挖掘出有价值的信息。同样，对于健康大数据的应用，数据挖掘环节依然是大数据分析过程中的关键，主要使用的方法如下。

1. 分 类

分类是指在数据库中找出一组数据对象的共同点，并对其进行划分。其主要是采用分类模型，把数据库中的数据项映射到其所指定的类别。下面介绍几种常见的分类算法。

（1）决策树，也称分类树、判定树，是一种树状系统架构的划分方式。树状架构中的各个内部节点代表的是对一种系统属性的一次测试，每个分支代表一个测试输出，每个叶节点代表一种类别，而各个分支外叶中的节点则代表一个属性类别。其决策过程需从树的根节点开始，将待测数据与决策树中的特征节点进行比较，并按照比较结果选择下一层分支，直到叶子节点得到最终的决策结果。在信息挖掘与数据分析的过程中，常常要用到决策树这一关键技术，其可广泛用于实时解析大量历史数据和做长期预测。决策树在医疗大数据的处理中十分常见，这种算法主要用在临床疾病的辅助诊断中，通过在临床数据中提取诊断规则，从而提高诊断的正确率。这个方法也应用于一些需要长期观察的慢性病的研究，进而分析疾病的变化趋势，对疾病做出预测。除此之外，决策树算法还可以提高对规模大的数据和多维数据的处理速度，从而为健康医疗大数据提供方便。

（2）人工神经网络（artificial neural network，ANN）是指从信息处理的角度对人脑的神经元网络进行抽象并建立模型，它是由很多处理单元互联组合而成的自适应、非线性处理系统，通常简称为神经网络或类神经网络。人工神经网络是在神经科学的研究成果基础上建立起来的，它可以经过模拟大脑神经网络来对信息进行处理和记忆，具有自适应、实时学习和自组织的特征。近些年来，随着人工神经网络工作的深入，其在模式识别、自动控制、生物、医学、经济等领域解决了很多实际问题，表现出了很好的智能特性。在健康医疗领域，它可用于研究疾病发生率的变化趋势、找出导致疾病发生的危险因素等。

（3）贝叶斯分类算法是统计学的一种分类方法，其利用概率统计原理进行分类。这种算法的分类过程有三个步骤：首先，在不完全情报下，用主观概率估计一些未知的状态；其次，用贝叶斯公式修正其所发生的概率；最后，再经期望值和修正概率做出最佳的分类决策。贝叶斯分类算法之所以能在大型数据库中得到运用，是因为这种方法简单、分类速度快，而且准确率超高。在健康医疗领域中，贝叶斯分类算法能够用来辅助临床诊断、进行医疗服务的质量评价等。

2. 聚 类

聚类是指将不同数据对象的集合分成不同类别模型的过程，每个模型中的对象具有相似的特征，而与其他模型中的对象特征相异。聚类不同于分类，分类是根据某一种标准给对象贴标签，之后概括标签进行归类，也就是分类是预知了事物类别，分类结果的类别数没有任何变化。聚类是指未提前设"标签"，通过算法分析处理，将事物之间存在聚集性的原因找出来，即聚类没有预定类别，其结果数量不明确。聚类是数据挖掘研究中的重要内容，在识别数据内在结构上意义重大。聚类算法有层次法、划分法、双聚类法、基于密度以及模型的方法等。下面对划分法和层次法进行详细介绍。

（1）划分法是指将包括 n 个数据对象的数据库中的对象进行分类——分成 K 个类。好的划分体现为"类内相似，类间不相似"。当前，K-means、K-Medoids、EM 算法等是最常用的划分方法。

（2）层次聚类，顾名思义，就是要分层地对数据集进行划分，从而形成树形的聚类结构。层次聚类的优势如下：一是其可以通过绘制树状图帮助我们直观地解释聚类结果；二是层次聚类两种不需要事先指定簇的数量。层次聚类又可分为凝聚层次聚类和分裂层次聚类。数据集的划分可采用"自底向上"的聚合策略，也可以采用"自顶向下"的分拆策略。凝聚层次聚类采用"自底向上"的思想，先将每一个对象看成不同的聚类，通过重复将最近的一对聚类进行合并，直到最后所有对象都属于同一个聚类或者满足终止条件。分裂层次聚类则采用"自顶向下"的思想，先将所有对象都看成同一个聚类，然后通过多次迭代将聚类划分为更小的聚类，直到每个对象都各自构成一个聚类或者满足终止条件。

聚类方法能够对健康医疗大数据进行处理。例如，聚类分析算法在健康医疗记录的关键词分类、生理信号分析中发挥着重要作用。又如，通过聚类算法分析同一病种的不同病症之间的微小差异，有助于实现精准治疗。

3. 回　归

回归变量分析就是确定两种或者两种以上变量间相互依赖的定量关系的一种统计分析方法。按照自变量的个数进行分类，它又可分为一元回归分析和多元回归分析；按照自变量与因变量之间的相互关系进行分类，分为线性系统回归分析与非线性回归分析；按照系统回归分析又可划分为多元非线性回归分析、一元非线性系统回归分析、一元线性回归分析、多元线性回归分析等。

回归与分类之间的主要区别在于它能预测连续的目标变量，并输出有序值或连续值；分类预测的是离散的目标变量，输出的是离散值。在大数据的分析过程中，回归分析是用来建模和分析数据的主要工具，它是一种预测性的建模技术，一般用来预测分析、数据序列预测以及研究因果关系等相关研究。

在健康医疗大数据领域，回归分析方法有其重要价值。例如，利用回归分析方法可以预测疾病风险、癌症分期、基因突变等。又如，利用回归分析方法，通过相关影响因素预测医疗风险，可用于指导医院的风险管理。

4. 关联分析

关联分析也叫关联规则，它既可以找出大批数据间的关联性或相关性，又可以找出某个事物中的一些属性同时出现时所形成的规律或模式。

关联分析的挖掘过程大致包括以下两个过程：一是从数据中寻找频繁项集，二是通过这些频繁项集产生关联规则。其基本思想是，经常出现的事物间一般存在着某种联系。所以，问题就变成了要找到经常在一起出现的数据子集。这里的一个经典案例就是"购物篮分析"，其原理就是通过发现消费者放在购物篮中的各种产品之间的联系，了解哪些产品可以让消费者经常性同时选择，分析消费者的购买习惯，从而帮助零售商制定出合适的市场营销战略。

健康医疗信息数据库中存在大量用户的相关信息，如个人健康信息、临床诊断信息、临床治疗信息等，通过此方法能够挖掘出隐藏在健康大数据中的关联关系，从而实现疾病的临床决策。

5. 其他方法

健康大数据的挖掘方法还包括文本挖掘、网络爬虫技术等。例如，利用文本挖掘方法可以对非结构化和半结构化数据进行文本分词、文本挖掘以及语义分析等。又如，运用网络爬虫技术能够准确、快速地获取来自网页的健康医疗数据。

六、健康医疗大数据与人工智能技术

随着计算机技术的发展，特别是逐渐提升的硬件性能和深度学习研究的不断突破，人工智能已广泛应用于人们的生活和生产中。其中，第一个应用人工智能的是健康医疗领域，其同时是在研究中取得重大突破的领域。与此同时，健康医疗领域每时每刻都有大量的数据产生，大数据和人工智能之间的关系甚密。

（一）人工智能的提出

1956 年夏天，美国汉诺威达特茅斯学院召开研讨会。研讨会上，40 岁的赫伯特·西蒙（Herbert Simon）、37 岁的纳撒尼尔·罗切斯特（Nathaniel Rochester）、40 岁的克劳德·艾尔伍德·香农（Claude Elwood Shannon）、28 岁的约翰·麦卡锡（John McCarthy）、28 岁的艾伦·纽维尔（Alen Newell）、28 岁的马文·明斯基（Marvin Minsky）等 10 人就计算机科学领域一直没有解决的问题进行了研讨，其中召集者麦卡锡第一次提出"人工智能"这个概念。

"人工智能"一词可拆分为两部分——"人工"和"智能"。"人工"是指人为的、人造的；"智能"也称为智力，本意是能力和智慧，现在指具有类似人脑的能力和智慧。罗伯特·斯腾伯格（Robert Sternberg，美国心理学家和认知心理学家）提出了智力三元论，他认为智力包含成分、经验、情境三部分。成分智力是指个人在问题情境中运用知识对资料进行分析，通过思维判断推理解决问题的能力。其与受教育的程度关联甚密。经验智力是指个人通过其所掌握的经验来解决问题，在解决问题的过程中整合已有的观念、经验，从而形成创造能力，在多次解决某类问题后，就能在不思考的情况下自动启动程序来处理该类问题。情境智力是指一个人在日常生活中能够利用所学知识解决生活实际问题的一种能力，表现为有目的地适应环境、塑造环境、选择新环境的能力，即我们经常说的情商。

人工智能指给机器或操作系统赋予人的思维活动，使之模仿和执行与人类的学习、思考与决策等有关的智能行为；是一种试图让机器以智能方式工作的计算机技术，是机器的智慧。

对于人工智能，美国斯坦福大学人工智能研究中心尼尔逊博士是这么说的："人工智能是关于知识的学科，即怎样表示知识、获取知识及使用知识的科学。"美国麻省理工学院的温斯顿教授说："人工智能研究的是让计算机做只有人才能做的智能工作。"二位导师的观点体现了人工智能学科的基本思想和内容。即人工智能是研究人类智能活动的基本规律，构造具有一定智能的人工系统，研究如何让计算机去完成以往需要人类的智慧才可以进行的工作，也就是研究应该如何利用计算机的软件和硬件来模仿人类的智慧活动。

20世纪70年代以来，能源技术、空间技术、人工智能被称为世界三大尖端技术。而人工智能被认为是21世纪三大尖端技术（基因工程、纳米科学、人工智能）之一。这是因为其发展迅猛，广泛应用于诸多学科领域，在实践和理论上都已形成独立的系统。

随着人工智能技术的发展和应用，可以将其分为"强人工智能"和"弱人工智能"两种。强人工智能认为，有可能制造出能够推理并处理问题的智能机器，这种机器是有知觉和有自我意识的。强人工智能又可分为类人的人工智能和非类人的人工智能，前者是机器的推理和思考如同正常人一般；后者是机器出现了不同于人的知觉和意识，有着与人不同的推理方式。弱人工智能认为，真正推理和处理问题的智能机器制造不出来，只是看上去像智能的，但并非智能的，也没有自主意识。

综上所述，人工智能可看成通过人造机器对人类智能进行模拟的一门学科。在理想状态下，机器能模拟人的成分、经验和情境智力。《中外文化知识辞典》称，人工智能为探索和模拟人的感觉和思维过程的规律，进而设计出类似人的某些智能的科学。当前，这一领域的深度学习和神经网络是人们讨论最激烈的，人工智能已经实现了模拟人的经验智力，但在情境和成分智力上还有很长的路要走。

（二）健康医疗大数据和人工智能的关系

人工智能主要是通过机器学习来实现。现在机器学习的方法有很多种，尤其是深度学习是具有监督作用的，需要样本进行模拟训练。模拟测试结果是会受样本的质量和大小所影响的。目前，在深度学习基础上所进行的人脸识别都能在金融等领域得到应用。一般来说，人脸识别需要经过50万～100万的图片样本才得到满意的模型。因此，大数据是人工智能发展的基础。互联网的大数据累积使构建大规模的样本库成为可能，大数据检索、处理技术和计算机技术的发展也保证了样本库的质量。

自然语言处理是计算机科学领域和人工智能领域的一个重要方向，也是其核心部分。在人工智能的发展中，大数据起着支撑作用。起初的自然语言理解、研究工作即机器翻译。20世纪60年代，国外花费巨资研究机器翻译，但是收获甚微。香农等人在自然语言处理时应用统计方法遇到了很大的障碍，即用于统计的机读文本语料不足，最后他们只能选择放弃。

20世纪70年代，弗里德里克·贾利尼克（Frederek Jelinek）等人在IBM公司就职。那个时期，没有网页和电子版记录，他们在IBM公司的全球电信网连接的电传业务的基础上，有效解决了机读语料的获取问题，开始了自然语言处理研究，IBM公司出也因此发现了统计的自然语言处理方法。20世纪90年代，自然语言处理领域发生了很大变化，此变化将真实文本体现了出来。其要求开发的自然语言处理系统可以对真实文本进行处理，而并非以往的系统一般，只对少数的词条和典型句子进行处理。这样一来，所开发的系统才会具有实用价值。与此同时，以下两方面的基础性工作也得到了重视和加强：一是大规模真实语料库的开发；二是大规模、信息丰富的词典的编制。

总之，自然语言处理因为大规模真实语料库的存在而有所发展，数据即基础，其促进了人工智能的发展。大数据因为网络的发展而有所积累，也对人工智能发展起到了一定的促进作用，且随着算法的强化，人工智能正在健康及其他领域中萌芽、成熟。若将其比作一匹马，那么数据是草，草的数量决定了质量，而马吃的草越多、训练越好，跑的速度也就越快。因此，数据质量取决于数据量。以机器学习中的最佳算法——梯度下降法为例，其通过递归的方式步步深入，最终达到最优模型。数据量是实现算法或模型最优的重要保障。这里的数据量指的是数据的条数，所需的数据数是根据算法的不同需求而决定的。但是，就整体而言，数据量越大，机器学习的效果越好。

第五节　健康医疗大数据解决方案

一、大数据解决方案基础

一家医院内的信息系统多达数十个，各应用系统及模块之间的关系错综复杂，环环相扣。这么复杂的系统如何进行解构与重构呢？传统的"搭积木"式的信息化建设方式能走多远呢？在一个复杂的系统背后，应该按照什么样的逻辑进行整合与集成呢？这就需要建设健康医疗大数据应用平台，综合医院主要业务系统、管理系统、质控系统、科研系统的数据模型。其中，业务系统主要有 EMR、HIS、PACS、LIS、RIS、CDSS 等。管理系统有HRP、查询系统等。这不仅是符合医疗行业标准、可扩展的临床数据中心与管理平台，还是基于业务逻辑和结构化数据，实现服务理念和管理思路的系统工程。大数据解决方案要明确以下几方面。

第一，现代医院管理主要是以患者为中心，因此要建立电子病历系统，这是实现高标准的医疗质量和患者安全的主要保障。电子病历体系是医院信息化建设的核心内容，它涵盖 HIS 信息系统中所能提取的病患的个人信息，以及从临床信息系统中提取的影像、图表和文本等信息内容。电子病历的标准化是关键，包括术语与编码标准化、病历书写标准化、功能标准化等。利用智能化的数据交互平台和数据收集工具等可以将分散于不同业务系统、异构主数据源中的临床数据进行清洗、提取、转化和元素化，之后存进临床数据中心，从而为各个医院提供信息资源库方面的服务。整理好后的医疗信息视图不仅可以为全院医疗信息的分析工作提供支持，还能参与到诊疗流程中，提升医院的诊疗技术水平。医院应用的软件操作系统和模块有数十个甚至上百个，而且软件的提供商、编程语言和实现方法等也不同，这就导致传统的系统之间点对点的信息交互模式无法满足越来越复杂的数据共享与交换需要。通过大数据集成平台可以消除信息孤岛，实现院内各系统间数据交换与共享，达到"即插即用""以患者为中心"的信息整合目标。

　　第二，基于结构化的数据中心管理系统由大数据元管理、数据访问权限设置管理、数据安全与数据备份管理、查询处理引擎管理等构成。随着临床数据库中的数据不断积累，以面向大众服务的形式，开放海量数据的检索与分析服务。

　　第三，数据模型的构建需要根据不同维度进行，从不同维度实现数据的应用。例如，可以从病种、时间、患者视角以及药品等维度检索并分析同一个数据，检索条件和角度可以自由组合，也可以为某一特定的应用提供专用主题以及专业的数据挖掘分析，使访问效率得以提升。此处需要说明的是，系统需要统一标准将字典库进行完善，如集成平台统一术语和编码、医嘱用法、医疗项目等字典信息，并依据需求重组服务，达到医院服务的最大化重用。统一主索引是患者的唯一标识，它可以将同一个患者多次的就诊信息联系起来。科室、员工信息的唯一标识和全院各系统的同步更新通过科室主索引和员工主索引实现。

　　第四，临床数据中心（clinical data repository，CDR）的作用。它以国际和国内医疗行业标准为基础，以患者主索引（enterprise master patient index，EMPI）为主线，实时将分散在不同业务系统异构数据源中的临床数据集中存入数据仓库。通过友好、清晰的统一视图将数据呈现出来，医护人员可以在短期内了解患者的信息。此外，也能提供可视化导航模式，并优化操作流程，为临床决策提供信息支持，减少医疗差错，提升临床诊疗水平。构建临床数据中心要注意以下几方面。①数据接入引擎。经过数据抽取、验证、清洗、集成、聚集以及装载等过程，建立标准结构的数据仓库。②医院运营决策支持。通过分析医疗临床数据与管理数据，实时监控并总结分析医院的运营情况。③医疗业务模型管理。对整合的数据进行建模、设计和开发。④临床数据管理。针对患者信息、检查/检验、医嘱、病历、诊断、处方等临床信息集合的数据管理平台。⑤患者全息视图。对患者诊疗、个人以及健康等方面的信息进行统一浏览和展示，进而充分了解患者的医疗数据。这样，才能构建临床数据中心，使之服务于科研、临床、患者、管理等，通过一系列技术手段（大数据、CDSS、集成平台、移动互联等），从经验医学向循证医学转型，并将生物样本库、临床随访数据库、临床决策支持系统及专病数据库等建立起来。

（一）大数据解决方案的系统架构

　　大数据解决方案的系统架构包括大数据应用服务层、功能层和平台层三个层次。其中，服务层主要是提供基于互联网的大数据服务；功能层主要对基本数据进行保存与挖掘；平台层为整个大数据解决方案提供基础平台支持。这三层的具体功能如图2-6所示。

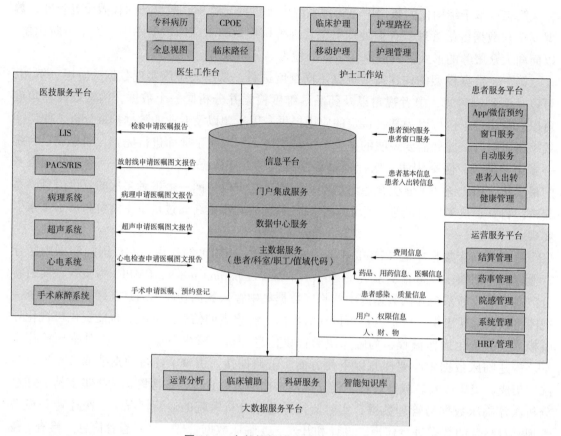

图2-6 大数据解决方案的系统架构

（1）服务层：基于Open API和Web技术提供大数据最终的展现服务。

（2）功能层：包含大数据集成、存储、管理和挖掘部分，各个部分为大数据提供存储和挖掘功能。

（3）平台层：大数据计算平台提供大数据计算服务，大数据存储平台提供大数据存储服务，多数据中心调度引擎为多区域智能中心的分析架构提供数据调度服务。

（二）大数据解决方案系统架构的关键技术

基于此架构，在设计和大数据存储与分析的实现过程中，这一架构的各层次中需通过关键技术实现，这些技术包含以下几方面。

1.服务层中包含的关键技术

（1）基于Web技术的大数据挖掘技术。为了实现基于Web技术的大数据挖掘技术，需要突破基于单机的数据挖掘技术，构建Web技术的大数据分析环境。

（2）基于Open API技术的大数据挖掘技术。突破传统的数据挖掘技术，对Open API技术的大数据挖掘方法以及大数据挖掘的开放式接口、开放式流程进行研究，进而构建以Open API技术为基础的大数据分析模式。

为了提供大数据处理和分析的服务功能，大数据解决方案需要突破软件及高端服务器的数据挖掘技术体系，并采用基于互联网的大数据存储、处理及挖掘模式和基于云计算的大数据存储、处理架构分布式模式的大数据挖掘算法。

2. 功能层中包含的关键技术

（1）高可扩展性大数据挖掘算法。面对大数据挖掘方面的挑战，为实现 TB 级数据的建模，要研究云计算的分布式数据处理和挖掘算法，以构建高度可扩展的大数据挖掘算法库。

（2）大数据安全和隐私保护技术。针对大数据挖掘中的"软件即服务"模型的需求，为确保大数据挖掘工程中的数据安全及隐私不被泄漏，需要研究数据挖掘在云计算下的数据审计隐私保护和结点数据挖掘技术。

（3）分布式工作流引擎。针对当前大数据时代资源调度挖掘以及分布化模式调度管理方面的关键技术问题，需要着重研究基于云计算的布式负载均衡、工作流调度技术，从而构建高效分布式工作流执行引擎。

（4）交互式可视化数据分析技术。面对传统分析方法的交互性及理解性不足的问题，为实现大数据挖掘的高度人机交互功能，需要研究基于启发式、人机交互、可视化的大数据挖掘新技术。

3. 平台层中包含的关键技术

（1）大数据分布式存储系统。在面对至少 PB 级的数据量的情况下，要满足各种科研应用的需求，就需要研究大规模的、半结构化的及非结构化数据的存储问题，并研究大数据的存储、管理和高效访问的关键技术。数据源管理平台解决数据接入的存放问题，规定不同业务的数据源存放位置、访问权限以及导入规则，同时规定数据接入标准。根据数据提供方的不同数据导入规则校验数据源的合法性，为数据源做统一数据备份。数据融合平台主要负责数据融合处理，包括数据脱敏、建立数据唯一标识以及数据变量的标准化处理。数据脱敏可将各类数据分类加工，不同领域的原始数据通过数据源平台，通过数据脱敏可对数据进行加密处理，再选择一个或多个变量建立数据的唯一标识，最后通过自动或人工对数据进行标准化处理。数据应用平台主要是对数据使用过程及数据权限进行管理，应用方在数据应用平台上，经过管理员审核通过后，才能进行数据获取，并根据需求，进行数据分析工作。

（2）分布式数据挖掘运行系统。面对复杂的大数据挖掘算法运行带来的挑战，要对支持层次、递归、迭代及集成机制的海量数据挖掘模型和运行系统进行研究，将大数据运行系统建立起来。

（3）智能数据中心联合调度技术。面对大数据存储和挖掘所带来的挑战，要对多数据中心的负载均衡、智能联合调度技术进行研究，并对多个数据中心的存储和计算资源进行整合，将多区域智能中心的大数据平台建立起来。

二、典型的大数据解决方案

随着大数据技术的发展，大数据的价值已经逐渐被认可，大数据的发展为一些新创建的公司带来了机遇，同时为大型的传统 IT 公司带来新的发展课题，包括 Microsoft、IBM、Oracle 在内的拥有主流数据库技术的公司已经各自发布了明确的大数据解决方案，甚至连 Intel 也参与到了大数据技术发展洪流中。下面将介绍以上四个公司所发布的大数据解决方案。

（一）Microsoft 大数据解决方案

在大数据概念兴起前，Microsoft 便已着手研究大数据相关应用。例如，Microsoft 的 Bing 搜索引擎技术可对数量高于 100 PB 的数据进行分析，同时，可以交付高质量的搜索结果。随后，Microsoft 在 2012 年上半年发布了 SQL Server 2012 数据库平台，并将 Hadoop 的相关服务加入其中，并且，把之前的结构化数据业务延展至半结构化以及非结构化数据范畴中。与此同时，随着 SharePoint、Windows Azure Marketplace 等工具的推出，Microsoft 已具备架构端到端的大数据解决方案的能力。

1. 解决方案

Microsoft 的大数据解决方案涵盖三个层面，分别是数据管理层、数据扩充层和洞察力层。这三个层面从不同角度解决了各个大数据生命周期中面临的问题，具体情况如下。

（1）数据管理层：该层实现对所有类型的大数据进行搜集和管理，包括结构化数据、半结构化数据、非结构化数据和流数据。

（2）数据扩充层：该层主要提供大数据发现的功能，通过多种数据源、多种类型的相互连接来丰富数据集。

（3）洞察力层：该层主要面向大数据的应用，通过大数据挖掘技术以及多种大数据发现结果展现工具，实现对任何位置的任何数据洞察。

Microsoft 对该大数据解决方案中的三个层面分别设计了不同的软件来支持各层的功能实现，这三个层次包含的具体技术如下。

（1）数据管理层中的 SQL Server 2012 数据库和 Parallel Data Warehouse（并行数据仓库）是结构化数据的处理平台。

（2）针对半结构化数据和非结构化数据，Microsoft 推出了 HDInsight，该产品包括 Windows Azure（公有云）和 Windows Server（私有云）两个版本，以提供企业级的 Hadoop 服务。

（3）在数据扩充层，Windows Azure Marketplace 实现了大数据的共享，通过 OData（开放数据协议）实现数百种来自 Microsoft 及第三方的应用程序和数据挖掘算法。

（4）在洞察力层，该层包括 SSAS 的 Power Pivot 和 Power View，通过连接器对 Hadoop 分布式文件系统中的非结构化数据进行分析与展现，即实现使用最熟悉的工具从结构化数据、半结构化数据和非结构化数据中获得可执行的洞察力。

2. 优　势

Microsoft 大数据解决方案的主要优势包括以下几点。

（1）Microsoft 大数据解决方案具有身临其境的洞察力，无论身在何处，都可以通过熟悉的 Office 和 BI（商业智能）工具从任何数据中获取。

（2）Microsoft 大数据解决方案可以连接世界上的任何数据，通过将内部与网络中公开的数据及服务（包括社交网站）相结合，揭露隐藏在大数据背后的模式。

（3）Microsoft 大数据解决方案提供了一个通过简化的 Windows 和 SQL Server 及灵活且可伸缩的云所构建而成的支持任何数据的大数据管理平台。

（二）Oracle 大数据解决方案

Oracle 在 2011 年的 Open World 上宣布推出基于 Oracle Big Data Appliance（大数据机）和 Oracle Exalytics（商务智能服务器）的大数据解决方案。

1. 解决方案

Oracle 的大数据平台解决方案包括三个组成部分：Oracle Big Data Appliance、Oracle Exadata 和 Oracle Exalytics。该大数据平台利用这三个组成部分分别实现了数据捕获、组织分析和决策的功能，这三个组成部分的具体功能如下。

（1）Oracle Big Data Appliance 的作用是捕获所有可用数据。

（2）Oracle Exadata 的作用是将已通过 Hadoop 组织的、易于分析的不同类型的数据进行分析。

（3）Oracle Exalytics 的作用是加速 BI 分析过程。

通过这三个部分的组合，Oracle 提供了一个高集成度的大数据解决方案。

2. 优　势

（1）Oracle 大数据解决方案是针对 Hadoop 架构的系统。该方案在大数据的组织和提取过程中将大数据转换为易于分析的内容，避免了编写大量的 Hadoop 代码，同时可以将数据快速载入 Oracle 数据仓库中，这些优势是通过 Oracle Big Data Appliance 中的开源 Hadoop、Oracle 数据集成 Hadoop 应用适配器、Oracle Hadoop 装载器、Oracle Direct Connector 来实现的。

（2）Oracle 大数据解决方案中的数据集成 Hadoop 应用适配器可以通过 Oracle 数据集成器所拥有的易于使用的界面，自动生成 Hadoop MapReduce 代码，从而简化了 Hadoop 应用与 Oracle 数据库的集成。通过 Oracle Hadoop 装载器，利用 Hadoop MapReduce 处理功能来建立优化的数据集，实现 Oracle 数据库中的高效率加载和分析。通过 Oracle Direct Connector，可以使用 SQL 语言从 Oracle 数据库直接访问 Hadoop 分布式文件系统中的数据。

（3）Oracle 大数据解决方案通过整体设计、测试、部署、管理和升级，可以实现横跨 IT 架构的所有层面与其他产品的集成。

（三）IBM 大数据解决方案

在大数据概念刚刚提出的时候，IBM 就率先推出了该行业中首个大数据产品 BigInsights 和 Steams，且通过 Hadoop 架构及内存分析等技术实现了对大数据的存储及分析。经历了一段时间的发展之后，于 2012 年 5 月，在不断完善产品功能的基础之上，IBM 提出了一套全面的战略理论——"3A5 步"，以实现大数据生命周期的管理。"3A5 步"动态路线图作为对大数据智慧分析洞察的基础，是指在 Align（掌握信息）的基础上 Anticipate（获取洞察），进而 Act（采取行动），并且优化决策，做出能够提升业务绩效的策划。除此之外，还需要不断地 Learn（学习），即从每一次分析结果中获得反馈，改善基于大数据的决策流程，从而实现 Transform（转型）。

1. 解决方案

IBM 基于"3A5 步"动态路线图提出了自己的大数据平台解决方案。该大数据平台包括四大核心能力，分别为 Hadoop 系统、Stream Computing（流计算）、Data Warehouse（数据仓库）和 Information Integration and Governance（信息整合与治理）。

IBM 大数据平台中的四大核心组成部分所包含的软件主要有 IBM InfoSphere Biginsights、IBM InfoSphere Streams、IBM Netezza、IBM Smart Analytics System、IBM InfoSphere Warehouse 和 IBM InfoSphere Information Server 等，其具体功能如下。

（1）IBM InfoSphere Biginsights：该软件增强了 Hadoop 系统的性能、安全性、可靠性和管理特性，其中重要的组成部分为强大的文本分析模块和 IBM Bigsheets（用于数据探索）。

（2）IBM Info Sphere Streams：该软件可以实现对不同类型数据进行超低延迟分析，以此来提高洞察力并改善决策制定，同时对事件的发生做出实时响应。

（3）IBM Netezza：该软件以 min 为单位来提供高级分析，针对以 PB 为单位的数量级的关系数据提供深入洞察。

（4）IBM Smart Analytics System：该软件提供数据仓储和分析件、IBM 服务器和存储设备及灵活的模块化集成系统，同时，这些组成部分均针对大数据分析进行优化。

（5）IBM InfoSphere Warehouse：该软件借助最新洞察功能为大数据分析和应用程序提供支持。

（6）IBM InfoSphere Information Server：该软件提供了综合性的数据集成功能，并保证了数据质量，以确保为各种 IT 系统提供可靠信息。

2. 优　势

IBM 大数据解决方案具有五大独特优势，即综合性平台、企业级功能、分析加速器、可视化工具和集成及管理控制。

（1）综合性平台：IBM 大数据解决方案是用于管理和分析大数据的数据量、种类及速度的综合性平台。

（2）企业级功能：IBM 大数据解决方案提供了大规模部署所需的管理、安全性、可靠性和实用性功能。

（3）分析加速器：IBM 大数据解决方案是针对大数据进行集成和优化的分析引擎，也是针对特定行业及跨行业应用程序的预置加速器。

（4）可视化工具：IBM 大数据解决方案是尽力探索所有可用数据及进行实时分析的用户工具。

（5）集成及管理控制：IBM 大数据解决方案将大数据技术简化集成到整体 IT 架构中，从而能够充分利用大数据，并使其成为增强战略计划的一个来源。

（四）Intel 大数据解决方案

虽然 Hadoop 不可以作为大数据的代名词，但当提到大数据架构时，人们还是会先想到 Apache Hadoop。2012 年 7 月，Intel 对外发布了自己的 Hadoop 商业发行版（Apache Hadoop Distribution），Intel 也是大型大数据厂商中唯一拥有自行发行版 Hadoop 的公司。

1. 解决方案

Intel Hadoop 发行版包含有关大数据的所有分析、集成及开发组件，并针对不同组合之间进行了更加深入的优化。同时，Intel Hadoop 发行版添加了 Intel Hadoop 管理器。

Intel 大数据解决方案中的各部分具体功能如下。

（1）HDFS：HDFS 作为 Hadoop 分布式文件系统，是运行在通用硬件上的分布式文件系统。同时，HDFS 提供了一个高吞吐量、高度容错性的海量数据存储解决方案。

（2）Hbase：从理论和效果看，Hbase 是一个面向列的、实时的分布式数据库，但不是一个关系型数据库，因此 Hbase 在解决关系型数据库和处理海量数据时存在局限性。Hbase 是为 TB 到 PB 级别的海量数据存储和高速读写而设计的，这些海量数据分布在数千台普通服务器上，并且能够被大量高速并发访问。

（3）MapReduce：MapReduce 是一个高性能的批处理分布式计算框架，用来对海量数据进行并行处理和分析。MapReduce 适合处理各种类型的数据，包括结构化数据、半结构化数据和非结构化数据。

（4）Hive：Hive 是建立在 Hadoop 之上的数据仓库架构，其利用 HDFS 进行数据存并，利用 MapReduce 框架进行数据操作。从本质上说，Hive 是个编译器，作用是把实际任务变换成 MapReduce 任务，再通过 MapReduce 框架执行这些实际任务来对 HDFS 上的海量数据进行处理。

（5）Pig：Pig 是一个基于 Hadoop 并运用 MapReduce 和 HDFS 实现大规模数据分析的平台，Pig 为海量数据的并行处理提供了操作及编程实现的接口。

（6）Mahout：Mahout 是一套具有可扩充能力的机器学习类库，提供了机器学习框架，同时实现了一些可扩展的机器学习领域中经典算法，从而帮助开发人员方便、快捷地创建智能应用程序。

（7）Sqoop：Sqoop 是一个可扩展的机器学习类库，与 Hadoop 结合后，Sqoop 可以提供分布式数据挖掘功能，并且是 Hadoop 和关系型数据库之间大量传输数据的工具。

（8）Flume：Flume 是一个高可用性、高可靠性、分布式的海量日志采集、聚合和传输的系统，支持在日志系统中定制各类数据发送方，用于收集数据。

（9）Zookeeper：Zookeeper 是 Hadoop 和 Hbase 的重要组件，为分布式应用程序提供协调服务、命名服务和同步服务等。

2.优 势

Intel 的 Hadoop 发行版包括 Intel 针对现有实际案例中出现问题的解决方案及大量改进和优化措施,这些改进和优化措施弥补了开源 Hadoop 在实际案例中的缺陷和不足。同时,基于 Intel 在云计算研发上的经验积累,为实际案例的解决提供了从项目规划到实施各阶段专业的咨询服务,因此,Intel 大数据解决方案更易于构建高可扩展性及高性能的分布式系统。

第三章　数据可视化技术与医学知识图谱技术

数据可视化技术作为一种大数据综合处理技术，在治疗疾病、诊断疾病、防控疾病和信息检索方面的进一步应用，将有利于实现各类相关健康医疗数据的有机融合、信息分析和智慧医疗决策支持。

第一节　数据可视化技术的基本理论

一、数据可视化的含义

数据可视化是关于数据视觉表现形式的科学技术研究。数据可视化技术通过图形和图像处理、计算机视觉以及用户界面来建模，并显示表面、立体、属性以及动画等，带给人们视觉冲击。

可视化技术的运用是指用计算机所支持的、可视化的、交互的方式来表示抽象化的数据，借此增强用户的认知能力。对于海量数据，可通过计算机技术来快速处理，并找出它们的相关性，以直观的图形展示在用户面前，让用户能够更直接地观察数据、分析数据，并预测数据。确切地说，可视化是一个过程。它将数据、知识与信息转化为一种形象化的视觉表达方式，充分利用人类对可视模式快速识别的能力，从形象性的方法让大众理解数据、知识与信息。数据可视化过程中涉及的关键技术主要包括图表技术、面向像素技术、分布式技术以及几何技术等。

可视化对应的英文词汇有 visualize 和 visualization。visualize 是动词，表示生成可视化图像，利用可视化方式传递信息；visualization 是名词，表示可视化过程，即将某个原本不易描述的事物变成一个可感知的画面的过程。

二、数据可视化的作用

数据可视化的作用包括信息的记录、信息传播和协同、信息的分析和推理。它是把大量的数据进行加工、抽取、提炼后，以可视化的方式表现出来，而不是用传统的文字描述，这样可以更好地掌握重要信息和了解重要细节。

在大数据分析中，数据可视化的作用主要集中在以下几个方面。

（一）提高效率，促进沟通与交流

可视化提供了一种非常清晰的交互方式，能使用户快速理解信息、处理信息。

（二）以建设性方式提供结果

大数据可视化工具能用简单的图形描述复杂的信息，通过可交互的图表界面显示不同类型的数据。例如，许多公司会采集大量消费者的行为数据，然后利用大数据分析或可视化技术来监测关键指标，以便预测市场的各种变动和发展趋势。

（三）辅助理解数据之间的联系

在市场竞争中，找到业务与市场之间的关联是非常关键的。例如，一个软件企业的营销主管在条形图看到，本企业的旗舰产品在西南地区市场的销量已经下滑了 8%，于是他深入了解问题出现在哪里，并着手制订改进计划。通过这种方式，数据可视化可以让管理人员立即发现问题并采取行动。

三、数据可视化的分类

数据可视化是以数据为处理对象的。根据数据对象的不同，数据可视化可分为科学可视化和信息可视化。科学可视化主要是三维测量数据、医学影像数据以及计算建模数据等科学研究与工程领域的科学数据分析，重点是利用拓扑、几何学中的形状特性来展示数据所蕴含的信息。信息可视化技术以非结构化的数据为处理对象，如文本数据、社交网站以及金融交易等，其核心挑战是如何从大量的高维复杂数据中抽取最有用的信息。

（一）科学可视化

科学可视化是可视化领域发展最早、最成熟的一个学科，其应用领域包括物理、化学、气象气候、航空航天、医学、生物学等各个学科，涉及对这些学科中的数据和模型的解释、操作与处理，旨在寻找其中的模式、特点、关系以及异常情况。

它利用计算机图形学和数字图像处理技术等展示数据信息。可视化通常由网格空间顺序、颜色空间差异、地理空间位置、尺寸空间大小等构成。传统的数据可视化技术无法直接在大数据中使用，这需要我们借助计算机软件技术提供相应的算法对可视化进行改进。现阶段，比较常用的可视化算法主要有分布式绘制算法和基于 CPU 的快速绘制算法。

科学可视化的基本方法与理论相对来说是比较完善的，其中一些方法已广泛应用于各领域。其中，最简便的科学可视法就是颜色映射法，它可以将不同的数值映射成不同的色彩。科学可视化中还包括轮廓法（contouring），轮廓法是为了将数据中某个特定阈值的节点连接起来而使用的可视化方式。

（二）信息可视化

和科学可视化数据相比，信息可视化的数据与我们的生活和工作更加贴近，如时变数据的可视化、地理信息的可视化、层次数据的可视化及非结构化数据的可视化等。

地图是地理信息数据，属于信息可视化的范畴。

时变数据可视化利用多角度、与数据比较等方式来体现数据随时间变化的趋势和规律。

在层次数据可视化中，层次数据所表达的是各个体之间的层级关系。层次数据可视化比较经典的案例是树图，树图是对现实世界事物的抽象描述，其数据本身是具有一定层次结构的信息。

在网络结构数据可视化中，网络数据本身没有层次结构，数据之间的关系更加复杂与自由。

非结构化数据可视化是指将非结构化数据转化为结构化数据，然后再进行可视化显示。

信息可视化旨在提高使用者对信息的认识，使用户了解抽象的数据信息。信息可视化处理的数据要有相应的数据结构，并且是一些抽象信息，如文本信息、视频信息等。对于这类抽象信息的处理，先要做好对数据的描述，然后才是可视化呈现。

尽管健康医疗大数据信息类型繁多，但可视化技术依然可以有效提高健康医疗大数据的可读性。不同的健康医疗大数据采用的可视化方式有所不同，我们要对其进行深入研究以进一步加深人们对健康医疗大数据的认识。

从大数据分析以挖取信息和洞悉知识作为目标的角度出发，信息可视化技术将在大数据可视化中扮演更为重要的角色。大数据分析技术不仅对结构化数据有很强的处理能力，对非结构化数据的分析能力也日益加强，如医疗影像（X 射线、CT、MRI）数据可以借助图像识别技术，通过区分不同灰度值来判断病灶的精确位置，从而使临床决策支持系统更加智能化，为医生提供更合理的诊疗建议。

四、数据可视化的发展历史

（一）18 世纪：数据可视化的源头

数据可视化起源于 18 世纪，在出版的书籍 *The Commercial and Political Atlas* 中，William Playfair 第一次使用了柱形图和折线图。世界上第一个饼图显示了 1789 年土耳其帝国在亚洲、欧洲和非洲的疆土比例。

（二）19 世纪：数据可视化的发展

19 世纪上半叶，数据开始受到关注，统计数据和概念图爆炸式增长，包括直方图、饼图、折线图、时间轴、轮廓等；19 世纪中期，数据可视化主要用于军事；19 世纪下半叶，进入了数据可视化的黄金时代。

（三）20 世纪前期：现代启蒙

20 世纪上半叶，人们第一次意识到图形的显示方式为航空航天、物理学、天文学和生物学领域的科学和工程提供了新的见解。

（四）20 世纪中后期：新的生命力

从 20 世纪 50 年代到 70 年代，数据可视化依赖计算机科学和技术，有了新的活力；从 20 世纪 70 年代到 80 年代，人们主要尝试使用多维定量数据的静态图来表示静态数据；在 20 世纪 80 年代中期，动态统计图表开始出现，最后两种方式在 20 世纪末开始合并，试图实现动态的交互式数据可视化。因此，动态交互式数据可视化已成为一个新的发展主题。

（五）21世纪：进入大数据时代

2003年，全球创建了5个EB数据，同时人们开始关注大数据的处理；2011年，世界上每天新增数据量呈指数级增长，用户对数据的利用效率也在提高；2012年，我们进入了大数据驱动时代，这意味着掌握数据就掌握了发展方向，于是人们对数据可视化技术的依赖不断加深。因此，大数据的可视化研究也逐渐成为新时期的一个重要研究方向。

五、数据可视化的未来发展

（一）数据可视化面临的挑战

随着大数据时代的到来，数据可视化逐渐受到了关注，可视化技术也日趋成熟。但是，数据可视化的问题还有很多，具体如下。

（1）数据规模大，已超越单机、外存模型甚至小型计算集群处理能力的极限，而当前软件和工具运行效率并不高，因此需要探索全新思路以解决该问题。

（2）在数据获取与分析处理过程中，易产生数据质量问题，需特别关注数据的不确定性。

（3）数据快速动态变化，常以流式数据形式存在，需要寻找流式数据的实时分析与可视化方法。

（4）面对复杂高维数据，当前的软件系统以统计和基本分析为主，分析能力不足。

（5）多来源数据的类型和结构各异，已有方法难以满足非结构化数据、异构数据方面的处理需求。

（二）数据可视化发展方向

数据可视化技术的发展方向主要表现在以下三个方面。

（1）可视化技术和数据挖掘技术紧密结合。数据可视化研究有助于人们获悉其背后隐含的规律，并提升数据在挖掘中的有效性，所以可视化研究的一个重大趋势便是可视化研究与数据挖掘间的有效融合。

（2）可视化技术与人机交互技术的紧密结合。用户和数据交互能够让用户更好地控制数据，所以人机交互是人类永远追求的方向，即可视化和人机交互的结合是可视化研究的重要目标。

（3）可视化技术广泛应用于大量、高维度、非结构化数据的处理和分析。现阶段，我们处在大数据时代，大规模、高纬度、非结构化数据不断涌现，如果能耐将这些数据以可视化的形式呈现出来，对人们挖掘数据中潜藏的价值大有好处。所以，可视化技术与大规模、高纬度、非结构化数据融合是可视化研究中的一个要点。

第二节　健康医疗大数据可视化技术的发展现状

当前，大数据分析的理论和方法研究主要从两个维度展开。

第一，从机器或计算机的角度出发，强调机器的计算能力和人工智能，以各种高性能处理算法、智能搜索与挖掘算法等为主要研究内容。

第二，将人作为需求主体，强调基于人机交互的、符合人的认知规律法，旨在将人所具备的认知能力融入分析过程中，这个研究分支以大数据可视化为主要代表。

近年来，国内外对可视化技术进行了深入研究并取得了一系列成果。例如，Aqua Browser 作为 Serials Solutions 公司的商业产品，以可视化"词云"的方式，使用"检索、发现、提炼"的方法体系，帮助用户更快、更容易地解释相关资源；Groxis 作为一种信息管理与检索工具，通过实现动态聚类、可视化结果地图来提高用户探索、组织与共享数字信息的能力。

可视化技术具有能够处理大量复杂数据的优势，这些年在健康医疗大数据的挖掘中作用显著。但是，健康医疗大数据的可视化研究目前还不成熟，受到交叉学科的研究和医疗系统的数据管制等方面的制约，出现了医疗大数据很难得到、医疗信息孤岛等问题，导致一般的研究机构很难开展医疗大数据的研究。

现阶段，相关工作主要集中在信息工程的实际应用部分，主要体现为对数据的收集与储存。在理论研究方面，很多工作停留在分析医疗大数据的规模特点和应用价值上，对医疗大数据的算法挖掘、数据分析以及可视化技术等方面的研究还非常少。

一、可视化技术在医疗健康领域的应用

基于各类医疗信息数字化整合以及数据挖掘、可视化技术的支撑（如挖掘药物、疾病、治疗之间的关系，分析患病人群特点等），通过疾病诊断、治疗、防控等全流程可视化可以实现各类相关健康医疗数据的有机融合、信息分析以及医疗智能决策支持。

（一）疾病诊断可视化

目前，医院已经普遍使用了 MRI、CT、PET 等医疗影像采集设备，能够轻松获取患者疼痛部位的二维断层图像。计算机通过可视化技术能将多模型的图像相融合，重构人体器官或组织的图像，并在三维可视化技术下，将医学图像由二维变为三维，通过透析身体的内部结构，对病变体的空间位置、几何形态、面积大小，以及与周边组织的关联关系等做出精确定位，进而提高疾病诊断的精准性。

（二）疾病治疗可视化

在三维重建可视化技术的基础上，外科医生可以利用可视化技术来重建身体内部的三维图形，对头颅骨穿孔区域、同位素的置入通道和安放位置等手术过程中比较敏感和危险的部分等进行计算机模拟，这样可以提高外科手术的成功率。

（三）疾病防控可视化

疾病的预防与管理是目前社会所关心的一个方面，如何及时准确、形象直观地获知和了解突发公共卫生事件、慢性非传染性疾病和流线疾病的信息，降低疾病传染的概率，提高人民的预防意识，是目前的主要研究内容。这些年，互联网和大数据的快速发展使可视化技术的优势日益凸显。可视化技术也为人们带来了更加灵活的专题分析和实时的数据更新，可以直观地展示重大疫情、突发事件以及疾病的动态发展，更好地监测医药效果，预测事态发展。

（四）智能医疗信息检索可视化

基于业务特点以及使用者的多样化需求，医疗资讯的搜索、查找和分类等方面更加人性化。高智能、可视化的医疗信息系统能够使用户享受到很好的服务。医疗信息检索可视化研究内容包括信息对象特征描述与组织的信息可视化、信息检索操作中的交互功能可视化以及检索结果的信息可视化。

二、基于 CiteSpace 对可视化发展现状的分析

借助 CiteSpace 软件对医学可视分析技术相关文献进行分析，探究医学可视分析技术的发展现状并分析发展趋势，做出相关总结。

（一）方　法

1. WoS 数据的获取

（1）检索词："medical"（医疗）、"visualization"（可视化）、"disease"（疾病）。

（2）检索策略："medical"（医疗）和"visualization"（可视化）或"disease"（疾病）和"visualization"（可视化）。

（3）检索方式：以主题词检索"medical"（医疗）和"visualization"（可视化），以标题检索"disease"（疾病）和"visualization"（可视化），文献类型限定为 Article 和 Review，时间跨度为 2010—2020 年，选择 Web of Science 核心合集。

（4）检索结果：总检索结果为 3 200 条数据。

2. WoS 数据的预处理

利用 CiteSpace 软件找出重复数据，并自动去重，最终检索结果为 2 877 条文献。从文献计量结果来看，近 10 年来学者对数据可视化在医学领域的应用逐年增加，并且这种增加趋势越来越明显。

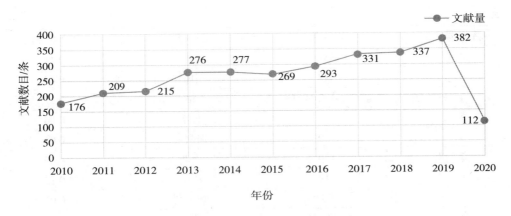

图 3-1　近 10 年 WoS 医学可视化文献量

（二）国家分析

共现图（图 3-2）反映了数据可视化在医学领域的研究，来自全球约 90 个国家与地区，共现频次为 526 次。列举发文量前 10 的国家（表 3-1），发现各国研究力量分布不均匀。其中，美国遥遥领先，高达 970 篇，属于第一集团；排在第二集团的是德国（351 篇）和中国（348 篇），论文数量在 300 ～ 400 篇，且实力相当；第三集团的论文数量在 100 ～ 200 篇，共有 5 个国家，分别是英国（182 篇）、日本（158 篇）、加拿大（139 篇）、韩国（130 篇）、俄罗斯（119 篇）；第四集团的论文数量在 10 ～ 100 篇。

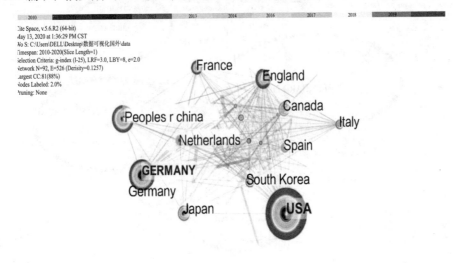

图 3-2　国家共现图

表 3-1　相关文献数目大于 100 篇的国家分布摘要

序　号	发文量	国　家	中介中心性
1	970	美国	0.44

续 表

序 号	发文量	国 家	中介中心性
2	351	德国	0.11
3	348	中国	0.04
4	182	英格兰	0.17
5	158	日本	0.04
6	139	加拿大	0.04
7	130	南非	0.05
8	119	法国	0.13
9	99	意大利	0.08
10	91	荷兰	0.02

注：中介中心性（centrality）是网络中节点在整体网络中所起连接作用大小的度量。中心度大的节点容易成为网络中的关键节点。

（三）作者分析

国外作者合作网络图如图3-3所示。

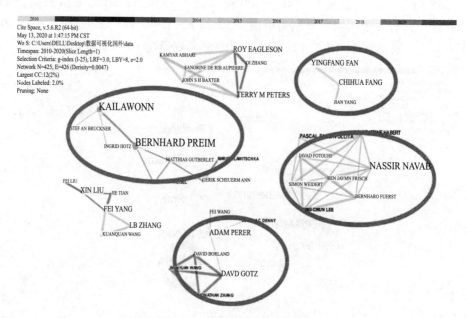

图3-3 国外作者合作网络图

将数据可视化应用于医疗领域应用的高产作者如表3-2所示。

表3-2 将数据可视化应用于医疗领域应用的高产作者

序 号	作 者	单 位	发 文	占 比
1	Bernhard Preim	Otto von Guericke University	25	0.39%

序　号	作　者	单　位	发　文	占　比
2	Kai Lawonn	Friedrich Schiller University of Jena	14	0.22%
3	Nassir Navab	Technical University of Munich	10	0.15%
4	Chihua Fang	Southern Medical University –China	8	0.13%
5	Adam Perer	Carnegie Mellon University	7	0.11%

（四）主要研究量

Bernhard Preim 领导的可视化和探索性数据分析小组成立于 2003 年 3 月。该小组在计算可视化学士和硕士课程中发挥着积极作用，并定期开展有关可视化、人机交互、医学可视化以及计算机支持的诊断和治疗讲座。其研究重点是医学教育、诊断和治疗计划的可视化与交互技术。Kai Lawonn 是该小组负责人，小组的目标是将数据可视化进行勘探和分析。他们与各个领域的专家紧密合作，开发支持他们研究的可视化技术，在现代图形硬件上采用了高级 3D 渲染，以深入了解数据。

慕尼黑工业大学计算机辅助医学程序教授 Nassir Navab 的研究主要涉及手术工作流程、注册可视化、分割、重建、医学成像、分子成像、计算机辅助手术、患者监测及计算机视觉等方面。

2002 年，在中国工程院院士钟世镇带领的"数字人"研究团队中，南方医科大学珠江医院肝胆科主任方驰华注重"数字人"技术向临床转化，通过 3D 成像技术对肝胆外科手术进行研究与分析，如在正式手术前先模拟手术，从而提高手术的精度，实现了手术的数字化，大大提高了手术的治疗效果。

Adam Perer 是卡内基·梅隆大学（Carnegie Mellon University）的助理研究员，也是人机交互研究所的成员。他的研究方向是将数据可视化和机器学习技术相结合，以创建视觉交互系统，帮助用户理解大数据。他的研究专注于以人为中心的数据科学，并根据临床数据提出见解，以支持数据驱动医学创新。

图 3-3 为作者合作网络分析，我们从节点连线来看，将发文量较多、联系较紧密的合作群表示出来，主要有 4 个作者合作群，大多是发文量在前 5 的作者与其他作者构成的作者群。

（五）机构分析

通过图 3-4 和表 3-3 可以发现，数据可视化在医疗领域应用都比较分散，Johns Hopkins Univ、Mayo Clin 以及 Chinese Acad Sci 等排名前 5 的发文量相对集中，同时该领域的机构合作网络图谱的图谱密度低，这代表机构之间的合作联系较为分散。一般而言，机构之间的合作关系主要是大学及其附属医院的合作，而不同地域的机构之间的合作并不多见。

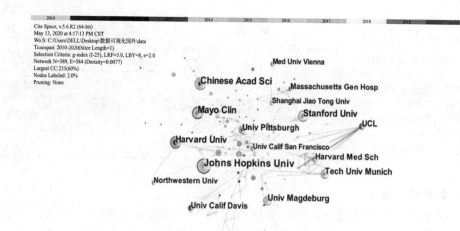

图3-4　国外机构合作网络图

表3-3　将数据可视化应用于医疗领域的高产机构

序　号	机　构	发文量	占　比
1	Johns Hopkins Univ	46	0.26%
2	Mayo Clin	40	0.23%
3	Chinese Acad Sci	32	0.18%
4	Stanford Univ	31	0.18%
5	Harvard Univ	27	0.15%

（六）期刊共被引

根据被引文献出版期刊同时被施引文献引用的情况绘制，两本期刊的两篇文献同时被一篇文献引用即视为一次共被引，称为期刊共被引。图3-5为国外期刊共被引图谱。由表3-4可得 *Lect Notes Computer Sc*、*Plos One*、*Ieee T Vis Computer Gr*、*Ieee T Med Imaging* 等期刊中收录的将数据可视化应用于医学领域的文献较多，因此得以大量引用。

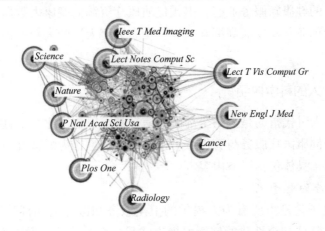

图 3-5　国外期刊共被引图谱

表 3-4　将数据可视化应用于医疗领域的高产期刊

序　号	期　刊	文献量
1	*Lect Notes Comput Sc*	408
2	*Plos One*	389
3	*Ieee T Vis Comput Gr*	374
4	*Ieee T Med Imaging*	358
5	*Radiology*	354
6	*New Engl J Med*	324
7	*Lancet*	279
8	*Nature*	276
9	*Science*	276
10	*P Natl Acad Sci Usa*	269

第三节　数据可视化技术在医学领域的应用发展趋势

身体健康是人们最基本、最广泛的要求。随着经济与社会的发展，尤其是当前人口老龄化趋势明显，全世界人民普遍提高了对身体健康的要求，人们不仅希望"看好病、好看病"，还关注慢性病的有效防治、自身的健康长寿等。

在不断加快健康养生医疗产业大数据规范化和推广的过程中，必须把健康养生医疗产业大数据的推广应用与创新发展以及国家文明建设工作提升到新高度，围绕党和国家重大科技战略发展需要，发挥符合中国产业特色、国际标准的健康养生医疗产业，充分发挥推进国家重大科技技术创新的改革开放综合协调驱动功能和国家生产要素创新集聚驱动功能，使人们真正体验到一种"全息式"的数字化健康养生信息医疗服务创新模式，逐步形成"全息数字人"的健康新服务业态，引领优质医疗资源向健康大数据科学发展方向不断倾斜，形成"创新创业"新发展高潮和攻克"全息数字人"的大数据科学发展目标，让老百姓得到大实惠。

一、全息数字人的科学内涵

全息健康数字人时代指的是人的全部健康信息都可以数字化、全息化，每个人都可以获得全方位的电子健康医疗服务与管理，可以将健康信息作为财富资产，在电子健康银行中实现保值与增值，具体包括以下内容。

（一）健康医疗的电子化

健康医疗的电子化是指所有为人提供的卫生服务和医疗活动都是可记录的、可追溯的。从人类动态、整体和个性化的健康发展方式看，全方位地掌握人类的生命活动规律，充分发挥移动网络的新功能，可以对生命体征信息进行动态、持续和高密度的生理健康状况方面的监测，从而催生健康新产业和新科技，为健康新服务提供科学依据。

（二）行为心理的客观化

行为心理的客观化突破了对人的心理活动在健康监测方面的连续客观性要求，重新提出了心理、营养、运动、行为等对人体健康评价与干预等各方面的基本要求，并根据实际使用场景采取多维度的监测方法，提高了对健康数据获取的完整度。

（三）网络世界的真实化

全息生活方式正在渗入人们的生活。2017年3月25日，英国物理学家霍金通过全息投影技术降临在香港的某次会议上，本次演讲中的全息投影技术引起了巨大的关注。通过网络新型技术手段，如虚拟现实与强化现实等，能增强人的触觉、听觉与视觉，以及身体知觉与环境识别等功能，实现虚拟世界与现实世界的有效互通。这里主要运用的是人性化的生活服务技术、个人行为监测技术、心理行为干预技术等。

全息数字人是在信息网络的架构上，运用智能感知和识别技术，建立高质量的健康服务框架，为人们提供优质的医疗资源，提供24 h在线服务，引领健康产业新潮流。目前，为了从根源上消除造成人类亚健康的所有隐患，提供全生命周期的健康保健服务，必须进一步发展全息数字的健康保健技术，建立健康保健系统。现代人的保健内容涉及的范畴非常广泛，有身心健康、身体保健、社会健康、道德保健及环境卫生等。如果人们仅重视单一的保健内容，那么健康危机就会愈演愈烈，形势也会恶化。

我们唯有抓住战略机遇期，打破现有医学理论框架和医疗救助传统局面，以全息数字人为健康科技愿景，推进医疗事业和健康产业无缝融合和全面发展，面向新需求、新战略，打造跨界融合的新局面，才能在5～10年内完成"健康产出"的"小"目标。具体来说，这些"小"目标如下。

（1）医疗领域：电子病历能够真正实现标准化，各家医疗机构能够实现互联、互通、互操作。

（2）健康领域：健康档案实现电子化，健康档案可以真正"活起来"，可以随时随地查阅。

第四节　知识图谱在医学领域的应用前景及其案例分析

一、医疗云平台

某医疗科技股份有限公司是致力于医疗数据互联互通的国家级高技术企业。公司自主研发打造的"全球影像"云医疗服务平台以诊断级医学影像为核心，借助大数据、云计算、AI 等新兴技术以及新时代服务理念，对"互联网 +"在医疗健康领域的应用进行了探索，目的是助力建设健康中国。在多方渠道合力下，打破行业壁垒，实现医疗资源的跨界融合、互联互通，促进"医、药、险"全流程移动化的智慧医疗服务发展，精准对接人民群众多层次、多样化的健康服务需求和新医改要求，是互联网医院的要求（图 3-6）。

高端制造
创新医疗器械药效研发
IoT智能装备体系云端化医疗器械、
药物疗效研发数据平台助力精准医疗

医学教育
加强人才培养和学术交流
与杜克大学等国际知名院校开展
前沿的全方位合作

科学研究
提升科技实力和医疗质量
科研项目合作，探索疑难病症治
疗方案，加速医疗AI应用

全球影像平台
定制个性服务产品应用
全医学数据云存储及共享平台，
医生移动诊疗工作平台，医医、
医患交互的互联网医疗工具平台

图 3-6　"产学研用"智慧医疗生态体系

（一）数字影像服务

数字影像服务包含二维码报告、全序列原始影像等数据，实现数据上传云端储存，拥有即存即取、多终端调阅等多项功能，是传统医学胶片的革命化发展（图 3-7）。

全数据互联互通	支持云端医疗	改善就医体验
提升信息化水平	助力医改深化	引领低碳环保方向

图 3-7　数字影像服务功能

通过医疗数字影像服务方案，患者可以 App 小程序等为通道，在自助打印机、手机上获得包含电子图文报告、全序列原始影像等的全部内容。

医疗数字影像服务方案影像处理功能强大，相关影像处理软件达到了 CT 工作站水平，无须昂贵的影像处理工作站，只要利用数字影像服务方案的相关软件，即可进行组织重建、厚层拆薄、影像融合等专业操作。

（二）影像云平台

传统医院之间无法实现远程医疗协作和医疗影像数据共享，无法满足分级诊疗及现代医学诊断的需求。联众影像云平台（图3-8、图3-9）以三甲医院为核心，对接基层医疗机构，实现影像数据云储藏，共建共享，从而实现了市、县、乡三级医疗机构互联互通，为分级诊疗、远程诊断、双向转诊等提供了技术保障，建成了医疗信息高速公路。

| 数据互联互通 | 检查结果互认 | 查询授权共享 |

| 践行分级诊疗 |

图 3-8　医疗影像云平台功能

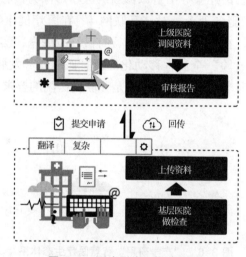

图 3-9　医疗影像云平台流程

（三）互联网医院

某医疗公司积极探索"互联网＋医疗"的创新服务模式，打造国内一流的互联网医院，探索建立互联网医院的标准示范体系。互联网医院的功能独特且强大（图3-10），其依托全球影像云平台，以大数据连接＋人工智能为技术手段，将各大实体医院业务延伸到基层，服务到家庭，构建移动互联、数据互通的分级诊疗体系。

| 连接医院、医生、患者 | 全医学数据云存储及共享 | 围绕医患，实现智慧医疗 |

图 3-10　互联网医院功能

（四）远程医疗平台

远程医疗平台依托"互联网＋"技术，以重点医院为核心，纵向或横向整合医疗资源，构建专科联盟、远程医疗协作网、县域医疗共同体、城市医疗集团多种形式的医联体，优化区域医疗资源配置，有效提高了基层的医疗服务能力和技术水平，实现了居民就医本地化，进一步缓解了"看病难、看病贵"的社会问题（图3-11）。

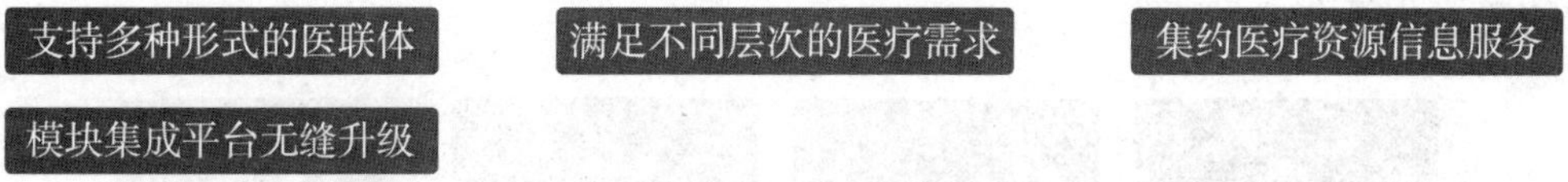

支持多种形式的医联体
满足不同层次的医疗需求
集约医疗资源信息服务
模块集成平台无缝升级

图 3-11　远程医疗平台功能

（五）医疗监管平台

互联网医疗服务监管平台是对多种形式的互联网医院进行统一的准入审批、业务实时监管、统计分析、效果评价的信息管理平台，通过与远程医疗、互联网诊疗等信息平台的对接，开展互联网的诊疗行为、电子处方、医保支付、药品流转、信息安全和患者隐私保护等业务，从事前提醒、事中控制、事后追溯实现对互联网医院的全程监督和管理（图 3-12、图 3-13）。

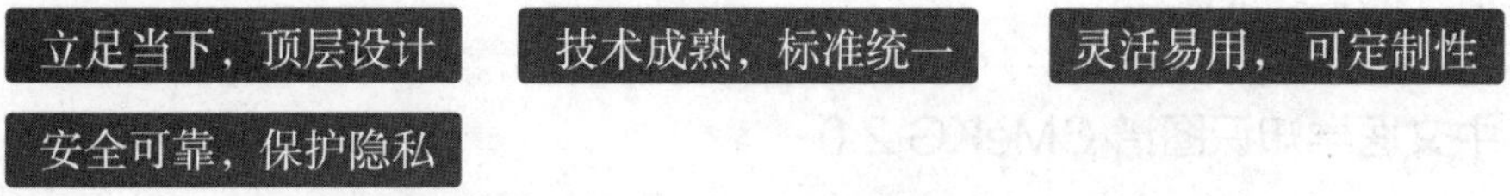

立足当下，顶层设计
技术成熟，标准统一
灵活易用，可定制性
安全可靠，保护隐私

图 3-12　医疗监管平台功能

被监管方
互联网医院
监管方
卫生管理机构
机构、人员
资质准入
互联网诊疗
处方开具
日常运维
数据
集成
互联网医疗服务监督管理平台
准入审批
业务监管
统计分析
效果评价

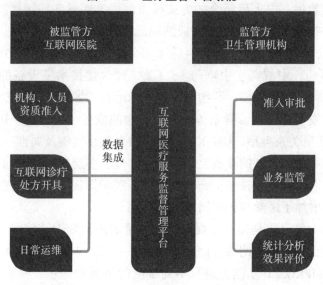

图 3-13　医疗监管平台流程

二、某医学数据智能平台

以自主开发的“医学数据智能平台”（data process & application platform，DPAP）为基础，可根据授权对大规模多源异构医疗数据进行治理，并通过数据的深度处理和分析，建立真实世界疾病领域模型，助力医学研究、医疗管理、政府公共决策，帮助患者实现智能化疾病管理，实现数据智能绿色医疗的新生态（图 3-14）。在大规模临床数据的基础

上，结合不断更新的医学文献与标准知识库，构建具有权威性、可查询、可计算、可决策辅助的智能化平台。

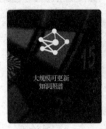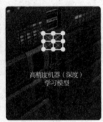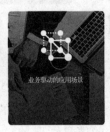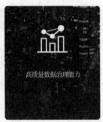

图 3-14　医学数据智能平台

知识图谱依托医疗人工智能技术，构建大规模医疗知识库，支持医疗统计、查询、分析、推理等。同时，可以协助医疗机构提升数据采集及处理效率，大幅缩短科研周期，做好安全管理，助力精准医疗。

三、中文医学知识图谱 CMeKG 2.0

CMeKG（chinese medical knowledge graph）是利用自然语言处理与文本挖掘技术，基于大规模医学文本数据，以人机结合的方式研发的中文医学知识图谱。CMeKG 的构建参考了 ICD、ATC、SNOMED、MeSH 等权威的国际医学标准以及规模庞大、多源异构的临床指南、行业标准、诊疗规范与医学百科等医学文本信息。CMeKG 1.0 包括 6 310 种疾病、19 853 种药物（西药、中成药、中草药）、1 237 种诊疗技术及设备的结构化知识描述，涵盖疾病的临床症状、发病部位、药物治疗、手术治疗、鉴别诊断、影像学检查、高危因素、传播途径、多发群体、就诊科室等，以及药物的成分、适应证、用法用量、有效期、禁忌证等 30 余种常见关系类型，CMeKG 描述的概念关系实例及属性三元组达 100 余万。

CMeKG 2.0 在 CMeKG1.0 的基础上进行了多维度、多层次的扩展与深化，具体更新如下：①医学知识图谱内容的完善与扩充；②增加了医学知识图谱的构建工具；③展示平台的完善与扩充；④增加了医学知识图谱的示范应用。

CMeKG 2.0 的主要目标是建立大规模、高质量的医学知识基础集，同时在描述体系、构建工具、展示平台、示范应用等方面逐步积累与完善。未来，我们将面向智慧医疗领域的纵深应用，在 CMeKG 2.0 基础上进行不同维度的拓展和深化，探索医学知识图谱在健康管理、疾病风险预测、辅助诊疗和病历结构化等智慧医疗领域的具体应用模式。

CMeKG 仅供学术研究使用，不做商业用途。

第五节　医学数据可视化的分析处理技术

一、数据可视化技术

（一）数据可视研究起源和发展历程

1987 年，美国国家科学基金会报告 "Visualizationin Scientifie Computing" 首次提出 "科学计算可视化"，之后逐渐演变成 "科学可视化"。美国计算机科学家布鲁斯·麦考梅克制定了科学可视化的目标和范围，即利用计算机图形学来创建视觉图像，帮助人们理解科学技术概念或结果的那些错综复杂而又往往规模庞大的数字表现形式。其中，包括测量获得的数值、图像或计算中产生的数字信息等。科学可视化涉及标量、矢量、张量的可视化，流场的可视化，数值模拟及计算的交互控制，海量数据的存储、处理及传输，图形、图像处理的向量及并行算法等内容，可应用于医学及医疗、分子结构、流体力学、有限元分析、地理信息和环境保护等领域。

1989 年，斯图尔特·卡德等人首次提出 "信息可视化" 为抽象的异质性数据集的分析工作提供支持。信息可视化的研究重点为抽象数据集，研究的对象主要为大量的非数值信息资源，包括非结构化文本、软件程序代码等。研究的主要内容还涉及多维机构数据可视化、复杂网络运作状态可视化、时变数据结构的可视化及网络浏览历史可视化等。

可视人计划是相对较早的医学可视技术应用案例，起始于 1989 年美国国立医学图书馆开展的一项人体断面图像数据库开发项目。由科罗拉多大学健康科学中心收集数据，1994 年和 1996 年分别获得了一男一女两组包括 CT、MRI 和切片图像的数据集。

（二）数据可视化技术分类

1. 普通数据可视分析

普通数据集成通过 R 语言、Python、Excel、SPSS、Matlab、SAS、Tableau、Spotfire 等实现。普通医学数据一般为结构化数据，类型单一，数据集成计算较为容易。普通数据可视化呈现方式包括线图、直方图、饼图、散点图、热点图、心电图和脑电图等。

2. 高维数据可视分析

高维数据可视分析可以通过 R 语言、Python、SAS 等实现。数据集成可以采用层次聚类的方法。高维医疗数据可视化分析呈现方式有平行坐标、树图、依赖图和时序分析。

3. 公共卫生数据可视分析

公共卫生数据可视分析可以通过 Python、R 语言、GeoDa、OpenGeoDa、ArcGIS 等实现。数据转换采用计算空间权重矩阵，通过全局空间相关性和局部空间相关性等进行分析。

4. 管理数据可视分析

管理数据通常采用主控制台技术。主控制台技术将不同的可分析技术集成到一个平台上，使管理者可以一目了然地分析数据、汇总信息并做出科学决策。

5. 评估数据可视分析

评估数据通常采用手机应用软件来实现可视分析，患者可以了解自身健康状态，合理安排作息和饮食，配合医生进行更好的治疗。

（三）数据可视化工具

数据可视化工具如表 3-5 所示。

表 3-5　数据可视化工具

类　型	工具名称	说　明
可视化分析工具	Microsoft Excel	其图表功能可增强可视化过程的简洁性
	Googe Spreadsheets	在线版的 Excel，有内置的聊天和实时编辑功能
	Tableau	不用编程就可以对数据进行更深入的分析
针对特定数据的工具	Gephi	网络图的开源画图软件
	ImagtPlot	能将大规模的图像集合作为一组数据点进行探索
	IndiemApper	自定义地图
	GeoCommons	与 IdiemApper 类似，但更专注数据的探索分析
针对特定数据的工具	ArcGIS	可以做与地图有关的任何事情
可视化编程工具	Python	通用编程语言广泛用于数据处理和 Web 应用
	D3.js	处理的是基于数据文档的 JavaScript 库
	R 语言	用于统计学计算和绘图的语言
	JavaScript、HTML、SVG、CSS	制作在线的交互式可视化效果
	Processing	基于素描本这一隐喻来编写代码
	PHP	主要用于 Web 编程，PHP 有图形库
插图工具	Adobe Illustrator	处理光彩鲜艳的静态图形

二、知识图谱技术

（一）知识图谱发展历程

知识图谱发展历程如图 3-15 所示。

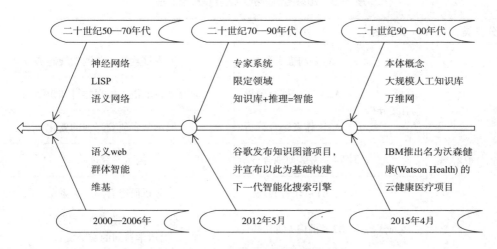

图 3-15　知识图谱发展历程

（二）知识图谱技术支持

1. 人工智能

在人工智能领域，以知识表示为中心的符号人工智能和以神经网络为中心的连接人工智能一直是两个主流方向。神经网络借助深度学习解决了大量感知层面的问题，如视觉、听觉等。知识图谱在一定程度上代表符号人工智能的发展方向，被认为是进一步解决认知层面问题（如语言理解、常识推理等）的重要技术手段。

2. 万维网

在万维网领域，Web 之父蒂姆·伯纳斯 – 李（Tim Berners–Lee）于 1998 年提出了语义网的概念。传统 Web 是通过建立网页之间的链接发展起来的。语义网的初衷也是希望能像传统 Web 一样，建立数据或对象的直接链接，形成一个庞大的链接数据库或知识库。这种结构化的链接数据将使 Web 上的信息更易被机器所理解和处理，而不是像网页那样只供人浏览。谷歌知识图谱的主要数据来源 Freebase 就是早期的语义网项目。

3. 自然语言处理

在自然语言处理领域，从文本中自动或半自动抽取实体及实体之间关系的技术飞速发展，在一定程度上解决了传统知识库获取面临的可扩展性差的问题，从而提升了各种知识图谱构建的效率。

（三）知识图谱分析方法及工具汇总

知识图谱分析方法及其汇总如表 3-6、表 3-7 所示。

表 3-6　知识图谱分析方法及其应用汇总

分　类	大类名	小类名	具体应用
知识单元网络结构	引文分析	A1：同被引分析	研究发展规律，预测发展趋势
		A2：文献耦合分析	研究学科前沿，发现学科知识结构
		A3：作者耦合分析	揭示学者研究兴趣的变化
		A4：关键词耦合分析	揭示研究现状
	共词分析	B1：作者共现	分析研究者间的关系
		B2：机构/期刊共现	分析机构/期刊间的关系，揭示学科间的交叉关系
		B3：关键词共现	揭示学科研究热点、主题结构变化和转移趋势
知识单元系统结构	社会网络分析	C1：作者合作网络	揭示作者间的合作关系
		C2：机构合作网络	揭示机构间的合作关系
		C3：国家合作网络	揭示国家间的合作关系
		C4：地区合作网络	揭示地区间的合作关系
知识单元系统结构	多元统计分析	D1：聚类分析	揭示研究热点，优化主题内容结构
		D2：因子分析	揭示研究领域的最核心内容
		D3：多维尺度分析	揭示研究领域的学科研究类别
		D4：战略坐标图分析	判断热点主题的核心度和成熟度，展示学科结构演变过程及原因

知识图谱工具汇总如表 3-7 所示。

表 3-7　知识图谱工具汇总

名　称	来　源	是否免费	常用方法
CiteSpace	美国德雷塞尔大学	是	A，B，C，D
Ucinet	Analytic Technologies 机构	否	B，C
Pajek	斯洛文尼亚卢布尔雅那大学	是	C
Bibxecel	奥地利维也纳大学	是	A，B
Histcite	美国汤姆森科技信息集团	是	A

续　表

名　称	来　源	是否免费	常用方法
Gephi	瑞典于默奥大学	是	A1，C，D1
VOSViewer	荷兰雷丁大学 CWTS 研究机构	是	C
CoPalRed	西班牙格拉纳达大学	否	C
IN-SPIRE	西北太平洋国家实验室	否	B3，C，D
Leydesdorff 系列	荷兰阿姆斯特丹大学	是	C
NetworkWorkbench toll	美国印第安纳大学	是	A2，B1，B3，C
Science of Science Tool	美国印第安纳大学	是	A，B1，B3
SciMAT	西班牙格拉纳达大学	是	A，B，C

　　表 3-7 中"常用方法"一列对应的是表 3-6 中的类别编号，类名字母后没有标注数字的是指类名下所有方法。

　　以上工具中还有时序分析、地理空间、性能和质量分析、社区检测等多种常用方法，但由于都不是知识图谱领域内的常用方法，所以不列入其中。

第四章 健康信息学在中医药信息化中的应用

第一节 健康信息学对现代中医药理论的发展

一、中医药现代化是中医药发展的必然选择

"中医现代化就是将中医理论纳入现代科学体系"，这是著名科学家、空气动力学家、中国载人航天奠基人、"中国科制之父"和"火箭之王"钱学森对中医现代化的理解。他认为，现代科学技术构成一个一体化的体系，一切不能纳入这个体系的知识都不可能算是现代意义上的科学。1984 年，钱学森提出中医多学科研究，要基于人体开放复杂系统特征这一基本理念，开展从定性到定量的多学科综合研究。朱清时院士也认为，中医药是复杂性科学。从上述观点来看，中医药现代化已成为中医药发展的必然选择。

二、中医现代化的核心是系统科学和智能化发展

中医是中华民族传统文化的重要组成部分，是基于独特的认识论和方法论的对生命和疾病的认知。中医诊断关键在于"辨证论治"，指的是以望、闻、问、切四诊信息作为基础，按照四诊合参原则，综合分析临床信息，实现审证求因、判断效果、推测预后情况等目的。但是，四诊信息一般表现为疾病的表面现象，而不是疾病生理、病理信息的直观表达，所以医生需要经过目测观察、语言描述的方法，根据自己的经验进行判断。现代医学影像技术和先进的影像设备的出现为实时、无损、动态的生物组织形态结构和功能信息等的检测提供了支持。中医机器智能指的是用智能中医在检测信息的时候，通过人工智能，对中医治疗中的主要环节进行检测，形成一种与中医治疗特点相适应的机器智能中医检测方式，从而建立中医辨证表现手法的逻辑推理系统，形成先进的中医智慧系统结构。

三、信息技术在中医药研究中的应用

早在 20 世纪互联网发展初期，钱学森等一大批中国物理学家都认为以电脑、互联网以及通信技术等为核心的信息技术革命会给人们带来一场巨大的产业革命，这不仅能改变人类的生产方式与工作方法，还能有效提升物质生产力。2015 年 3 月，时任腾讯公司董事长的马化腾在全国两会上提交了《关于以"互联网 +"为驱动，推进我国经济社会创新发展的建议》的议案，指出了"互联网 +"概念就是通过国际网络平台、信息化和通信网

络技术等充分结合国际网络经济与我国传统的经济行业生态关系，从新产业领域中探索一种新的生活方式。基于互联网健康医疗服务领域的差异可将其分为两大类，即广义的互联网健康医疗和狭义的互联网健康医疗。中国科学院院士陈凯先认为："中医药传承创新不只是中医药工作者的事，应该鼓励多学科交叉融合，打破界限，欢迎其他领域科研队伍加入。""互联网＋中医"医疗领域是一种现代化健康医疗事业发展的必然选择。

那么，互联网健康医疗的内涵是什么呢？广义的互联网健康医疗主要是利用互联网、物联网技术，进行健康教育、健康监测、慢病管理、医疗信息查询、医疗健康社交及医疗康复等多种形式的健康保健服务，侧重健康或亚健康人群；狭义的互联网健康医疗主要是利用多种信息技术，提供临床诊疗相关内容服务，侧重患者群。"互联网＋健康医疗"对中医药信息化的发展起着积极的推动作用。信息化是实现中医药振兴发展的技术支撑和重要引擎，是推进全民健康保障工程建设的重要体现。"十三五"以来，中医药行业各领域在贯彻落实《中医药发展战略规划纲要（2016—2030年）》和《中医药发展"十三五"规划》等方面取得了明显成效。

2017年12月，《国家中医药管理局关于推进中医药健康服务与互联网融合发展的指导意见》指出，加快中医药医疗、养生保健、健康养老、文化、健康旅游、服务贸易等与互联网创新成果深度融合，推动实现个性化、便捷化、共享化、精准化、智能化的中医药健康服务。建设国家层面的中医药业务应用平台，如中医药政务协同管理、中医药经验传承服务、中医药服务项目监管、中医药标准服务、中医预防保健监管与服务、中医药专科专病信息服务、中药品种基础数据服务、中医临床业务基本信息共享服务等信息子系统。此外，中医医院信息化建设正在逐步推进，加强信息基础设施建设，依据《中医医院信息化建设基本规范（试行）》推进以医院管理和中医电子病历为核心的信息化建设，开展医院信息互联互通标准化、中医电子病历应用水平分级评价。中医药体质辨识系统、临床路径管理系统、护理信息系统、名老中医经验传承系统，智慧中药房提供中药饮片、中西成药调剂、中药煎煮、膏方制作、送药上门、用药咨询等药事服务，以及基层医疗卫生机构内设的中医馆提供中医特色电子病历、辨证论治、中医药知识库、远程教育、远程会诊等信息化服务。

中医药信息化要实现高质量发展，注重其内涵文化和基础设施建设至关重要。中医药保健服务领域也有着巨大的发展潜力。从中医药养老健康业务出发，可研发出智能化的中医药健康咨询服务产品，通过规范网络化的中医药健康咨询服务内容，针对不同健康状态人群，提供个性化的中医药保健服务干预方法，从而给予他们安全、可靠的保健咨询服务，形成一种公共服务平台，并面向市民和社会传播中医养生等保健知识。从信息网络平台的构建出发，通过完善中医药业务在线上线下的共享发展、信息间的互通有无、数据的有效转移等促进国家全民健康信息保障工程的建立，即建设国家级中医药信息网络平台，与全民健康信息数据中心一同形成数据互动和信息共享的网上渠道，让人们能够更便利地获取中医药信息、知识。信息科学是在中医药的基础上发展壮大起来的。从中医康复养老方面出发，积极搭建以社区养老为基础的医疗结合健康信息服务平台，建立以互联网技术为基础的医养联合体，向社会和居家中医药康复养老业务提供健康产品，并设计和研发出适宜老年人的智能化产品、健康养老移动应用软件，以及健康监测可穿戴设备等。

第二节　人工智能技术在中医辅助诊疗中的应用

一、中医辅助诊疗背景和发展

人工智能在医学中的应用非常广泛，已建成的较高水准的人工智能应用平台具备了医学专家系统和数字化全医学会诊中心。从应用场景来看，包括虚拟助理、医学影像、药物挖掘、营养学、生物技术、急救管理、医院管理、健康管理、精神健康、心理健康、可穿戴设备、风险管理和病理学等多个领域。

医学专家系统主要分为知识库与推理机，基于知识库基础上的专家知识系统具有固定的结构化语言表达方式和数据组织结构形式，主要包括以下三类。一是直觉知识系统，即经验知识。其指的是一种生成规律，即当规则符合其所需要的要求时，知识系统将自然而然地得到一个结果并实施一个动作。二是当直觉认识无法处理较复杂的问题时，通常会使用认知理论，即可指导医学实际的医学理论，会使用因果模型、自然语言处理技术以及认知图谱等来描述。三是策略知识，指的是在运用多条规则的时候，通过运作推理机程序来判断应当优先运用哪种规则。推理机的策略主要包括两类：一是前向推理，也称面向数据的推理，指的是依靠其所掌握的先进知识，在一定条件得到满足的情形下找到新生事物，而后再运用这种对新事实的相关适用法则，直至获得正确的结论；二是后向推理，也被叫作面向假设的推理，也就是先给出假定结论，再找到与那些结论和假定条件有关的规则，而这种规则中所需要的条件就成为新的假定条件，如此不断循环，直至全部的假定结论都由用户直接获得，从而证实或否定那些最初假设。经过临床实践，很多事实与结论之间的关联并非很明确，这时需要借助推论统计或者模糊推理的方法，即系统的推论往往是不明确的，需对每个结论都提出其可信度，并优先考虑可信度较大的结论。医疗专家系统指的是将现代医学诊断知识经过大量的计算输入电脑中，从而模拟医学专家的临床诊疗思路，最终根据病情在知识库中提取并综合有价值的诊断线索，进而给出治疗方案。对于一些复杂的问题，系统也会提供几个可信结论，供医务人员参考。

数字化的全医学会诊中心是在计算机辅助诊断的系统上构建出来的，而其技术中最关键的地方就是全医学知识库的人工智能系统。全医学数字会诊中心给每组疾病提供多个可供临床诊断的机会，尽量避免误诊和漏诊的现象，提高诊疗水平。它能为临床提供最便捷的工具，使医务人员可以从烦琐的事物中抽身，并对病情的诊断提出最佳方案，同时临床路径越来越合理与便捷。因为医务人员在添加药品的时间上是有参考性的，对药物的选择也有一些禁忌，只有拓宽医务人员的用药知识面，确保科学用药，才可以为患者提供更好的医疗服务，也才能为医务人员撰写病历提供科学的基础。这个系统为弥补医疗资源的匮乏、降低医疗事故率提供了最佳临床解决方案。

中医辅助诊疗系统是建立在中医诊疗设备基础上的，系统由软件和硬件组成。其中，我们还有一系列的健康服务项目，就是通过网络收集个人体质与普通疾病相关数据的初步统计分析，并主要服务于普通疾病患者、医护以及医学科研人员等各个方面的一整套健康服务项目。我国是从 20 世纪 50 年代开始研究智能中医诊断信息处理技术的。这些年，随着对中医诊断过程智能信息处理的深入研究，不仅涉及中医脉象信息的获取与处理和对中医诊断专家制度的研究，还涉及四诊客观化方面的研究，尤其是在望诊与切诊方面所进行的研究在中医临床上得到了很好的验证。

就切诊工作而言，主要集中在对脉象信号的收集与管理。20 世纪 50 年代，许多不同专业的学者对脉诊进行了客观化的研究。这些研究主要运用了现代检测技术和检测方法，描述和记录脉象的物理特性，并对所获得的脉图采用了定性与定量相结合的研究方法。20 世纪 50 年代，朱颜更是首次在中医脉诊研究中引入了杠杆式脉搏描记器，并运用现代检测技术和检测方法研发了多种脉象测量与记录的仪器。不仅包括脉象信息的定量研究，还有脉象信号的多触头压力检测技术、单触头压力检测技术以及非机械压式测量技术等。现阶段，脉象的检测方法与检测技术研究已取得了长足进步，并向着多方法、多学科协同的研发方向深化。

在望诊方面，有关舌象信息获取方面的研究得到了较大的发展。国内研究人员开发了"中医舌象分析仪""WZX 舌色分析系统"等。这些相关的研究工作已经涉及舌体与舌苔的颜色、形质、动态、歪斜、纹理（裂痕、点刺）、厚薄、胖瘦、润燥等方面。可以说，有关舌象信息获取与处理的研究工作已经相当深入和成熟。

我国对中医诊疗专家系统的研究起步较晚，直到 20 世纪 70 年代中期人工智能技术才开始广泛应用到中医领域。到了 20 世纪 80 年代，国内外共有 140 多家省级中医诊疗专家系统，大都是采用具有一定规章制度的决策推理方法达到其目的。例如，知识库中使用的是树型结构，即由节点生长出辨证推理树或者施治推理树。其中，推理过程也就是评价目标节点可信度的过程，利用时间回溯机制来找出由初始态到目标态的最优途径；或者采用基于规则的决策推理方法，以逆向推理的方法获取专家知识。例如，知识表达采用数组、矩阵的形式，以多级极大值搜索法建立启发式联想推理机。要想找寻中医的整体思路，就要在推理机制上，通过各种逻辑推理技术的交叉融合来实现。

随着中医理论形式化的深入研究，在中医专家系统的实现技术上，更多地采用"专家系统"定义下的人工智能技术。例如，可依照模糊判别模式模拟临床试验进行中医辨证、通过协同分布的方法来实现中医诊断、采用神经网络模型建立中医辨证系统、利用决策树方法进行中医证型分类，以及采用基于信息熵基础上的决策树算法等。

国外的有关研究也与之类似，主要针对中医诊疗系统的构建，或利用语义网络描述中医知识信息，或基于假设 – 测试的方法作为推理策略，以及基于决策支持系统和模糊推理方法等。例如，日本东京大学研制的慢性肝炎中医诊疗系统，利用语义网络描述中医知识信息，以假设－测试的方法作为推理策略，用 Prolog 编程实现。加拿大西蒙弗雷泽大学的 J. Shieh 也开发了诊治癌症的有关中医专家系统。英国中医药研究院建立了国际中医门诊部，患者可以通过因特网进行就诊。美国 Rocky Mountain Herbal 研究所的 Curtis J. Kruse 则有中医信息检索专家系统问世，并采用面向对象的方法来开发有关中医专家系统。美国加利福尼亚大学的教授 Davis 给出一个中医决策支持系统。

20 世纪 70—80 年代，我国学者试图将人工智能成果用于中医研究，并在中医专家领域得到了广泛应用。中医专家系统是在第二代的基础上建立的人工智能专家系统，具有高度逻辑推理能力和有限的知识库，既无法用来做出创造性的判断，又无法开出具有创新性的药方，所以第一次的中医人工智能尝试基本以失败告终。到了 20 世纪 90 年代，随着机器学习特别是深度学习的人工智能的迅速发展，使新一代人工智能在人们大量经验的基础上构建出来，利用深度学习技术，更加贴近人们的思考方法和逻辑推理能力，并期望在信息存储能力、计算速度等方面超越人类的智能。

中医望、闻、问、切的过程及以此开出的方剂和最后疗效都全程数据化记录，而这些诊疗数据是中医机器人智能学习最鲜活的养料。有了中医大数据，智能中医就可以被学习和接纳。现阶段，全国的中医工作者已经在中医大数据建设方面付出了不少努力，其中包括中医典籍的数据化、人类身体的数据化和诊疗实践的数据化等，为中医智能化发展奠定了基石。

二、中医辅助诊疗研究

（一）中医辅助诊疗应用类型

随着医疗信息数据和人工智能技术涉及范围的不断扩大，国内外人工智能技术在中医辅助诊疗领域已取得了一定的进展，主要体现在四大方面。

1. 挖掘中医药数据

中医文献材料和临床病案是中医学术思想和临床实践的核心载体，归纳和整理是中医临床经验传承的有效方法。在人工智能时代，通过利用数据挖掘技术，深度学习整理各具特色的中医文献和案例，以发扬、拓展、深化中医临床思维与眼界；在复杂症状中提取中医证型，分析临床症状、证型、方药间的潜在关系；在方剂中找出药物配比和药剂中的核心药物和核心配比等；更重要的是总结名老名医的经验，辅助临床诊疗工作的开展。通过智能云算法模拟中医诊疗的思维和处方生成的过程，不断创新现代化中医理论，推动中医理论规范化和客观化研究，为中医诊疗提供智能信息支持，建立中医临床病症诊疗决策支持系统。

2. 辅助鉴别中药

中药材是中药质量的关键，也是中医药发展的基石。但中药材的质量受种源、环境、技术、管理、采收、加工、仓储和运输等多方面因素的影响，药材药效多有不同。利用人工智能技术鉴别中药材，取代传统人工鉴别中药材的方法，根据中药材的样本进行大数据的识别与分析，功能涉及辨识药材真伪、追溯品种产地、品质监测等，大幅缩短了中药材的鉴别时间，从而规范中药生产，提升中药质量，推动中药产业的发展。

3.辅助中医诊断

人工智能技术的发展为中医诊断带来了新的契机，随着中医传统诊断方法现代化研究的深入，色诊仪、脉诊仪、舌诊仪等都成为新兴的现代中医诊断仪器。目前的中医辅助诊疗系统主要包括四类，即科研分析型、临床诊疗型、送药到家型以及家庭应用型。

（1）科研分析型。近年来，由于我国对中医传统文化的大力推广和保护，以及其在抗击疫情期间取得的显著效果，中医诊疗已经慢慢走向了世界，在医疗科研领域的地位也逐渐提升，深受越来越多的研究者喜爱，成为医疗研究与创新的热点项目与课题。

例如，在舌象信息分析技术方面，李文书用基于 HSV 色彩空间的最佳阈值迭代算法和基于彩色特征组合的分割方法，有效解决了质苔分离问题。在脉象信息技术方面，王常海等研究人员将 3D 打印技术引入脉象采集装置的研究，为各临床诊疗提供动态的脉象要素变化，促进脉象信息化、数字化和客观化。

（2）临床诊疗型。临床诊疗之中医辅助诊疗系统在各大公立与私营医院中已属重点建设项目之一，同时逐步向基层卫生医疗引入和推广该系统，从而保障医疗工作的正常开展。

以大数据技术和现代化中医诊断技术为支撑，建立完善的社区健康管理系统，为社区居民建立中医健康档案，利用中医健康管理理念与管理思维，基于案例模型和计算机算法等技术手段，为医生提供诊疗所需要的中医干预数据库，辅助医生诊疗工作，满足居民基本健康需求，实现中医诊断技术信息化、规范化、标准化。

在中西医结合医院的诊疗中，我们常看到的临床医疗中的中医辅助诊疗系统，如煎药器、脉诊仪、舌诊仪、中医体质辨识仪等都还处于试用和测评改良阶段，尚未自成一套中医诊疗辅助系统，也暂时不被医生作为首选的治疗方法推广和使用。

（3）送药到家型。"送药到家"服务是通过现代网络信息技术以及物流配送体系进行运作的。患者接受治疗后，医生将药方通过互联网传到药厂的配药煎制中心，中心会打印药方和条形码等信息，而药房工作人员先对自己的工号以及中药信息条形码进行扫描，对药方进行审核无误后开始抓药，之后进行处方复核、药品浸泡、药品煎煮、真空包装等一系列工作，最后再以快递邮寄的形式送到患者手上。这种模式下，药厂和医院、患者间建立了直接联系，药品生产出来后不经过其他中间商和医院直接送到患者手中，这就减少了中间流通环节，降低了成本，大大提高了药品的流通效率。其具有以下现实意义：一是采取"互联网＋中医"互诊模式提供中药集中代煎服务，让患者在家中就能够完成诊疗的整个过程，优化了患者就诊体验；二是中药的直接配送模式符合"医药分开"的理念。

（4）家庭应用型。家庭应用型主要体现在中医辅助诊疗系统的智能穿戴设备中。近年来，为了加快互联网与中医药健康服务融合发展的研究，使中医药在保健、养生、健康养老、医疗康复等方面的作用更加个性化和便捷化，将家庭日常使用的中医辅助诊疗系统与共享性创新成果融合，开发各种硬件、软件设备，如智能手环手表、中医体质辨识 App、睡眠呼吸监测设备等。

但是，因为市场具有选择性与实时性，研发资本较高，成本控制困难，所以无法实现与医疗和急救系统的联网。同时，现当代中医脉诊仪的传感器研究还处于发展阶段，还不能进入民用领域。

4. 辅助中医药教育

将人工智能加入中医药院校的教育计划中，改进传统的中医药教育教学形式，可以有效提高教育教学效果、加大实验教学力度。利用人工智能技术开发虚拟网络信息学习平台，减轻中医药教师部分教学任务，使其有更多的时间投入创新性、研发性、启发性的教学活动中，为学生提供科研平台，制定更加优化的教育方案，激发学生学习潜能，培养学生临床思维，提高学生学习的主动性和自觉性。

（二）"互联网＋中医"诊疗服务模式

以 2018 年 8 月上线的友德医互联网＋医疗健康研究院推出的"预约名医、足不出户、网络视诊、送药到家"智慧中医就医模式为例，友德医互联网医院是全国首家获得国家卫生健康委员会许可的网络医院，其网络诊疗医院采用的诊疗模式有以下几方面的特征。

一是线上预约，即患者在家中或办公室就可通过手机 App 预约名医，不仅节省了在医疗机构看病挂号的时间成本，还节约了交通费用。

二是网络视诊，即医生和患者通过视频进行问诊，患者在填写信息收集表、上传检验结果等资料后，通过网络视诊平台来与名医进行视频实时问诊，这和在线一对一的问答方式是有差异的。

三是送药到家，即患者结束网络视诊后，医生会在网络视诊平台开出处方，然后把处方发送到制药公司，制药公司根据所开立的处方来给患者配药、代煎中药汤剂，并将煮好的中药汤剂由快递公司配送至患者手中。这极大方便了上班族、老年人等，也让患者能够谨遵医嘱按时服用煎煮好的汤剂，以保证疗效。

"互联网＋中医"诊疗服务模式在预约挂号、就诊方式、用药等方面都不同于传统的医疗模式，大大提高了诊疗的效率，方便了医患双方，是中医药服务上的一次创新。

三、智能中医诊断系统应用研究

利用人工智能＋医疗产品的辅诊能力以及基于大数据硬件和神经网络芯片等计算能力，对医疗领域大量数据进行系统训练和优化，运用自然语言处理、认知技术、自动推理、机器学习、信息检索等技术，实现自动问答、挂号、临床决策、诊疗决策等全方位的智能诊疗。先通过自然语言处理学习病历、有关疾病的资讯著作等医疗知识，形成医学知识库；然后运用深度学习算法和框架学习海量临床诊断案例，建立疾病模型，在对比专家诊断数据后持续优化模型，不断提高疾病诊断能力，辅助临床医生解决一些复杂的医学问题。

　　智能中医诊断信息处理技术的研究目的是为现代化的医学科技研究建立一套与中医诊疗相匹配的智能中医诊断体系，对在实际生活中所开发的智能中医诊断系统进行指导。

　　如图 4-1 所示，通常一个智能中医诊断系统由五大部分构成，即四诊数据获取、病案训练数据库、规则知识库、辩证推演引擎和用户接口界面。

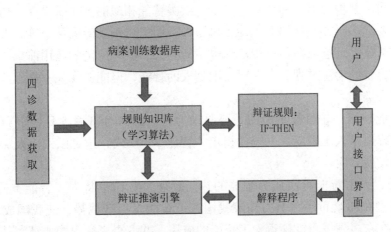

图 4-1　智能中医诊断系统的一般框架

　　从上面的智能中医诊断系统的一般框架可以看出，要想开展智能中医信息处理技术研究工作，就要从以下五个方面来加以研究（表 4-1）。

表 4-1　智能中医诊断系统构成

四诊数据获取	指的是望、闻、问、切四种症状在诊察中所获取的诊断信息，一般需要用客观化的机器手段来处理
病案训练数据库	含有大量的中医诊断知识和规则
规则知识库	指的是通过手工录入或机器学习的方式来形成中医诊断规则，存放形式为 "IF-THEN"
辨证推演引擎	是机器诊断的关键模块，采用某种推算方式，依据获取的四诊信息和诊断规则进行中医病症的推演，继而得出诊断结果
用户接口界面	主要服务于机器诊断系统的使用者，其中 "解释程序" 是在人机间建立一个相互交流的平台，提供一个良好的、个性化的、便于使用者理解的人机界面

四、人工智能与中医药行业的结合发展

（一）人工智能技术在医疗领域的应用

人工智能（artificial intelligence），英文缩写为 AI。它是一门研究、开发用于模拟、延伸和扩展人的智能的技术科学。人工智能是现代计算机科学的一个重要分支，它企图了解智能的实质，并生产出一种全新的能以与人类智能相似的方式做出反应的智能机器，这个领域的主要学术研究包括语音识别、机器人、图像识别及专家系统等。人工智能自诞生以来，理论与技术日益成熟，应用范围也不断扩大，具有广阔的应用前景。人工智能是对人的意识、思维的信息过程。人工智能不是人的智能，但能够像人一样思考，甚至在某些方面会超过人类。

人工智能是新一轮科技革命的重要驱动力量。2019 年 3 月 5 日，李克强在《政府工作报告》中提出了人工智能，并首次提出"智能 +"模式，这足以说明人工智能 + 传统行业是今后的发展方向。

2017 年，人工智能再次成为全球的热门话题，我国也将人工智能上升为国家战略。当前，国家正在加紧布局，努力构筑我国人工智能发展新优势，使我国成为世界科技强国。各方也在众多领域积极探索人工智能的应用，并取得了突出的成绩，其中，健康医疗领域是人工智能应用最具潜力的领域之一。

现阶段，人工智能 + 健康医疗领域的发展重点是院前管理、院中诊断和院后恢复等。这些方面，人工智能在医疗领域的应用主要体现在以下几个方面。

（1）智能导诊机器人。智能导诊机器人是建立在人脸识别、远场识别、语音识别等先进技术的基础上，通过人机交互，可以执行挂号、科室分布及就医流程引导、身份识别、数据分析、知识普及等导诊任务。现阶段的智能导诊机器人拥有全面的医疗知识图谱和强大的医学语义理解能力，大脑存储了海量权威的医疗知识库，它会根据患者的年龄、性别、病患部位、临床表现等信息通过医疗知识库匹配相关病情信息，并且给出就医建议，还能够满足日常疾病和一些专科疾病的问答，帮助患者了解药物使用的注意事项以及给出日常的健康养生建议。

2017 年 6 月，安徽省立医院投放了两台智能导诊机器人"晓医"。如今，经过持续"学习"53 本医学教科书和相关数据，"晓医"目前可以支持 47 个科室的医生排班查询、618 个地点导航、607 个功能地点导航、227 个地点的上班时间查询和 260 个常见问题的询问，回答问题的正确率由早期的 81% 提升到 90.81%，每天 12：00 ～ 13：00 点机器人交互频次达到最高峰，每周在周三、周四使用最多，最近一周单台机器人日均使用 1 089 次。埃森哲发布的《埃森哲数字健康展望 2017》报告显示，72% 的卫生机构已经引入智能虚拟助手并投入使用，未来我们将会看到更多的智能导诊机器人入驻各类医院，为我们提供更为丰富、便利的诊前服务。

（2）语音电子病历产品。语音电子病历是软硬一体的解决方案，软件是以语音识别引擎为核心、以医疗知识库为基础的语音对话系统，语音识别引擎可以实现人机交互与文本

的转换，包含各类疾病、症状、药品以及其他医学术语的医疗知识库，能够实现语音识别、病历纠错等功能。硬件是医用麦克风，通过医疗专用麦克风增强说话者语音，抑制环境噪声干扰等。通过语音电子病历将医生的主诉内容实时转化为文本，并录入医院的信息管理系统中。使用语音电子病历能够提高医生书写病历的效率，使医生能够将更多的时间和精力投入与患者交流和疾病诊断之中。

语音电子病历进入门槛相对较低，在医院的使用不需要进行 CFDA 认证，且能大幅度提高效率，因此国内很多公司都看重了这个领域，最具代表性的公司有科大讯飞、云知声和中科汇能。这三家公司受益于医疗信息化政策以及医院相对灵活的采购政策，其产品在 2017 年均取得一定的销售业绩。目前，产品在专科医院、病房查房、超声科检查等场景中应用效果较好，如北大口腔医院在没有做任何推广的情况下，产品使用率达 65%，年轻大夫的使用率在 80% ~ 90%。但是，由于门诊医生习惯于使用电子病历模板进行信息录入，同时门诊医生工作环境较为嘈杂、语言表达口语化等，语音识别过程中可能出现多字、漏字等识别错误，在语音转录之后医生还需要一定时间对其进行校正修改。未来还需要进一步提高语音识别的抗噪性、敏感性和稳定性，同时将语音识别融入各个信息系统中，不断优化语音电子病历产品，让其应用于医院的更多科室、更多环节，提高医生工作效率。

（3）影像辅助诊断。影像科常被比作战争中的突击小队，其重要性、工作量和压力可见一斑。根据动脉网的数据，国内医学影像数据的增长量达到每年 30%，而同期影像科医生的人数增长只有 2%，因此亟须通过人工智能技术为其赋能。同时，在目前的医疗数据中，医学影像数据的标准化程度较高，这也为人工智能在影像领域的应用提供了重要基础。

目前，人工智能 + 医学影像的应用场景贴近医疗核心，主要包括影像识别、靶区勾画、脏器三维成像等，利用人工智能排除干扰项，将信息更好地呈现给医生，减轻其工作量，提升效率和准确度。

在智能影像识别方面，人工智能利用 CT 图像等放射影像，在肺结节识别方面的技术相对来说比较成熟，其具体步骤如下：第一，用图像分割算法对肺部进行扫描处理，生成肺部区域图；第二，根据肺部区域图生成肺部图像；第三，通过肺部分割后生成的肺部区域图像，在结节处标注信息，生成结节区域图像，作用于卷积神经网络的肺结节分割器；第四，做肺结节分割，得到疑似肺结节区域；第五，使用 3D 卷积神经网络对肺结节进行分类，得到准确的肺结节位置和置信度。目前，人工智能产品识别肺结节的检出准确率大概在 90%，高于医生平均水平。

在靶区勾画方面，放疗是肿瘤三大治疗方式中最为主流的治疗方式，相对于诊断，治疗更切入医疗核心。在临床中，每个肿瘤患者的 CT 图像大概是 200 张，靶区勾画和治疗方案的设计耗费 3 ~ 5 h，如果靶区勾画的不准确或肿瘤发生了改变，就要重新勾画，因此占用了肿瘤医生大量时间，而这些工作大都是重复的，如利用人工智能来完成这些工作则能大大节约医生的时间。首先，根据癌症的类型自动生成 CT 的各项检查项目；其次，根据所拍摄的 CT 图，在 AI 技术和图像识别技术的帮助下自动勾画出相应的靶区；再次，自动生成具体的放射性方案或手术方案，由医生做最终的确认；最后，全程跟踪上述和之后的治疗和检查结果。通过这种方式，工作效率提高 90% 以上，目前在乳腺癌、鼻咽癌、肺癌、肝癌等癌症上技术相对成熟，自动勾画的靶区与医生人手勾画的重合度在 85% 以上。

在脏器三维成像方面，脏器三维成像是指人工智能以核磁共振、CT 等医学影像数据为基础，通过手势和语音指令对各类人体器官实行三维解剖，并从各个组织、病灶中找出和临床实际相适应的操作。其中，重点是对三维体积、角度、距离和血管管径等进行实时交互的定量分析，从而实现手术前的全定量三维精准评估、虚拟手术模拟和手术风险评估等，这样可以减少手术所造成的创伤，提高外科医生的手术精准度，使外科手术更精准、更快速、更安全。

人工智能 + 医学影像在上述三个方面均有所突破，但基本上都是基于单病种的，而现实中的医学影像大概涉及 2 000 多个病种，不同病种、不同成像设备之间都存在较大差异，因此，人工智能 + 医学影像的发展处于早期阶段。

未来人工智能在医疗领域的应用应该在以基层为核心的分级诊疗服务和以医院为核心的疑难重症诊疗服务场景率先实现突破。

（1）在以基层为核心的分级诊疗服务场景中，未来居民在社区卫生服务中心进行定期常规检查，智能影像可以帮助基层医生判断某一用户可能存在的风险，并利用智能辅助诊疗系统给出最佳的诊断建议和治疗方案，同时通过智能语音电子病历记录用户情况。若用户需要转诊，医生可利用智能导诊系统协助其完成一系列转诊预约工作，同样，用户从上级医院转回时，可利用智能导诊系统和医生完成衔接。用户回到家中，虚拟医生可针对用户情况持续对其进行健康教育，关注用户健康数据并对其进行健康风险预测，必要时及时通知家庭医生。同时，医生在碎片时间也可以通过智能远程教育平台，采用虚拟患者等手段不断提升自己的服务水平。

（2）在以医院为核心的疑难重症诊疗服务场景中，未来一个病情复杂的癌症患者来到医院，医生在智能辅助诊疗系统的帮助下对其进行针对性的检查，实现快速确诊。该患者第一阶段需要手术治疗，医生在智能手术机器人的辅助下完成单纯依靠人工难以实现的精准手术，在完成治疗的同时最大限度减少创伤。之后，患者开始"放疗 + 药物"的治疗，智能影像为其勾画了精准放疗方案。同时，利用大数据和人工智能加速了药物研发过程，在智能辅助诊疗系统的帮助下，为病患制定个性化的用药方案。患者服用的药物带有微型人工智能芯片，可监控药物疗效并传回必要的体征数据，通过数据分析可以及时调整用药情况，进而达到更好的治疗效果。针对该病患的疑难重症诊疗涉及诊断、治疗、药物匹配与药效监控等多个层面，在人工智能的辅助下，将医生的核心智慧放大，两者相结合创造出来的新技术和新方法将大大提高诊疗质量，为健康医疗带来突破性发展，攻克目前我们仅依靠医生无法解决的医学难题。未来，通过多方的共同努力，人工智能 + 健康医疗在单点、纵深领域不断实现突破的同时，还需要将各个散点组合成更大的应用场景，让分级诊疗能够真正落地，解决医疗的核心痛点；让医护告别大量重复工作，提高效率，缓解医患矛盾；让每个人都能够实现对自身健康的管控，使个性化健康管理模式落地；让新药研发成本下降，加速药物研发以及临床试验；让行业监管升级，行业决策优化，告别个人经验主义。未来，人工智能＋健康医疗一定会让医疗服务质量不断提升，让多方主体共同受益。

（二）人工智能与中医药行业的结合

人工智能已经进入了爆发式增长的红利期，"人工智能＋医疗"领域已成为各大人工智能企业的最佳"斗兽场"。"望、闻、问、切"是中医学辨证论治的基础，也是"互联网＋中医智能化"诊疗模式机制的基础。"互联网＋中医智能化"诊疗模式通过智慧中医网络医院平台，使医生与患者可以实时网络视频问诊，观察患者气色；以医生诊断为基础设计患者信息采集表，患者与医生视诊前在手机 App 上进行填写，辅助医生询问病情症状，完成"望、闻、问"的过程。通过移动可穿戴设备或者线下智慧中医网络医院接诊点配备的脉诊仪等检查仪器实现诊疗，完成中医切诊。智慧医疗中医诊疗模式如表 4-2 所示。

表 4-2　智慧医疗中医诊疗模式

智慧医疗中医望诊模式	在中医诊断体系中，望诊是对疾病、证候诊断的第一步，是获取证候信息最直接的方式。在现代技术的支持下，可直接使用常规的拍摄设备采集患者面部和舌象的信息；利用智能算法改进传感器和分析系统，将手机作为望诊分析的工具，目的在于提供基于面部望诊客观化与量化工作，减少医生因主观因素误诊的干扰
智慧医疗中医闻诊模式	闻诊是通过听声音、嗅气味来诊察疾病的方法。通过语音传输设备获取患者声音，通过相关音频传感设备，实现对内脏，如心音、呼吸音、肠鸣音的听诊。通过对模式识别技术及相应算法进行分析，实现识别单一或混合气体的功能，促进闻诊方面的快速发展，以电子鼻技术为代表，这类技术的发展可为中医闻诊客观化、标准化开创先河
智慧医疗中医问诊模式	在传统中医问诊模式中，一般主要通过医生与患者的面对面交流，及时获取患者疾病的一手资料，同时运用语音设备对不能正常进行沟通的患者提供多项服务的支持，这是智慧中医诊疗最基本的功能。随着互联网人工智能技术的不断发展，在基于远程语音医疗的普及状态下问诊，计算机中医问诊系统已进入开发尾声。以已在中医问诊系统的研制道路上取得一定成绩的何建成为首的团队为例，其利用交融中医理论、智能信息处理技术、计算机技术，实现了中医问诊智能化系统，标志着该相关系统终将代替传统门诊和简单的远程医疗模式，向未来的人工智能问诊方向发展

续 表

智慧医疗中医切诊模式	传统脉诊的缺点是主观性强、难以描述，造成脉诊"在心易了，指下难明"，使其难以实现标准化、规范化。当前，随着现代医学、数学、计算机技术、可穿戴技术等多学科的交融，通过脉图、影像等直观的方式对脉象进行现代研究已成为现实，这为脉诊的传承与推广创造了有利的条件

例如，某"云医院"，利用云计算物联网、大数据等信息技术，打造了一个基层医疗机构，实现了网上诊疗、咨询等服务。在相继创建阿里健康大药房、美团药房等线上药房的同时，也支持线上医患互动交流平台与药物购买、配送等活动。同时，随着中医诊疗在世界的地位不断上升，2015年，全国第一个县域中医智能云平台在浙江省海盐县实施，随后便在湖州、余杭、富阳、苏州等地积极开展线上中医医疗服务活动，这一创新的医疗组织服务模式突破了多年医改遗留的困境，向更清晰、更合理的医改目标努力，使中医传统文化不断深入民心，把中医医疗服务推向世界。

1. 授权医生

人工智能的目标并不是取代人类，而是通过智能辅助诊断工具、可移动式和便携式的医疗服务装备，开展远程诊疗服务，扩大医生服务半径，提高其诊断能力以及工作效率。

2. 授权患者

患者通过手机自主进行体质辨识，在线与医生进行随时随地的沟通交流，实时进行自我健康管理和健康督促。

3. 授权医疗机构

通过整合龙头中医院的医疗信息资源和名老中医诊疗技术及常用方剂等，并输出至基层医疗中医机构，提高基层中药医师的诊疗能力及机构整体医疗服务水平，帮助中医院成为区域的中医药诊疗和健康服务中心，推动社区医疗服务的开展。

4. 助力名老中医诊疗经验智慧传承

通过"人工智能 + 中医"，客观化地采集诊断数据，实现名老中医医案案例（如舌脉信息）的可视化记录，智能挖掘名老中医诊疗规律及核心用药配方。通过数据挖掘让"医案发声"，帮助年轻医生领悟药方规律，并应用于临床实践中。

第三节　中医机器诊断知识获取方法及应用

一、中医机器诊断知识获取及中医管理系统解决方案

对中医机器诊断知识的主要获取方法进行比较深入的研究出现在20世纪90年代。随

着中医理论的进一步传承和深入发展，中医专家突破了传统的"专家系统"研究思路，加入先进的人工智能技术，如通过模糊判别模式来模拟临床试验，通过协同分布式的方法进行中医诊断，应用数据挖掘技术和决策树方法进行中医证型分类。国外也有类似的研究，主要探讨中医诊疗系统是如何构建的，或利用语义网络描述中医知识。

中医治未病健康管理系统的理念就是将我国医学"治未病""整体观念""辨证论治"的核心思想，完美结合到现代健康管理学的每一个环节中，对各类有健康管理需求的人群进行中医的全面信息采集、监测、分析和评估，以维护和改善个体和群体健康为目的，对每个不同个体给予针对性的中医健康咨询指导、衣食住行之养生建议，同时对健康危险因素进行中医相关的各种干预，以期达到"五脏安、经络通、气血和、百岁康"的养生调理愿景。将"中医"的理念完美融合到现代健康管理系统中，有效服务于有健康需求的各类人群，需要制定全方位匹配的解决方案。

（一）"互联网 + 中医健康管理系统"

"互联网 + 中医健康管理"解决方案（治未病科、健康小屋、中医馆、养生堂、家庭健康监测）设计了基于移动互联网和智能手机平台的"互联网 + 中医健康管理系统"。这样，病患在家中就能实现"望、闻、问、切"四诊，相关的信息上传到云端进行专家库自动分析处理，并把结果及时上传到客户端。通过手机端信息的采集形成的个人健康数据库能够给患者提供住院治疗时的重要信息。该系统基本功能如表 4-3 所示。

表 4-3 "互联网 + 中医健康管理系统"基本功能

建立个体中医健康档案	通过终端的中医健康云管理系统，完成基本用户的信息录入和体质辨识，以及舌脉诊信息的采集，并上传至健康管理机构专属的云端服务器
个体中医体质辨识	云端服务器接收到由终端传来的体质辨识问卷和各种中医数据，经过四诊合参，自动辨识检测用户的中医体质类型，主要包括是否平和质或偏颇质、偏颇倾向，通过柱状图的形式展示辨识结果
个体脏腑健康状态辨识	云端服务器接收到终端传输来的舌脉检测数据，自动生成检测用户的脏腑健康状态报告，如舌 / 脉的单诊分析、舌象健康状态图、脉象亚健康分析、健康状态的各种量化评估和图示分析等
中医养生方案库	针对每个用户健康辨识结果，云端服务器自动从海量数据库养生方案方阵中提取出相应的养生方案，这个方案主要针对体质的偏颇状态进行调节，如痰湿质、气虚质、阳虚质、血瘀质等，以茶饮、汤包、药浴和导引等简易有效方法为主，并根据四季的变换提供适合当季的调养方式，用户可以在家中自行操作或应用，从而改善健康状况

续　表

中医干预方案库	中医健康云端服务器不仅能够依照健康状态辨识报告给出养生方案报告，还会从大量数据库干预方案中提取一个相应的干预方案，这个方案主要是针对一些常见的疾病，如失眠、便秘、耳鸣、咳喘、腰膝疼痛不适、免疫力下降等，以经络调理为主，如拔罐、耳穴、艾灸、刮痧、穴位敷贴等
个体化体质中医健康管理服务包	个体化养生方案以体质调养管理包的形式出现，干预方案以慢病经络调理管理包的形式出现，健康管理师可从自动生成的养生调理方案中选取适合用户的方案，根据用户的健康状态拟定其他中医方案，还可提供指导性的建议，如膏方、药膳、中医本草或者健康管理机构自有的一些特色中医疗法
治未病大数据挖掘系统	融合机器学习、模式识别、高性能计算等学科知识，分析海量数据，挖掘潜在规律。为中医健康管理及治未病科研量身定制数据挖掘平台，从海量数据中揭示深层次、隐含的信息和规律，通过表格、图形直观呈现，为治未病科研及健康管理提供技术支持。例如，体质之间的关联规则挖掘、生活习惯与体质偏颇的关系分析、基于舌面脉特征和体质特点的聚类分析等
数据管理功能	中医健康管理系统拥有强大的数据管理功能，可提供个体中医健康档案管理、个人历次健康状态对比分析、养生干预效果量化评估。另外，对于医疗健康服务机构的工作量统计和重点人群的统计也非常方便
智能移动健康管家服务	医疗机构或健康管理机构可从云端下载或调取健康辨识报告，并传给用户，根据用户的个人体质健康状态来推送各种健康资讯，用户也可自己在智能手机或平板上查询健康状态和其所需要的健康资讯

（二）智能中医四诊仪

智能中医四诊仪基本功能如表4-4所示。

表4-4　智能中医四诊仪基本功能介绍

仪器介绍	"依脉智能中医四诊仪"是传统中医和现代科技相结合的产物，将舌面诊、中医脉诊和问诊等子系统整合，自动识别人体的体质，并通过智能分析提供个性化的中医养生服务，并给出合理的养生调养方案和经典处方建议
脉诊单元	主要是采集脉象信息，通过无级气动加压和高精度防过载传感器来模拟中医的切诊指法，分析脉象的数、位、形、势等特征，最后得出单脉和相兼脉的脉象图。同时，可记录和跟踪不同时期脉象的不同特征，有利于对疾病的疗效评估，为辨识健康状态和评估干预效果等提供客观的依据

续　表

舌面诊单元	主要是收集舌象、面色等信息，系统能智能分析舌形、舌色、苔色、舌络、面色等特征，记录和跟踪不同时期的面色、舌象等的变化，有利于今后的疾病疗效评估，为辨识健康状态和评估干预效果等提供客观的依据
体质辨识系统	依据《中医体质分类与判定》《中医药健康管理服务技术规范》《国家基本公共卫生服务规范（2011年版）》等文件要求，开展亚健康人群中医体质辨识，进行准确中医体质分类，并支持开展中医预防保健服务大数据挖掘分析科学研究
智能辨证分析系统	通过对四诊信息进行整合分析，自动得出人体健康状况的综合评价，并提出科学全面的养生调养方案，给出穴位按摩、经典方剂、中成药等多种方案
应用领域	中医治未病服务、中医医联体、中医基层医疗服务、中医体检、健康小屋、中医教学、科学研究、大健康产业等

二、深度学习技术在中医诊断中的应用

深度学习是机器学习的一个新的发展领域，其是在2006年被首次提出的，旨在建立和模拟人类神经网络，分析模拟人脑的机制来解释声音、图像等。

深度学习的概念源于人工神经网络的研究。含多隐层的多层感知器就是一种深度学习结构。深度学习通过组合低层特征形成更加抽象的高层表示属性类别或特征，以发现数据的分布式特征表示。

（一）深度学习技术与中医诊断

随着信息技术的飞速发展，中医药逐渐与信息技术相结合。这个过程是循序渐进的。例如，在远程医疗诊断模式中，医生不需要面对患者进行诊断，为这患者提供了方便。然而，中医远程诊断技术的发展仍然存在很多局限性，如脉冲的现有仪器只能获得脉冲频率、强度等基本信息，不能获得脉冲宽度、脉冲持续时间等。由于舌象仪在图像处理和分析方面的技术不完善，许多单位研制的舌象仪至今未能在临床中推广与应用。现有的中医远程诊断系统功能单一，仅以触诊为主，不结合观察、听诊、问诊来诊断病情。因此，现代中医领域迫切需要一套能够实现诊察、听诊、定位、问诊、脉诊相结合的综合诊断系统（图4-2）。

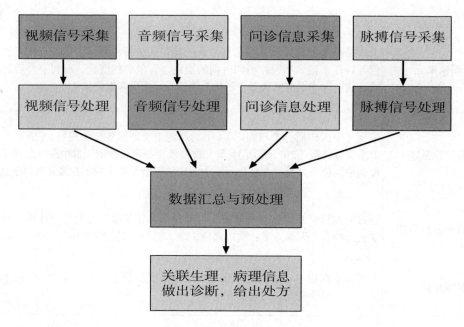

图 4-2　中医综合诊断系统

（1）望诊。视频信号采集模块以摄像机作为视频采集设备，计算机控制照明系统提供稳定的光源。视频信号处理模块，接收视频信号于摄像机。首先，在不影响后续诊断的前提下拦截脸、舌头和其他关键部位的图像；其次，在图像识别算法理论的基础上深入学习特征提取，如眼睛、鼻子、舌头、脸颊和其他定位与分工的重要部分；最后，根据相关的图像处理算法，提取视频信号中的信息，辅助专业诊断，生成特定的视频信息分析报告，存储在专家数据库或云数据库中，供综合分析子系统后续处理。

（2）闻诊。音频信号采集模块，以麦克风作为音频采集设备。音频信号处理模块接收来自麦克风的音频信号，提取特征后在音频识别算法的基础上，深入学习理论，并存储患者的语气、音高、音调和其他信息到专家数据库或云数据库中，供综合分析子系统后续处理。

（3）脉诊。脉搏信号采集模块由单片机控制的脉冲传感器和小型气动增压、减压装置组成。脉冲传感器分三组附着在柔性护腕上，每组由 64 个微桥传感器标准单元排列的 8×8 方的微桥传感器阵列组成。患者通过佩戴腕带，实现传感器与手动取脉位置的软接触，使传感器的三个触点与寸、官、尺三个位置紧密贴合，从而检测出三种脉压信号。

脉搏信号处理模块和信号调节电路接收来自感觉器官的压力信号，放大电路和滤波电路 -D 转换通过单片机控制模块输出到电脑，在相应的视觉软件生成脉波图，然后借助脉冲信号处理算法的数字脉冲信号的特征提取，得到主波上升斜率、脉冲周期，生成具体的脉冲信息分析报告，存储在专家库或云数据库中，供综合分析子系统后续处理。

（二）深度学习技术与中医健康管理

中医健康管理是基于中医基础理论和现代科学管理理念，对个人信息进行综合分析，对个体的整体反应条件（包括程度、位置和性质）作出判断，识别生命状态。

深度学习技术可以根据表征参数识别状态元素，从而判断身体状态。表征参数的采集格式可以是文本、数字、图像、声音等。随着科学技术的发展，也可以采用多源异构方法直接分析多格式、多源数据。这样数据丢失率会更低，准确率会更高。在人工智能技术的帮助下，中医健康管理将为人类健康事业做出更多的贡献。

三、机器学习技术与中医诊断

（一）机器学习方法原理

1. 学习方式

在人工智能或机器学习领域，人们首先会考虑算法的学习方式。以下列举了几种主要的学习方式。

（1）监督式学习。在监督式学习模式中，输入数据被称为"训练数据"，每组训练数据有一个明确的标识（判断依据）或结果（判断结果），如对防垃圾邮件系统中的"垃圾邮件""非垃圾邮件"，对手写数字识别中的"1""2""3""4"等。在建立预测模型时，监督式学习建立一个学习过程，将预测结果与训练数据的实际结果进行比较，不断调整预测模型，直到模型的预测结果达到一个预期的准确率。监督式学习的常见应用场景有分类问题和回归问题，常见算法有逻辑回归和反向传递神经网络。

（2）非监督式学习。在非监督式学习模式中，数据并不被特别标识，学习模型的作用主要是推断数据的内在结构。关联规则的学习及聚类是其常见的应用场景，Apriori 算法以及 k-Means 聚类算法是其常用的算法。

（3）半监督式学习。在半监督式学习模式中，输入数据部分被标识，部分没有被标识，这种学习模型可以用来进行预测，但是模型首先需要学习数据的内在结构以便合理的组织数据来进行预测。应用场景包括分类和回归，算法包括一些对常用监督式学习算法的延伸，这些算法首先试图对未标识数据进行建模，在此基础上再对标识的数据进行预测。如图论推理算法或者拉普拉斯支持向量机等。

（4）强化学习。在强化学习模式中，输入数据直接在模型上体现，因此需要对模型进行调整。机器人控制和动态系统等都是其常见的应用场景，Q-Learning 和时间差学习是其常用的算法。

2. 算法类似性

我们可以根据算法的形式和功能的相似性将算法分类，如基于神经网络的算法，或基于树的算法等。机器学习涉及的范围非常广，因此某一些算法不能简单明确地归到某一类别里。对于某些类别而言，同一类别的算法可以解决不同类型的问题。因此，我们尽量按照最容易理解的方式对常用的算法进行分类。

3. 回归算法

回归算法是尝试采用衡量误差的方式来探索变量之间的关系的一类算法。作为统计机器学习的利器,在机器学习领域提到回归算法,指的可能是一类问题,也可能是一类算法,很多初学者在这一点上常常会感到困惑。常见的回归算法主要有逻辑回归、最小二乘法、逐步式回归、本地散点平滑估计以及多元自适应回归样条。

4. 基于实例的算法

基于实例的算法常常用来对决策问题建立模型,通常先选取一批样本数据,然后根据某些相似性将新数据和样本数据进行比较,通过这种方式得到最佳匹配结果。所以,基于实例的算法通常也被称为基于记忆的学习或者"赢家通吃"学习。常用的算法主要有学习矢量量化(learning vector quantization,LVQ)、K-近邻算法(k-nearest neighbor,KNN)、自组织映射算法(self Organizing Maps,SOM)。

5. 正则化方法

正则化方法是对其他算法的延伸,通常是对回归算法的延伸,根据算法的复杂程度对其进行调整。常见的算法主要有套索算法(Least Absolute Shrinkage and Selection Operator,LASSO)、岭回归算法(Ridge Regression)、弹性网络。

6. 决策树学习

决策树算法根据数据的属性,采用树状结构建立决策模型,决策树模型通常被用以解决分类、回归问题。常见的算法主要有分类及回归树(classification and regression tree,CART)、卡方自动交互检测(Chi-squared Automatic Interaction Detection,CHAID)、迭代二叉树三代(Iterative Dichotomiser 3,ID3)、多元自适应回归样条(multivariate adaptive regression splines,MARS)、随机森林和梯度推进机(gradient boosting machine,GBM)。

7. 贝叶斯算法

基于贝叶斯定理的一类算法叫作贝叶斯算法,这类算法主要用来解决分类、回归问题。最常见的算法主要有贝叶斯信念网络(Bayesian melief Network,BBN)、平均单依赖估计(averaged one-dependence estimators,AODE)以及朴素贝叶斯算法(naive bayesian algorithm)。

8. 聚类算法

类似于回归算法,人们描述的可能是一类问题,也可能是一类算法。聚类算法通常按照中心点或分层的方式进行归并。因此,聚类算法试图找到数据的内在结构,从而按照最大的共同点对数据进行归类。常见的算法主要有期望最大化算法(expectation maximization algorithm)、k均值聚类算法(k-Means)。

9. 关联规则学习

关联规则学习通过寻找最能够解释数据变量之间关系的规则,找到大量多元数据通用的关联规则。最常见的算法有 Eclat 算法、Apriori 算法等。

10.人工神经网络

人工神经网络算法模拟生物神经网络，是一类模式匹配算法。该算法常常被用来解决分类、回归问题。作为机器学习的一个庞大分支，人工神经网络有几百种不同的算法。常见的算法主要有感知器神经网络、Hopfield 网络、反向传递、学习矢量量化以及自组织映射。

（二）机器学习在中医诊治中的发展阶段分析

第一阶段：人工智能技术挖掘中医药数据。

第二阶段：人工智能技术辅助中医诊疗及学习系统（当前，我国中医人工智能正处于第二个阶段的研究发展中）。

第三阶段：中医药人工智能技术融入全生命周期健康维护。

（三）应用案例——中医大脑

问止中医由科技企业家张南雄、经方大师倪海厦弟子林大栋创办。张南雄是美国加州中医药大学针灸及东方医学博士、斯坦福大学硕士并从事运营方向的博士项目研究、伯克利应用数学学士。其在芯片、硬件、物联网及大数据等领域拥有 25 年科技工作和创业经验。首席医疗师林大栋是利伯缇大学东方药学博士、美国加州中医药大学针灸硕士、美国纽约州雪城大学电机硕士，曾师从经方大师倪海厦，任职于硅谷思科及 Juniper 公司 21 年，担任芯片设计工程师，从事中医教育及临床诊疗工作近 10 年，现担任美国加州中医药大学教授，教学专长为中医计算机辅助诊疗。

问止中医研发的中医人工智能"中医大脑"就是基于大数据归纳总结的一套辅助诊疗算法。问止中医大脑已经覆盖现代人常见的 1 400 多种病症，准确掌握 8 000 多则方剂的临床应用。针对顾客的症状、舌象和脉象等，进行个性化处方的计算，速度达每秒 65 万次。

该系统主要有四个特点：①数据量大，4 万例临床实证大数据保障卓越疗效与临床安全；②计算能力强，每秒百万次的辨证计算与推理思考，突破盲区，最优决策实现复杂病症的中医"精准疗法"；③诊疗率高，中美权威临床机构严格测试，实现整体有效率大于 96%；④进化力强，每一次诊疗都会升级与进化，进行自我学习。

该系统主要运行步骤：中医师问诊、询问症状、录入中医大脑。随后，中医师舌诊、脉诊、腹诊，录入中医大脑。中医大脑模拟中医会诊思路，通过数据分析计算出被验证的最优方案，辅助中医师决策生成处方。

四、中医临床辅助决策支持系统

（一）临床决策支持系统简述

近几年，随着大数据和人工智能技术在医疗领域的不断深入，CDSS 受到了广泛关注。CDSS 即临床决策支持系统（clinical decision support system），一般指基于人机交互，对临床决策提供支持的计算机系统。这个系统充分运用可供利用的、合适的计算机技术，针对半结构化或非结构化医学问题，通过人机交互方式提高决策效率。CDSS 通过数据、模型等辅助完成临床决策，为医生和其他卫生从业人员提供临床决策支持。通俗地说，

CDSS 其实是一个不断更新的大型医学知识库，把大量医学知识通过计算机界面呈现出来，其目的是提高医疗质量，减少医疗差错。对于医院来说，CDSS 在医院信息化评级、提高临床诊疗质量、提高基层医生水平等方面有着重要作用。

1. 医院信息化评级

以江苏省人民医院为例，其在 2018 年 7 月 4 日发布的临床辅助决策支持系统（CDSS）采购项目的公告中提出："通过本项目提升本院信息化建设水平，保证医院顺利通过国家互联互通成熟度测评五级乙等和电子病历应用水平评价五级评审。"由此可见，医院信息化是必然的趋向，而 CDSS 是医院信息化评级不可或缺的重要一环。

2. 提高临床诊疗质量

医院建设有两架车轮，即医疗质量持续改进和医疗服务不断完善。临床诊疗质量对医院的发展至关重要。对于医生来说，不管是经验丰富的，还是初出茅庐的，总会面临诸如复杂病例难以诊断、医疗错误无法避免等挑战，而 CDSS 无疑是一个有效途径。CDSS 的使用场景涵盖诊前决策、诊中支持和诊后评价全过程，临床医生可以通过 CDSS 制定恰当的诊疗决策，从而提供更优质的医疗服务。

3. 提高基层医生水平

以前，CDSS 主要应用于大医院，如今随着医改政策的推动、国内对基础医疗的投入不断加大，基层医疗机构和基层医生的数量不断增多，老百姓对优质基本医疗服务的需求也在增加，CDSS 的市场开始逐渐从大医院转向基层。

（二）应用案例——大经中医临床智能辅助决策系统

中医承载着中国古代人民同疾病作斗争的经验和理论知识，已有数千年的历史。在大数据时代，中医的发展更离不开人工智能技术的支持。同时，中医历史悠久，历代医家留下了浩如烟海的典籍文献，这也为中医与人工智能结合提供了丰富的土壤。但是，中医既有其独有的医学理论体系，如"辨证论治"等，又有丰富的诊疗手段，如"望闻问切"。西医模式的 CDSS 在中医诊疗中是不适用的，因此需要创造一种新的适用于中医的 CDSS。

2018 年 4 月 25 日，国务院办公厅发布了《关于促进"互联网 + 医疗健康"发展的意见》，其中第（七）条推进"互联网 +"人工智能应用服务指出："支持中医辨证论治智能辅助系统应用，提升基层中医诊疗服务能力。"目前，大经名老中医诊疗经验智能化传承和临床辅助决策系统已于 2018 年 4 月上线，在江苏省中医院、广东省中医院、南京市中医院、江苏省第二中医院医联体、南京江北新区的社区医院等医疗机构展开试用。未来，大经中医将继续博采众家之长为己所用，继往开来，助力中医 CDSS 的成熟和发展。

"大经中医"是由中医专家和信息技术专家、人工智能专家共同创立的高科技企业，专门从事中医的信息化、智能化业务，在中医医案数据挖掘、名老中医诊疗经验、知识图谱构建、中医临床辅助决策系统开发等方面拥有深厚的技术沉淀，是行业公认的智慧中医领军企业。公司现有研发人员 70 多名，已获得 20 多项发明专利与软件著作权，承担了上海、江苏等地多项省级研究课题。

1. 系统介绍

大经中医临床智能辅助决策系统是中医 CDSS 系统，可与电子病历一体化，根据医生输入的患者症状、体征信息，模拟名老中医临床思维（或依据教材、指南的知识）进行智能诊断、智能开方，为医生的临床决策提供参考。

2. 系统优势

系统不仅集成了教材、指南、文献中医知识，还集成数百位当代名老中医优势病种的诊疗经验。引入 AI 技术，模拟名老中医临床思维，智能辨证、智能开方。前端介入，在问诊阶段即与医生智能交互，提高医生问诊水平。

3. 系统功能

基于疾病 / 病证 + 症状 / 体征的临床智能辅助决策；仅基于症状 / 体征的临床智能辅助决策；"治未病"智能辅助决策。

4. 主要工作

一是利用知识工程、数据挖掘等技术对名老中医优势病种的诊疗经验进行数字化传承，使之可复制、可推广、可下沉、可循证；二是将数字化传承的成果集成开发为可提升临床医生诊疗水平的临床智能辅助诊疗系统。

5. 成　就

"大经中医"的"中医临床智能辅助诊疗系统"2019 年获得《中国数字医学》杂志评出的"2019 全国医疗人工智能创新奖·临床创新应用奖"，并且是其中唯一的中医类获奖项目。"大经中医外感肺系疾病（含新冠肺炎）辅助诊疗系统"在新冠肺炎疫情期间入选国家工信部 34 个"有助于新冠肺炎防治的人工智能产品 / 解决方案"，是唯一入选的中医类产品 / 解决方案。

五、中医与可穿戴医疗设备

21 世纪，可穿戴设备进入了高速发展期。谷歌眼镜、苹果手表的推出等在全球范围引发了人们对可穿戴设备的关注热潮，宣告了可穿戴设备时代的来临。2011 年，美国提出未来发展的三大技术，即 MEMS 技术、网络化技术（智能化）、能量捕捉技术（微能量获取技术）。随着市场进一步拓展和延伸，对传感器在低功耗、可靠性、稳定性、低成本、小型化、微型化、复合型、标准化等技术和经济指标上提出了更高的创新要求，能够满足此要求的就是这三大技术的融合与协同。传感器技术发展总趋势是智能化，数字化、网络化、低成本、标准化是产品发展趋势，其特点是数字化输出、数字化补偿与校准、无线网络传输与通信、阵列化群组、自适应与自诊断。技术创新基础和方向逐步清晰、明确。从生物医疗传感器的发展趋势来看，主要体现在人体生理参数指标采集传感器节点进一步突破和创新，人体生理参数指标采集传感器主要有脑电图、听觉与运动传感器、心电图、体温传感器、运动检测及识别传感器、胃电图、肺功能传感器、汗液传感器、心脏起搏器、血糖传感器、血氧传感器、血压检测计、压电脉搏传感器、胰岛素泵、指环式心率传感器、可吸收的温度贴片及可吸收的摄像贴片等。

（一）可穿戴设备概述

可穿戴技术是于 20 世纪 60 年代由美国麻省理工学院媒体实验室提出的创新型技术，主要探索能够直接穿在人的身上，或存在于用户的衣服以及配件中的科学技术。

谷歌眼镜、苹果手机向大众表达了可穿戴设备会成为今后的发展趋势的理念，在这么多的可穿戴设备中，其功能包括了人们在娱乐、社交生活、健身、导航等方面的应用。可穿戴健康设备是指在健康领域应用可穿戴技术，来统计身体情况的检测、健康状况的改善和运动数据等，如老人的智能手表、老人机、智能尿片、智能感应垫等产品，这些设备把疾病治疗装备从被动转为主动，来达到维护人的健康、节约医疗费用等目的。

1. iPhone 式超声仪

为了让更多人用上超声波检查类的基础医疗设备，美国一家名为 Butterfly 的公司研发出了一台小到可以放进口袋的便携式超声波成像仪器，名为 Butterfly iQ。设备的一端是扫描探头，另一端则与 iPhone 连接。当使用此设备对人体进行检查时，iPhone 上会实时显示相应的图像结果。

Butterfly iQ 是全球首个可为全身提供超声扫描的便携医疗设备，不仅能够在简陋、恶劣的医疗环境下提供影像检查，还能将扫描的结果上传到互联网。目前，该设备已经获得美国 FDA 批准上市。Butterfly 团队花了将近 8 年的时间研发这项技术，将超声换能器系统整合在单个芯片上，并通过与 iPhone 这个硬件的连接，将云技术、视觉识别、人工智能等技术运用在扫描检查中。

2. Apple Watch 心电图阅读器

Apple Watch 4（Watch OS 5.1.2）为用户提供心电图（electrocardiogram，ECG）阅读功能以及被动的不规律心率监测。在手表上打开 ECG 应用程序，轻轻地将食指放在表冠上 30 s 左右，然后 Apple Watch 会读取使用者的心律，并将其记录到手机上的 Health 应用程序中，使用者可以在程序中看到相关数据。

不规律的心率监测是被动的，被动监测每两个小时左右检查一次使用者的心率（取决于使用者是否是静止状态），如果有五个连续的异常指数，它会提醒并建议使用者去看医生。如果使用者患有心房颤动，在设置过程中会提示不能使用该功能。

这项功能的好处就在于能够实时监测使用者的心率，有些病状只有发病的时候才可以被监测到，平时去医院是监测不到的，这样就可以在异常的时候将心率记录下来，再到医院找医生提供相关的监测数据，可以作为一个很好的参考。现有多种中医药健康管理模式，如 KY3H 模式[①]、心身整合健康管理模式，"多环节切入＋状态调整＋线性干预"的治未病监测系统提供个性化的健康指导，有助于健康管理。临床中常见的可穿戴医疗设备有连续血糖检测仪、心电图检测仪、脉搏血氧仪、血压检测仪、助听器、药物输送仪、除颤仪等。

---

① KY3H 模式是"昆仑—炎黄'治未病'健康保障模式"的英文缩写。"K"代表昆仑健康保险股份有限公司，"Y"代表炎黄东方（北京）健康科技有限公司和炎黄东方（北京）文化传媒发展公司，"3H"代表健康文化（HC）、健康管理（HM）、健康保险（HI）。

　　智能可穿戴设备在医疗卫生领域主要应用于健康监测、疾病治疗和远程康复等方面。①健康监测：健康观念已深入人心，人口的老龄化及医疗资源的紧缺使医疗健康监护备受关注。市面上的可穿戴监测设备主要以智能手环、智能手表为主，具有可操作性强、便于携带、外形美观的特点。其主要的功能有计步、生命体征检测、血糖监测、能量消耗及睡眠监测等。②疾病治疗：可穿戴设备用于康复疾病的治疗多处于研究与评估阶段。例如，穿戴式体外自动除颤仪，可供高危心脏病患者使用，在危急时自动除颤。临床上还有不少穿戴式外骨骼康复辅具的出现，如手外骨骼、上肢外骨骼、下肢外骨骼等机器人，可以有效地帮助患者进行康复训练，提高康复训练的效果。③远程康复：不仅可以指导患者进行家庭康复，还可以扩大康复人群，减少就医压力，及时把控患者病情。

　　可穿戴设备应用概况如表4-5所示。

表4-5　可穿戴设备应用概况

应用方面	功　能	应用概况
运动方面	对于老年人：监测老年人日常生活状态，评估老年人的活动可行性	Mathie等使用加速度计，Sazonov等使用鞋内压力和加速度传感器系统，对坐、立、行走等活动进行分类，甚至可以检测是否同时进行手臂伸展动作。Guan等利用可穿戴柔性传感器识别老年人的动作，实现运动能力的评估和预防
	对于非老年人：BMI是重要指标，主要对肥胖人员进行监测	现已有对肥胖儿童的体力活动、心率以及评估活动量是否达标的监测，还有其他各种对肥胖人群的监测
饮食方面	目前，对具体营养物质的监测较为困难，现有监测主要是针对酒精。酒精具有一定的成瘾性，酒精使用障碍所致的痴呆比过去更为严重	
作息方面	主要监测睡眠活动	利用消费级可穿戴设备的手机App开源框架，可以成功记录整夜睡眠，足以检测身体运动、心率、打鼾和亮度，并且得到了专业医疗人员的认可
安全方面	主要监测老年人摔倒情况。利用ZigBee通信技术配合现在的智能手机技术，发现老年人摔倒后，能通过设备迅速联系医护人员	Yavuz基于Android系统开发的先进信号处理技术，进行高精度监测，并可借助谷歌地图定位，利用通信工具向护理人员或家庭成员发送跌倒和跌倒位置的提醒信息
心理方面	亚健康状态时，无明显病理性体征，主要是心理健康的监测。现阶段，主要通过追踪、呼吸、脉搏、心电图及智能手机上的社交行为等进行监测	2019年，Max-Marcel Theilig等提出一个应用框架，较为全面地概括了心理健康监测情况（图4-3）

续　表

应用方面	功　能	应用概况
疾病早期发现	主要集中在痴呆症方面的监测。现主要是监测识别轻度认知障碍，多采用远程监测	现阶段，如睡眠监测，使用被动红外技术和床压传感器；为了做到不引起人注意而收集数据，可以使用分布式红外和接触传感器进行家庭活动情况监测

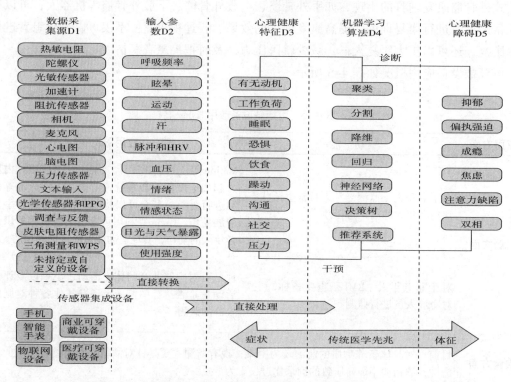

图 4-3　心理健康可穿戴设备应用框架图

我国中医药诊疗供需缺口为可穿戴的医疗设备提供了新的研究方向。从前景来说，发展较好的是中医药的可穿戴医疗设备，其不仅能够用于治疗老年人的高血压、冠心病、糖尿病等慢性疾病，让其不再只是治标不治本，还能接受远程治疗方案调整、远程监测、健康生活管理和中医药可穿戴式疾病康复的管理方案等。

（二）中医可穿戴设备应用案例

1. 中医脉诊手表

在"可穿戴设备＋大健康"这一广阔市场空间面前，非二世界以"中医脉诊手表"为切入点，通过测量脉搏波、体动、血氧和体温等数据，为用户提供一套完整的健康管理解决方案。"中医脉诊手表"可以监测使用者生活和工作场景下 24 h 脉搏波、体动、血氧和体温等数据，还能基于此对使用者的精神状态、睡眠质量、生命节律、心理状态、生命活力、体力和代谢水平等 10 个生命指征，以及人体的自组织能力、自适应能力和自修复能力进行评估。该款手表以连续 24 h 100 Hz 的频率采样数据，对使用者的健康状况进行全时监控。非二世界已经完成对"中医脉诊手表"大量心电数据测评对比试验，对其稳定性和敏感度进行了验证。可以看出，"中医脉诊手表"对使用者健康状况的评估范围相较传统智能手表对心脏功能、血氧状态的评估更为广泛。

以抑郁症预警为例，非二世界以抑郁症患者心率变化为观测基点，对每个心率之间进行监测，通过散点图对比其与正常人心率变化的不同点，对其精神状态进行观测及预警。在慢病与情绪管理方面，非二世界也会通过心率图对用户状态进行评估。通过心率、体温等参数管理，辅助使用者调整月经或提前或延后，以及体温、心率、血压和呼吸昼夜节律失调、失眠等生命节律问题。"中医脉诊手表"主要内容如表 4-6 所示。

表 4-6　"中医脉诊手表"主要内容

管理内容	具体措施
健康管理方案	针对健康的四个层面：①身体层。西医、运动处方、瑜伽体式锻炼。②能量层（新陈代谢层）。中医饮食调理、瑜伽呼吸控制法、瑜伽断食。③心灵层。组织细胞盐、顺势疗法、瑜伽冥想。④心灵导向灵性层。瑜伽冥想、禅修
两款小程序——"喜悦之路"（社群与瑜伽锻炼）与"非二世界"（健康评估）	用"社群 + 瑜伽锻炼 + 健康评估"的方式对使用者健康状况进行调整，打造健康监测与健康管理生态闭环
组织细胞盐、五谷饭等精准个性化慢病管理方案	组织细胞盐是由德国科学家威廉·海因里希·舒瑟勒研究发现，是人体 12 种必需的微量矿物质，对应 3 569 种身体亚健康症状，且在国外药店、便利店和亚马逊上均有销售，能够有效解决身体问题。而五谷饭系统也将通过调整饮食习惯，改善用户身体状况
睡眠管理	联合广东省第二人民医院、中国中医科学院、华南师范大学体育科学院，开展中医 AI+ 喜悦矿盐睡眠调理科研计划。通过手表测评，数据上传 Eos 区块链，用区块链数据对比前后数据

非二世界通过 AI 处方筛选智能健康管理方案，以"产品 + 健康管理系统"的形式对用户健康进行监测管理，极大地简化了用户健康管理路径。

2. 健康腕表

（1）简介。某科技发展有限公司研发出一款健康腕表（图 4-4），可通过传统中医切脉技术与现代计算机技术的结合实现健康管理功能。该腕表由脉搏采集传感器、脉象辨证分析软件和云计算数据库等组成（图 4-5）。

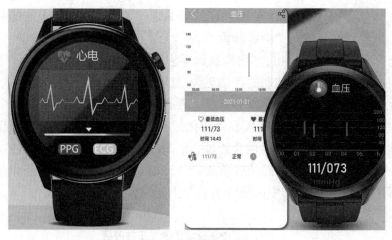

图 4-4　某健康腕表

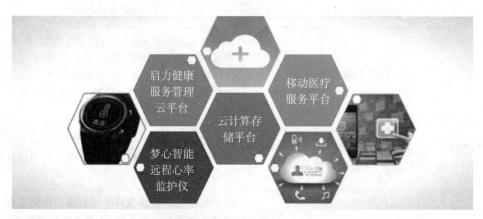

图 4-5　某健康腕表组成内容

（2）实现过程。通过"高抗干扰脉搏探测"技术，自动采集脉象信号（脉搏波、心率值、心电波、血压值），并将中医脉象的位、数、形、势和脉图的各项特征参数进行自动分析处理，结合中医望诊、问诊（以人机对话形式），根据中医八纲辨证的思路，最终将中医传统脉象通过数字化和图片化的形式展现出来，对佩戴者的健康状况作出初步判断，提出健康管理意见与建议。

（3）预警系统。在用户佩戴一个星期后，腕表的系统会生成一个健康的基准指标，当相对值发生变化后，后台就会有预警。这里的预警分为 4 级，即蓝、黄、橙、红。预警提示为蓝色，与腕表绑定的 App 将为用户推送文字健康提醒；预警提示为黄色，App 背后的语音系统将自动回拨给腕表佩戴者，用电话语音去提醒用户（还可辅助人工检测，如果电话通了，人工不加干预，若一直没有通，人工将进行干预）；预警提示为橙色，App 的语音系统将会自动回拨给佩戴者及此前绑定的"健康管理人"（同样辅助人工检测），由健康管理人与该科技一起对佩戴者进行干预；预警提示为红色，系统自动回拨给佩戴者、"健康管理人"及 120，并启动手表的自动定位系统。

（4）主要功能。①人体健康指标检测：ECG 检测（心电图检查）、心率检测、脉搏波检测、体温检测、运动量检测、睡眠质量监测。②安全监护功能：四重精准定位（GPS、Wi-Fi、基站和蓝牙），活动轨迹回放，安全电子围栏，防摘报警。③健康分析：ECG 分析、HRV 分析、心率分析、脉搏波分析等。④健康提醒功能：久坐提醒、用药提醒、喝水提醒。⑤危情自动报警：跌倒报警、关键生命体征指标超标报警。⑥紧急求救：SOS 一键呼救、App 可开启远程通话与录音。

第四节　证素辨证原理研究

作为中医学几千年来疾病防治理论的积淀和实践结晶，辨证论治具有极其深刻的内涵。中医学从认识和掌握人体功能状态的变化规律入手，应用整体、系统的研究方法，形成了一套有效掌握人体生命活动变化规律的科学方法。长期的医学实践已经证实了辨证论治的科学性、优越性和必要性。

辨证是一种理性概念，是中医学独有的，是医学理论、临床实践与哲学、认识论的有机结合。它是理性在医学实践基础上的升华，兼具客观实在性和主观抽象性。辨证法体现在中医辨证的全过程，具有如四诊合参、强调整体观念、司外揣内、外化内化等全面而系统的思维方法，还注意现象与本质、邪气与正气、结构与功能之间的对立统一关系、主次矛盾和因果转换。其综合判断、整体辨证、个体差异、时空动态等观点都是正确的。中医辨证具有多种特性，包括整体性、复杂性、灵活性、纲领性和广泛适用性。

辨证论治是中医学的主要优势。在辨证论治中，论治（立法、处方、用药）的前提是辨证，临床疗效的关键取决于辨证准确与否。随着医学模式的转变、人们健康观念的改变以及老龄化社会的到来，我国医疗体系将面临新的、更严峻的挑战和要求。对于复杂的、多因素的、疑难的疾病，辨证论治更注重诊察机体的整体状态，而这正是一种实现个体化诊疗的临床思维模式。具有较强处理亚健康问题能力的辨证论治正逐渐受到人们的广泛关注。

一、中医辨证学的历史沿革

辨证论治既是指导中医临床工作的理论原则，也是解决诊断治疗等实际问题的具体方法，还是中医临床上理法方药的具体应用。

《内经》和《伤寒论》是中医辨证学的起源，历时数千年。在长期的医疗实践中，医学界对辨证的了解不断发展和延伸，逐渐形成了丰富的思想方法和辨证内容，也建立了如经络辨证、六经辨证、脏腑辨证、八纲辨证、三焦辨证、卫气营血辨证、气血津液辨证及病因辨证等多种辨证归纳的方法。通过了解这些辨证方法的概念和基本内容，能够深入理解中医辨证的原理和规律。

（一）《内经》在辨证学上的贡献

《内经》是第一部中医学巨著，其主要贡献就是建立了中医学中阴阳五行、病因病机、藏象经络等理论体系，确定了辨病并举与辨证的原则，为辨证学奠定了坚实的理论基础。贯穿《内经》全书的哲学思想都体现着中医辨证的思维方法，如"有者求之，无者求之，盛者责之，虚者责之""谨守病机"等。

我们可以在《内经》中找到后世所创立的各种辨证方法的雏形。例如，《素问·至真要大论》[①]中将辨证的基本内容概括为十九条，包括心、肝、脾、肺、肾、上、下、火、热、风、寒、湿，这是最早的证素。基于《素问·热论》[②]中的"三阳三阴受病"，张仲景提出了"六经辨证"。经络辨证的主要依据是《灵枢·经脉》中的"是动""是主所生病"。脏腑辨证的理论依据来自"藏象"学说中关于脏腑生理和病理的认识。《内经》中卫、气、营、血的概念和三焦划分的思想分别是卫气营血辨证和三焦辨证的理论依据。《内经》中明确提到的"邪气盛则实，精气夺则虚""阳虚则外寒，阴虚则内热，阳盛则外热，阴盛则内寒"以及"善诊者，察色按脉，先别阴阳"都是八纲辨证的原则性观点。

（二）张仲景及"六经辨证"

东汉名医张仲景创立了理、法、方、药齐备的辨证方法，以六经传变为纲领，辨识外感"伤寒"；以脏腑病机为纲领，辨识内伤"杂病"。因此，他被后世公认为辨证论治的创始人。依据《素问·热论》，张仲景结合自己的临床实践创立了"六经辨证"，这是一种主要用于外感病的辨证方法。"六经辨证"的核心思想主要是根据阴阳消长盛衰的原理，也就是阴阳之气的多少，再结合经络中的循行络属和藏象理论，将外感病过程中所有出现的证候归纳分为六类，即"太阳之为病""阳明之为病""少阳之为病""太阴之为病""少阴之为病""厥阴之为病"，以阐述外感病的病理特点，如病变位置、病邪性质、邪正关系、传变规律等，最终用于指导临床治疗。

"六经辨证"主要依据外感病发展过程中出现的不同证候，而证候的产生又是脏腑、经络病变的具体反映。因此，六经辨证本质上也就是脏腑、经络病变的反映。三阳病证基于六腑和阳经病变；三阴病证基于五脏和阴经病变。虽然六经辨证总结了部分脏腑、经络的病证，但是六经辨证并不能完全等同于脏腑辨证、经络辨证，这是因为六经辨证主要是以分析外感风寒所引起的系列病理变化及其传变规律为重点的。

（三）八纲辨证的沿革与意义

医生运用表、里、寒、热、阴、阳、虚、实八个概念综合分析通过诊法收集的各种病情资料，以此辨别病变位置的浅深、病情性质的寒热、证候类别的阴阳和邪正斗争的盛衰，这种辨证方法被称作"八纲辨证"。

虽然《内经》没有"八纲"这一名称，但是其不仅提供了八纲辨证的理论基础，还规

[①] 诸风掉眩，皆属于肝……诸湿肿满，皆属于脾……诸病水液，澄彻清冷，皆属于寒。（《素问·至真要大论》）

[②] 伤寒一日，巨阳受之……二日阳明受之……三日少阳受之……四日太阴受之……五日少阴受之……六日厥阴受之。（《素问·热论》）

定了八纲之间互相的辩证关系。虽然在《伤寒杂病论》中也未出现"八纲"一词，但是实际上八纲贯穿于六经辨证中，它将阴和阳分为包括实、热、虚、寒的三阴和三阳。方隅的《医林绳墨》中也讲到，张仲景治疗伤寒病的根本也是表、里、寒、热、阴、阳、虚、实这八个概念而已。如果能了解其根本，那么397种方法也就都清晰明了了。

八纲辨证的概念与内容到了明代已经被众多医学家接受和重视，这在陶华的《伤寒六书·伤寒家秘的本》[①]、王执中的《伤寒正脉》[②]和张三锡的《医学六要》[③]中都有体现。张介宾的《景岳全书·传忠录》中被称为"二纲六变"的"阴阳篇"和"六变篇"在本质上就是对八纲辨证的完整体现，他所说的"阴阳既明，则表与里对，虚与实对，寒与热对，明此六变，明此阴阳，则天下之病，固不能出此八者"就明确地体现了其将二纲六变作为辨证纲领的观点。由此可以确定，将表、里、寒、热、虚、实、阴、阳八者作为辨证的纲领是在明代形成的。近代医家祝味菊在《伤寒质难》[④]中正式提出了"八纲"这一名词。作为对病变过程中集体反应状态的一般概括，八纲是辨证诊断最基本的要求。八纲辨证能够了解病理变化的本质，掌握其要领，提前判断病变的趋势，为治疗确定方向，因此具有辨证方法广泛的适用性。确立八纲概念，掌握疾病普遍性的主要矛盾，反映了病理本质上的整体复杂性，标志着中医学辨证思维的完善和发展，这对正确认识疾病的过程有着指导性意义。

（四）卫气营血辨证与三焦辨证

《难经·五十八难》中讲到，伤寒病主要有中风、伤寒、湿温、热病、温病五类。古人又将其称为伤，因此张仲景的著作中也将其统称为伤寒。然而，"六经辨证"虽然在风寒病证候及其演变的认识上较擅长，但是对温热病的证候及其演变的认识的辨证还不完善。直到明末清初，对温热病证候的辨证认识才逐渐深入。吴有性在《温疫论》中重视辨别证候之表、半表半里等，有着"其传有九"的说法。据《内经》卫、气、营、血的理论，叶桂将温热病分为四个阶段，从而创立了卫气营血辨证方法。薛雪在《湿热病篇》中对湿热病变进行了辨证，将病位分为经络脉隧、肌肉、胸膈、心包、膜原、中焦、下焦等。吴瑭依据《内经》《难经》中三焦的概念，融合吴有性和叶桂的理论，创立了三焦辨证。

清代医家叶桂著有《外感温热篇》，基于《内经》中的卫、气、营、血概念，进行了理论性的概括，归纳了外感温热病发展过程中各阶段的病机、证候及演变规律，创立了卫气营血辨证方法，主要用于阐述外感温热病的病位深浅、病势轻重及其传变的规律。叶桂认为，温热病发展演变的一般规律是从卫到气、从营到血，也就是"顺传"。许多临床上

---

① 审得阴阳表里寒热虚实真切，复审汗下吐温和解之法，治之庶无差误。（《伤寒六书·伤寒家秘的本》）
② 治病八字，虚实阴阳表里寒热，八字不分，杀人反掌。（《伤寒正脉》）
③ 锡家世业医，致志三十余年，仅得古人治病大法有八，曰阴、曰阳、曰表、曰里、曰寒、曰热、曰虚、曰实。（《医学六要》）
④ 所谓八纲者，阴、阳、表、里、寒、热、虚、实是也。古昔医工观察各种疾病之证候，就其性能之不同，归纳于八种纲要，执简驭繁，以应无穷之变。（《伤寒质难》）

的疾病能够体现出"卫—气—营—血"这种传变过程。但是，温热病的传变过程因受病邪的性质和个体的差异影响，也并非一成不变的，例如，"逆传"就是病邪侵入卫气后，不经气分阶段直接深入营分或血分的情况；"卫气同病"就是在卫分证候未结束时又出现气分证候这样两种或两种以上证型并见的情况；"气营两燔"或"气血两燔"就是在气分证候未结束时又出现营分证或血分证的情况。

清代吴瑭基于前人特别是吴有性、叶桂的学术研究，依据《内经》和《难经》中关于三焦的概念，以三焦为纲领创立了三焦辨证方法。三焦辨证将温病的证候分为三大类，即上焦病证、中焦病证和下焦病证，用以阐述外感病的病理、证候及其传变的规律。上焦病证主要是指手太阴肺经和手厥阴心包经的病变。手太阴肺经的证候更多出现在温热病的初起阶段，手厥阴心包经的证候主要是肺经温热之邪内陷心包的证候。中焦病证主要是指足太阴脾经和足阳明胃经的病变。太阴脾以湿为主，病邪进入太阴易从湿化，多表现为湿热证候；阳明胃以燥为主，病邪进入阳明易从燥化，多表现为热燥证候。下焦病证主要是指足少阴肾经和足厥阴肝经病变，主要表现为肝肾阴虚证候，常出现在温热病的末期。

（五）病性辨证

以判断现阶段病变性质为目标的辨证方法称为病性辨证，主要内容有病因辨证、气血津液辨证等。追溯历史，古代就有病性辨证的具体内容，但直到 20 世纪 70 年代病性辨证才被编入《中医诊断学》的教材中。在临床上，任何证候都反映了机体的整体状态，每一个证候都是有原因的。辨证学中提到的病因通常是通过当前所表现的证候来确定的，也就是"审证求因"，这里的"因"指的是当前证候产生的原因，其本质是对现阶段病变的判断。病因辨证主要是比较患者的病情表现与风、寒、暑、湿、燥、火等病邪的性质特征，如肢体抽搐、震颤等病证符合"风性动摇"的特点，因此《素问玄机原病式》中的"六气为病"辨证称其为风证，则具有"重、浊、闷、腻、缓"等症状特点的，属于湿热证候；具有"热、红、干、数、乱"等症状特点的，属于火热证候。

根据气血津液的生理活动和病理特点，分析、判断疾病中是否有气血津液的亏损或运化障碍的证候存在的方法称为气血津液辨证。气血津液证候分为虚、实两大类。由精微物质欠缺、功能减退、脏器组织失去滋养引起的证候叫虚证，主要是气血虚的特殊表现，如气虚、血虚、津液亏虚、精亏、气脱、血脱、气陷、气不固等。气血津液的运化失常及其所形成的病理产物叫实证，主要有气滞、血瘀、水湿、气逆、气闭、血寒、血热等。

中医辨证的思维过程是在中医理论的指导下，综合分析患者呈现的各种病理信息，从而判断患者的整体反应状态及病位、病性等证素，最终形成一个完整的证名。患者的证候就是辨证的依据，对患者疾病的性质进行证候诊断就是辨证的结果。因此，可以认为辨证是医生对患者疾病性质的主观认识。疾病总有一定的外在表现，如是否有疼痛等症状，对寒热的感知，饮食、排泄、精神状态，以及面色、脉象、舌象等，可以根据以上几个方面来判断机体的整体反应情况。只要有关于病情的信息，再结合医生的知识和智能，由外及内，就可以进行疾病的辨证。思维是大脑按照规律展开的运动，辨证则是思维的一种，辨证过程中的基本思维形式包括抽象分析、推理、联想、演绎和综合判断等。

二、证　素

（一）证素及证素辨证的产生

辨证是中医学的精华，是中医学诊疗疾病的基本原则。传统的辨证是通过四诊收集资料，并通过人脑的分析与综合，辨别疾病的病因、病性、病位、病势的过程。辨证的本质是研究症状、体征等证候因子与病机之间的关系。在中医几千年的发展过程中，形成了多种辨证方法，如八纲辨证、伤寒六经辨证、气血阴阳辨证、脏腑辨证、卫气营血辨证、三焦辨证等，不同的辨证方法是在不同的历史条件下产生的，各种辨证方法是从不同的层次、角度去认识疾病的。虽然这些辨证方法各有自己的特点与适用范围，但这种共存的方式使辨证的内容相互交织，在一定程度上出现了概念的混淆，甚至是相互矛盾。随着社会的发展和大众对科学本身意识形态的转变，多种辨证方法共存的状态对中医的发展产生了不利的影响，亟须建立统一的、标准的辨证方法让外界认识中医，让后人学习中医，更好地促进中医的传承与创新。

在这种历史背景下，当代许多中医学者试图建立统一的辨证体系，而证素辨证则是重要的研究方向。证素辨证作为一种特殊的辨证方法，有其特殊的发展背景，它的特殊性在于，证素辨证是中医证候规范化研究的一个重要内容，它不同于传统的辨证方法，传统的辨证方法包括八纲辨证、伤寒六经辨证、气血阴阳辨证、卫气营血辨证、三焦辨证、脏腑辨证。各种辨证方法都有着各自的体系，而证素辨证的证素内容涵盖了所有辨证体系，其创立的最初目的是对目前所有辨证方法进行统一，最终使中医辨证方法趋于规范。

证素辨证实现了中医学与数学、计算机等学科间的交叉。计算机的出现推动了许多学科的创新与发展，而中医学作为一门最传统的自然学科是否能与计算机学科交叉而得到创新呢？通过"降维"，中医理论或临床中复杂的证型或病机都能够分解为数量级仅为几十个的最基本的、可控的证素；通过"升阶"，几十个可控的证素又可以衍生出数以万亿的证型，整个过程都涉及数据的存储与运算，而存储与运算又是计算机的优势。中医理论体系下，一个特定的证素必然与多个证候、多个方药存在关系，一个特定的证候或方药又与多个证素存在关系，而这种证候、证素、方药之间的多对多的映射关系反映了中医本身的非线性特性，计算机对这种非线性数据的处理优势是人脑所无法比拟的。

证素辨证不仅是一种辨证方法，它的定位还应该是一门新的学科，一门"中医学＋数学＋计算机学"的交叉学科，证素辨证以中医学、数学为理论指导，以计算机为载体，通过三者间的交叉，更好地传承中医学、传播中医学、创新中医学。

（二）证素及证素辨证的发展

证素辨证是最近几十年中医学的研究热点，是对传统辨证体系方法的统一，有利于中医辨证体系的发展，是中医学、计算机和数学之间的交叉桥梁。证素辨证体系发展到现阶段，其中起作用的有三位重要人物。第一位是朱文锋。作为体系的创立者，朱老师系统提出了证素的定义、原则和特征，指出要建立"证候—证素—证名"的三阶双网证素辨证体系，并开发了一系列智能辨证软件。第二位是王永炎。王永炎作为体系的指导者提出了辨证体系的核心思想——"降维升阶"，指的是在临床上不管是什么复杂的病机和证型都能以"降维"分解的方式分解为最小的诊断单元，然后最小的诊断单元间又可以相互组合"升阶"形成复杂的病机，并在证候要素与证候靶点的基础上形成应证组合辨证体系。李灿东是该体系的实践者，其把所学知识在临床实践中进行充分运用，通过证素辨证法来挖掘代谢综合征、围绝经期综合征、慢性胃炎、肝癌等多种疾病的证素分布规律，并且对吸毒人群、小儿脑瘫患者等特殊人群进行研究。

（三）证素概念、内容及特征

朱文锋明确指出，证素就是辨证的基本要素，是辨证的重中之重，也是辨证体系的基础，证素是病变在目前阶段所处的病性和病位等辨证要素的组成单位，是最基本的、具体的诊断单元。辨证的关键是明确疾病目前的证素，明确了证素也就明确了疾病当前的病理本质和病机。证素是有限的，但是组合而成的证名或病机却是没有限制的，通过用有限的证素来解释无限的证名，这是一个用简单的过程代替复杂的过程的方式。朱文锋在其证素辨证体系中，明确提出了 61 条证素，其中，病性证素 30 条、病位证素 31 条。通过证素的组合能够形成很多种证名，在其《证素辨证学》一书中编排了 5 000 多条演绎证名模式和 1 500 多条标准证名模式。

朱文锋还在其证素辨证体系中规范总结了 61 项病位证素和病性证素，具体如表 4-7 所示。

表 4-7　朱文锋老师证素辨证体系下采纳的证素内容

序号	证素类型	证素数目	证素举例
1	病性证素	30	风、寒、暑、湿、燥、火热、毒（疫疠）、脓、痰、饮、水、食积、虫积、气滞、气闭、气虚、气陷、气不固、血虚、血瘀、血热、血寒、阴虚、亡阴、阳虚、亡阳、阳亢、阳浮、津液亏虚、精髓亏虚
2	空间位置性病位证素	21	表、半表半里、心、心神、肺、脾、肝、肾、胃、胆、小肠、大肠、膀胱、胞宫、鼻、耳、目、肌肤、筋骨、经络、胸膈
3	时间位置性病位证素	10	卫分、气分、营分、血分、太阳、阳明、少阳、太阴、少阴、厥阴

《中医药常用名词术语辞典》中的证是指对疾病过程中所处一定阶段的病位、病因、病性以及病势等所做的病理概括。在疾病的某一阶段中，一定的病因作用于一定的病位，便出现一定的症状。据此，王永炎在其研究中提出了证候要素以及证候靶点和应证组合的概念。王永炎提出的证候要素与证候靶点的应证组合辨证体系本质亦为证素辨证体系，证候要素对应朱文锋证素辨证体系中的病性证素，证候靶点对应朱文锋辨证体系中的病位证素，通过证候要素与证候靶点的组合便形成最终的病机。王永炎在证候要素和证候靶点以及应证组合体系中，提出了 30 个证候要素，具体如表 4-8 所示。

表4-8　王永炎"证候要素、证候靶点以及应证组合体系"中的证候要素内容

序　号	证候要素类型	证候要素数目	证候要素举例
1	外感六淫	6	风、寒、湿、暑、燥、火
2	气相关	6	气虚、气滞、气脱、气陷、气郁、气逆
3	血相关	5	血虚、血瘀、血燥、血脱、出血
4	阴阳相关	4	阴虚、阴盛、阳虚、阳亢
5	内生五气	5	内风、内寒、内湿、内火、内燥
6	其　他	4	毒、痰、水、石

朱文锋明确提出，证素具有以下特征：①证素是根据证候而辨识的病变本质。证候是疾病的外在表现，广义的证候不仅应该包括症状体征，还应该包括患者的年龄、性别，以及气候等一切辨证因子。传统中医的辨证为从症辨证、审症求因的思维过程，只要根据证候明确了疾病当前的证素，也就明确了疾病的病变本质（病机）。②证素主要指辨证所确定的病位和病性。朱文锋所确定的证素辨证内容中有且只有病位证素与病性证素，他把传统中医理论中的病因如外感六淫、内生五气等统一规划为病性证素，他认为传统的辨证即为审症求因的过程，辨证学上的病性包含了病因的内容，故不再另提病因。③证素的内容是根据中医学理论而确定的。朱文锋所确定的证素概念均来源于传统中医理论，西方医学中的病位概念（如肺泡、结肠、卵巢）与病理性质概念（微循环障碍、缺血坏死）等不应被纳入证素内容中。④证素是构成证名的要素。朱文锋明确提出，所有的证名（病机）都是由61条证素组合形成的，特定的证素集合则对应了唯一的证名（病机），如证素组合{风，寒，肺}则对应了"风寒束肺"这一唯一的证名，证名"风寒束肺"也只能由证素集合{风，寒，肺}组合形成。⑤病性证素是对正邪相争的本质概括。传统中医认为邪气是发病的诱因，正气不足是疾病发生的内在依据，正邪相争产生了疾病不同的病理状态，而病性证素则是对疾病本质的概括。⑥证素为具体诊断单元而非分类纲领。⑦某些证素间可有重叠涵盖关系。由于证素之间的相互关系，证素与证素之间可能存在着重叠涵盖的关系，如证素"气滞"与证素"血瘀"，某些证候可能既可见于气滞又可见于血瘀；气虚发展到一定程度就会产生阳虚，故从证候上讲，证素"气虚"与证素"阳虚"也存在着一定的重叠交叉。⑧证素有一定的组合规则。所有的证名都是由证素组合形成的，但不是所有的证素都可以组合形成证名，如证素组合{风，寒，肺}可进行组合，即"风寒束肺"，但{风，寒，心}却不能组合。证素之间组合形成的证名必须符合中医理论，虽然61种证素可以形成成千上万种证名（病机），但证素之间不可以任意组合。

三、证素辨证及其证素辨证体系

（一）证素辨证的医理模型

朱文锋在证素的基础上建立了"根据证候，辨别证素，形成证名"的三阶双网证素辨证方法（即证候—证素—证名）。其中，三阶即证候、证素、证名三个辨证层次；双网即通过表现在外的证候得出证素（证候—证素），通过模式识别与模式匹配等过程将得出的

证素进行组合形成对应的证名（证素—证名）的辨证过程。其辨证的基本思想是将临床中收集的四诊资料与《证素辨证学》中列举的 700 多条标准证候进行对比校正，并计算各个证候在不同证素做的权值（贡献度），若所有证候对某一证素的贡献度之和（证素积分）大于某一阈值，则确认该证素的存在，最后将所有确定的证素进行组合形成最终的证名。最终实现以证候（四诊资料）为"输入"、证名为"输出"的辨证体系。

证素辨证医理模型图如图 4-6 所示。

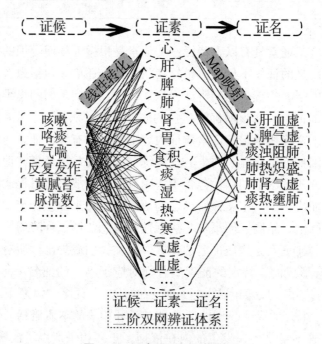

图 4-6　证素辨证医理模型图

我们将证素辨证医理模型进行如下定义：

$$证素辨证医理模型 = (\text{Input}, \text{Pf}, \text{Output}, \text{DataBase}_1, \text{DataBase}_2, F_1, F_2)$$

（1）Input：输入证候集合，如 { 咳嗽，咯痰，气喘，反复发作，黄腻苔，脉滑数 }。

（2）pf：证素集合，如 { 肺，痰，热 }。

（3）Output：输出证名，如"痰热壅肺"。

（4）DataBase_1：证候与证素的计量权值表，如咳嗽对肺的计量权值为肺 –2、痰 –1……；黄腻苔对肺的计量权值为肺 –1、痰 –2……。

（5）DataBase_2：证素集合与证名的 Map 映射表，如 { 风，寒，表 } 映射为"风寒束表"。

（6）F_1：证候集合与证素集合的映射函数，即映射方法多为"加权求和、浮动阈值"，先从 DataBase_1 中查找证候集合与所有证素的计量权值；然后将同一个证素对应的所有证候—证素权值相加，从而得到证素权值积分，如前述 5 个证候对应的证素权值积分为

肺 −10、痰 −8、气虚 −5、热 −8、寒 −1；再根据阈值确定证素，如阈值设置为 8，则确定的证素集合为 { 肺，痰，热 }，通过上述方法最终将证候集合映射转化为一组证素集合。

（7）F_2：证素集合与证名的映射函数，即映射方法多为从中查找证素集合与证名的 Map 映射关系，如 { 肺，痰，热 } 与 "痰热壅肺" 的映射关系，则对应的证名为痰热壅肺。

（二）证素辨证体系的研究框架

证素辨证体系的 "证素" 是指病性、病位等基本辨证要素，是最基本的诊断单元。证素辨证体系的核心思想是 "降维升阶"，临床上任何复杂的证名都可以通过 "降维" 分解为最基本的证素；证素又可以通过相互的组合 "升阶" 形成复杂的证名。而在 "根据证候，辨别证素，形成证名" 的三阶双网证素辨证过程中，临床四诊收集的资料需要与标准证候进行对比校正，然后通过证候—证素的权值关系得出对应的证素集合，最后通过一定的组合规则对证素集合中的元素进行组合形成证名，最终实现以证候（四诊资料）为 "输入"、证名为 "输出" 的证候—证素—证名三阶双网辨证模型。

作为一门学科，证素辨证学不仅研究证候、证素、证名三种数据，还研究三种数据之间的关系，包括证候与证素的关系，证素与证名的关系，证候、证素、证名三者之间的关系。

证候方面，朱文峰的《证素辨证学》中编排了 700 多项证候，不仅包括常见的中医症状，还包括体征、西医的常规检查、发病情况、年龄情况等。证素方面，朱文峰的《证素辨证学》中明确了 61 条证素内容，包括 30 条病性证素与 31 条病位证素，证素的具体内容与特征如前文所讲。证名方面，朱文锋在《证素辨证学》一书中编排了 1 500 多条标准证名模式和 5 000 多条演绎证名模式。证候与证素关系方面，《证素辨证学》发布了较为准确的 700 多种证候对 48 种证素的计量权值，计量权值是研究人员对大量的临床病例进行回顾性研究，通过一定的算法模型得出的，目前用得最多的算法模型为双层频权剪叉算法，其他的算法还包括多元统计的 Fisher 判别算法、Bayes 判别算法、线性回归算法，神经网络模型、结构方程模型主成分分析与因子分析等算法。证素与证名关系方面，经典证素辨证体系中，所有的证名都可以通过降维分解为证素，但是不是所有的证素都可以任意升阶组合形成证名。证素组合形成证名是证素辨证学的一个研究盲点，证素集合大多通过简单的组合形成证名，如 { 心，脾，气虚，血虚 } 组合形成证名 "心脾气血两虚"，{ 风，寒，肺 } 组合形成证名 "风寒束肺"。证候 – 证素 – 证名关系方面，证候与证素之间存在计量权值关系，通过加权求和浮动阈值的方法得出一组证候对应的证素集合，最后证素集合可组合成最终的证名，实现证候 – 证素 – 证名三阶双网辨证模型。

四、证素辨证存在的问题

证素辨证体系是中医学的研究热点，证素辨证能够实现对传统多种辨证方法的统一，也能够实现中医学、数学、计算机等多个学科的交叉。但是，目前证素辨证还无法得到大部分中医学者的认同，有研究本身存在的一些问题，也有外界对证素辨证体系认识的问题。证素辨证体系创建的最终目的是开发以传统中医理论为指导、面向临床的智能软件平台，这种以"电脑"代替"人脑"的辨证体系对传统中医医师本身存在的价值提出了挑战。一直以来，中医被大家定义为一门思维学科，电脑不可能原封不动地表达与描述人脑的思维，但是在计算机技术高速发展的今天，很多原本不可能实现的事情慢慢地被实现。如围棋，同样强调思维与智慧，一直以来人类都认为电脑不可能打败人脑，但阿尔法狗的出现，已经彻底颠覆了这种看法。

但就证素辨证体系本身而言，目前还存在着一些问题，这些问题是多方面的，包括证候、证素、证名本身的概念问题，也包括证候—证素、证素—证名、证候—证素—证名之间存在的问题。

（一）症　状

症状标准化是证素辨证的前提，《证素辨证学》中编排了700多项标准证候，但是这700多项标准证候的选择与设置是值得商榷的。一个证候有多个表现形式，不同的表现形式有不同的辨证意义，如咯痰有咯黄色痰、咯白色痰、咯绿色痰等分别；也有痰多、痰少的分别；有清晨咯痰明显、夜间咯痰明显、白天咯痰明显等分别。这就产生了一个矛盾：一个证候有不同的表现形式，不同的表现形式又有不同的辨证意义，如果我们将证候不同的表现形式设置为统一的证候，必将失去辨证的特异性与敏感性；但如果我们将一个证候不同的表现形式又设置为单独的证候，临床中肯定不止700种证候，就会产生"证候爆炸问题"。另外，广义的证候不仅包括症状，还包括体征，现代的实验室检查，患者的年龄、性别以及气候等一切辨证因子，而简单的700个证候是无法覆盖临床的，但如果对所有的证候都进行分级或分度的量化，然后设置为单独的证候变量又会加剧"证候爆炸问题"。

（二）证　素

中医的脏腑是部分的，也是整体的；是位置的，也是性质的；是时间的，也是空间的；是真实的，也是虚拟的。因此，它既可以表明病所，也可以表明病性，但是将证素拆分为病位证素和病性证素的方法，不仅失去了辨证的整体灵魂，还忽视了一个问题，即本质上大多数病位概念和病性概念是相同的（亦位亦性）以及其更加复杂的非线性关系。例如，肾气虚、肺气虚、心气虚、脾气虚等都是"气虚"，但病性却大不相同，不同脏器的气虚对机体产生的病理反应也是不同的，如果说它们只是病位和证素不同，但病性相同，那么一定会产生矛盾。又如，风、热、寒有着不同的病性和证素，证素辨证体系中，风寒为 {风、寒} 证素的组合，风热为 {风，热} 证素的组合，然而在临床工作中，单独的风、寒、热少见，而风寒、风热多见，风寒、风热不仅是风、寒、热简单的组合，还应该有风寒、风热所特有的病理性质，故在证素的选择与提取方面也是值得商榷的。

（三）证　名

《证素辨证学》一书中编排了1 500多条标准证名模式和5 000多条演绎证名模式，证名的选择与设置也是存在一些问题的。假定我们得到了一组证候对应的一组证素 {A，B，C}，证素辨证的基本原理是通过模糊数学的方法将待求证素组与已知证素组进行模式匹配，假定我们已知证名 {A+B+C}，则该组证候的病机则为证名 {A+B+C}。显然，模式匹配的前提是必须已知所有的标准模式，而理论上61种证素可以形成 2^{61} 种证名（标准模式），而这种数量级无论是教科书的编排或是计算机的存储都是不可能实现的，这就是"证素组合爆炸问题"。朱文锋在《证素辨证学》编排了 1 500 个标准证名模式，但正如朱文峰在书中所说："1 500 个证名模式，虽然已经是全国统编教材所列证名总和的若干倍，但实际上仍不能满足临床上对千变万化的病情进行辨证诊断的需要，然而以证名为基础的诊疗模式下，又不能将证名模式无限量地增加。"故在研究中，其采取了"调阈、兼容"等办法，并通过模糊数学相关理论，如利用空间度量法、变换减维（或增维）法等对 61 种证素进行模糊聚类分析，可形成 5 000 多个演绎证名模式，然而 5 000 与 261 的数量差也直接导致了目前的证素辨证体系并不能很好地覆盖临床。

（四）症状与证素计量权值表

证素辨证的核心和难点是常见证候的计量辨证，《证素辨证学》发布了较为准确的 700 多种证候对 61 种证素的辨证权值，但是这种权值设置的准确性有待进一步考察。目前，辨证权值是研究人员通过对大量的病例进行数据分析，然后运用双层频权剪叉等算法进行提取与分析的。设置证候对证素的计量权值必须明确对应证素的证候内容，然而由于脏腑之间的传变、病理产物及气血津液的相互影响，中医的病机复杂多变，一个证候可能"包含"多个证素集合，一个证素集合中也可能"包含"多个证素内容，证候与证素这种多对多的非线性结构很难明确证素与证素之间的界限，也很难明确特定的证素所包含的全部证候内容，证候对证素的辨证权值也就无从谈起。首先，证素辨证的定位为大病域辨证，也就是不同的疾病、不同的专科使用同样的辨证内容。这种模式有一定的不足，如咳嗽在肺系疾病与心系疾病中的辨证意义显然是不一样的，如果统一为同样的计量权值，显然也是不合理的。其次，一组证候群有主症与次症之分，同样的一个证候，在证候群 A 中可能是主症，在证候群 B 中可能是次症，显然在这两种证候群中的计量权值也应该是不一样的，如果统一为同样的计量权值是不合理的。并且症状有轻重之分，经典证素辨证体系中，如果明确某一症状为主症或"重"症，则在该证候基础计量权值的基础上乘以 1.5。然而 1.5 是如何确定的，怎样的症状才能定义为"重"症、如何对证候进行量化分级等，这些问题是需要明确的。最后，设置证候对证素的计量权值必须通过对大样本的临床病例进行回顾性研究，然而，中医本身临床病例的质与量又是我们不得不思考的问题。

（五）证素集合与证名 Map 映射表

朱文锋提到，证素之间有一定的组合特征；王永炎也讲到，从证候中分析得出证候要素与证候靶点后必须进行应证组合，才能形成最终的病机或证名。目前，经典证素辨证体系对证候与证素的计量权值进行了大量的研究，但如何将证素组合成证名却成了盲点。证名是通过证素组合形成的，但是否任意的证素都可以组合呢？例如，证素集合 {气虚，血瘀} 可以组合，因为中医理论体系下气虚无力推动血液会形成瘀血，但 {风，寒，气虚，血瘀} 是不是能够组合呢？风邪、寒邪、气虚、血瘀有必然的关联吗？显然，证素形成证名必须是在中医理论体系下进行组合的，并不是所有证素之间都可以任意组合，证素组合必须有一定的组合特征，如何将这种组合特征规律化、数学化、统一化是经典证素辨证体系需要思考的又一个问题。

（六）症状集合与证素集合的映射函数

证素辨证体系下，证候与证素之间存在计量权值关系，证素之间又可以组合形成证名。一组证候基于证候与证素的计量权值关系可以通过加权求和与浮动阈值的方法得出一组对应的证素集合，一组证素集合可组合形成最终的证名，并通过模式匹配的方法将形成的证名与标准的证名模式进行匹配，确定为最终的病机，实现以证候为"输入"、证名为"输出"的证候—证素—证名三阶双网辨证模型。整个辨证体系中涉及"加权求和与浮动阈值"以及"模式匹配"两种方法。朱文锋以阈值100作为判定某一证素是否成立的标准，如果所有证候对某一证素的权值之和大于100则判定该证素成立，反之则不成立。我们不仅要思考为什么将阈值设置为100，还要思考设置为100是否合理。假定临床中出现的是大证候域，证候的权值累加之和使多个证素成立，必然会失去中医辨证的意义；假定临床中出现的是小证候域甚至是单证候域，显然无法使任何一个证素成立，则无法判断证素。

（七）证素集合与证名的映射函数

在模式匹配方法方面，假定得出的证素集合为 {A，B，C}，通过证素组合可形成证名 {A+B+C}，假定标准证名模式中并没有 {A+B+C} 这种模式，我们又应该怎样去处理呢？

五、中医智能辨证的展望

证素辨证有着重要的学科意义，它为中医智能辨证提供了思路。然而，前文已经分析了证素辨证存在的一些问题，从临床应用的角度出发，某些问题从根本上是无法回避或解决的，而智能辨证是一个系统工程，任何一个环节存在问题都会影响最终的辨证，故我们需要去重新思考中医智能辨证的新思路。

深度学习是从机器学习领域延伸出来的一个新的领域，是以人工神经网络模型为起源，随着模型结构深度的增加、大数据技术的发展和计算机计算能力的提高而产生的一系列算法模型，深度学习恰好为复杂函数的处理提供了解决方法。但在深度学习模型与中医辨证交叉的同时，我们需要回过头审视这两种理论存在的差异。深度学习的本质是通过特征提取进行分类，类与类之间是相互独立的，然而在中医学中，病机与病机之间存在着广泛的联系，假定以证型或基本病因为分类标签，证型与证型、基本病因与基本病因之间也存在着广泛的联系，从一定程度上讲，类与类之间没有相对独立的界限，故深度学习与中医传统辨证是相矛盾的。另外，中医临床中，同样的一组症状，不同的理论、不同的医生有不同的辨证结果，从一定程度上讲，不同的辨证结果没有好坏之分；而深度学习却要求理论上的样本输入必须存在着最佳的样本输出（哪怕并不知道哪种输出是最优的），只有明确了好坏标准才能存在误差损失，才能够进行反向的梯度学习，从这层意义上讲，深度学习与中医传统辨证也是矛盾的。

中医智能辨证并不是通过计算机创新中医，而应该是借助计算机还原中医，智能辨证需要还原人脑的辨证思维，智能辨证需要拟合中医的医生辨证个体化、学派辨证个体化、专科辨证个体化。笔者受朱文锋创建证素辨证理念的启发，提出并开发了基于有向图的病机归因辨证系统（ISO-R归因辨证系统），通过还原传统中医"辨病机"的辨证模式取代当前智能辨证领域普遍遵循的"辨证型"模式，回归中医病机的本质（中医"病理生理"），并实现了病机的可视化展示和结构化输出，为中医智能辨证提供了新的思路。

第五章　社区医疗健康信息化需求与服务

第一节　社区医疗健康信息服务及其发展模式

一、我国社区医疗基本内涵及政策背景

从 WHO 对医疗系统的定义可以看出，医疗系统由以促进、恢复（或者是维持）健康为目标的所有组织、人员及行动三项组成。社区（community）是指居住在一定地域范围内的人们所组成的社会生活共同体。社区医疗（community care）属于医疗系统范畴，是提供医疗卫生服务的机构或个人，包括卫生专业人员和医疗相关专业人员。其主要开展一般的医疗保健，即患者在转诊到医院或专科前的一些医疗，属于常见的初级医疗（primary care）。所以，在一些国家，社区医疗又被称为第一线医疗（first-line health care），而社区保健的医生通常被称为全科医生（general practitioners，GP）。

国家各部门相应出台了许多有关社区医疗的政策，这些政策的施行有利于推动我国社区医疗的发展，如表 5-1 所示。

表 5-1　我国社区医疗相关政策

时　间	部　门	文　件	主要内容
2019 年 3 月 15 日	国家卫生健康委办公厅	《国家卫生健康委办公厅关于开展社区医院建设试点工作的通知》	国家卫生健康委决定在有条件的地区开展社区医院建设试点工作，以满足人民群众对基本医疗卫生服务的需求
2019 年 4 月 3 日	国家卫生健康委办公厅	《国家卫生健康委办公厅关于印发乡镇卫生院服务能力评价指南（2019 年版）和社区卫生服务中心服务能力评价指南（2019 年版）的通知》	一是扩大救治病种范围；二是提高医疗质量；三是合理控制医疗费用；四是进一步推进县域内住院"先诊疗，后付费"，有条件的地方要实行省域内"先诊疗，后付费"
2019 年 4 月 28 日	国家卫生健康委、国家中医药管理局	《全国基层医疗卫生机构信息化建设标准与规范（试行）》	明确了基层医疗卫生机构信息化建设的基本内容和要求，促进和规范了全国基层医疗卫生机构信息化建设与应用
2019 年 6 月 4 日	国务院办公厅	《深化医药卫生体制改革 2019 年重点工作任务》	制定促进社会办医持续健康规范发展的政策文件

续 表

时 间	部 门	文 件	主要内容
2019年6月12日	国家卫生健康委、国家发展改革委、财政部、国家医保局等10个部门	《关于印发促进社会办医持续健康规范发展意见的通知》	深化"放管服"改革,推动"非禁即入"、审批应减尽减和清理妨碍公平竞争各种规定做法的落实,解决重点难点问题,进一步促进社会办医持续健康规范发展

目前,中国社区医疗行业迎来了发展的黄金阶段,国家加大了对社区医疗行业的政策支持力度,中国的社区医疗市场容量巨大,发展前景广阔。

随着我国人口老龄化进程的加快及医疗体制改革的逐步实施,社区医疗服务应运而生,并逐步显示出它的可行性和优越性。

我国80%的医疗资源集中在20%的大城市。"大病进医院,小病进社区"是比较合理的医疗资源配置方式,社区医疗机构将成为预防保健、基本医疗、健康教育、疾病控制等社区卫生服务的主体。

二、社区卫生服务的基本概述

(一)概念介绍

社区卫生服务(community health service)指的是在一定的社区中,通过卫生有关部门提供给居民医疗、预防、康复和健康等卫生保健活动的总称。社区卫生服务是一个保健系统,由卫生保健的供应者(卫生有关部门)和卫生服务的接受者(社区人群)组成。

社区卫生服务机构在社区卫生服务工作中占有主要地位。它为社区居民提供保健、预防、健康教育、医疗和康复等服务。社区卫生服务机构由社区卫生服务中心(community health service center)和社区卫生服务站(community health service station)组成。其中,在社区卫生服务中心是社区卫生服务机构的主体,社区卫生服务中心难以覆盖的区域,由社区卫生服务站作为补充。

(二)指导思想和基本原则

1. 指导思想

以习近平新时代中国特色社会主义思想为指导,全面落实科学发展观,坚持为人民服务,把开展社区卫生服务当作深化城市医疗卫生改革,解决城市居民看病难、看病贵等问题的主要措施,构建新型卫生城市服务体系,加强体制的改革和创新,为人民群众提供有效、安全、方便而经济的医疗服务保障和公共卫生服务体系。

2. 基本原则

(1)坚持社区的卫生服务公益性质,注重卫生服务的可及性、效率和公平性。

(2)坚持政府主导,鼓励社会参与,多渠道发展社区卫生服务。

(3)坚持实施区域卫生规划,与市区域发展总体规划接轨,立足调整现有卫生资源,辅以改建、扩建和新建,避免重复建设,健全社区卫生服务网络。

（4）坚持公共卫生和基本医疗并重、中西医并重、防治结合，全面发展社区卫生服务。

（5）坚持资源共享、因地制宜、探索创新，积极推进社区卫生服务工作。

（三）主要内容

社区医疗包括如下内容：处理好疑难杂症，对社区居民实行首诊制；做好急、危、重症病例的现场救护工作；提供家庭护理、家庭出诊、家庭病床等服务；展开医疗照护。具体来说，可以分为以下几方面。

（1）开展社区卫生状况调查，进行社区诊断，向社区管理部门提出改进社区公共卫生的建议及规划，对社区爱国卫生工作予以技术指导。

（2）有针对性地开展慢性非传染性疾病、地方病与寄生虫病的健康指导、行为干预和筛查，以及高危人群监测和规范管理工作。

（3）负责辖区内免疫接种和传染病预防与控制工作。

（4）运用适宜的中西医药及技术开展一般常见病、多发病的诊疗。

（5）提供急救服务。

（6）提供家庭出诊、家庭护理、家庭病床等家庭卫生保健服务。

（7）提供会诊、转诊服务。

（8）提供临终关怀服务。

（9）提供精神卫生服务和心理卫生咨询服务。

（10）提供妇女、儿童、老年人、慢性病人、残疾人等重点人群的保健服务。

（11）提供康复服务。

（12）开展健康教育与健康促进工作。

（13）开展计划生育咨询、宣传并提供适宜的技术服务。

（14）提供个人与家庭连续性的健康管理服务。

（15）负责辖区内社区卫生服务信息资料的收集、整理、统计、分析与上报。

（16）在社区建设中，协助社区管理部门不断拓展社区服务，繁荣社区文化，美化社区环境，共同营造健康向上、文明和谐的社区氛围。

（17）根据社区卫生服务功能和社区居民需求，提供其他适宜的基层卫生服务。

（四）社区卫生服务方式和工作特征

社区卫生服务方式和工作特征如表5-2所示。

表5-2　社区卫生服务方式和工作特征

服务方式	①主动上门服务；②开设家庭病床；③方便就近诊疗；④医疗与预防健康结合；⑤实施双向转诊
工作特征	①系统性；②连续性；③综合性；④协调性；⑤可及性；⑥人格化；⑦以健康为中心；⑧以家庭为单位；⑨以社区为范围；⑩以人群为对象

（五）重点任务

社区人口老龄化和老年慢性病的患者逐渐增加，单靠社区医疗现有的服务是远远不够的，因此要将社区医疗与全科医学接轨，并与全科医生共同合作，实现全科医学与社区医疗之间的互动。这种新型的医疗体系能全面促进全科医学的发展，同时能对社区医疗起到巨大的帮助作用。

从这个角度看，社区医疗服务于社区群体不仅对预防疾病起到了积极的作用，还有利于居民慢性病的保健和康复。同时，社区医疗服务要积极开展健康教育和心理健康咨询，为社区居民提供持续、全面的服务。

三、我国公立医院与社区卫生服务中心合作模式分析

要想解决"看病难、看病贵"问题，首先应提高社区卫生服务机构的诊疗水准，加快社区卫生服务机构的发展，让患者愿意到社区卫生服务机构就医。全国很多地区都在医疗卫生服务体系建设中做了很多有意义的探索和积极的尝试，形成了医疗卫生服务新模式，并取得了初步成效。

（一）区域性医疗集团合作模式

该模式要求整合不同区域的医疗资源，加强城市综合医院和社区卫生服务机构之间的合作，形成区域性的医疗服务主体。现阶段主要有大庆油田总医院的"大庆模式"、北京复兴医院的"复兴模式"和北京市西城区的医疗服务社区。该模式有利于公立医院和社区卫生服务中心建立起良好的合作关系。实行该模式时应注意加强内部组织建设和制度建设，规避产业体系内各级医院的产权关系和利益分配等问题。

（二）院办院管模式

该模式即以医院作为法人机构举办社区卫生服务中心，同时，在人力资源、财力资源和技术资源等方面为社区卫生服务中心提供支持，以实现一体化的管理。

在这种模式下，医院与社区卫生服务中心之间存在共同的产权实体。双向转诊程序相对简单，双向转诊绿色通道更容易实现。这个模型的实际运行应注意下列事项：①社区卫生服务中心不愿成为大型医院的所属单位，大型医院很难找到适合自己的社区医院；②大型医院所属的社区卫生服务中心在融资方面会受到限制；③社区卫生服务中心难以成为大医院门诊部的有力补充；④专家对社区卫生服务理念上存在误区，从而影响了社区医疗服务内在含义的拓展；⑤社区医疗财政补偿制度不完善，没有形成制度化、规范化。为解决以上困境，有关部门需制定合理的社区医疗基金补偿方案和社区医疗服务投资保障机制。

（三）托管模式

托管指的是委托管理。该模式是以契约的形式，社区服务中心将资产交给大医院管理。

双向转诊制度有效降低了患者的经济负担，也降低了医院的管理成本。在社区卫生服务中心，医院可以加大投入人力、物力、财力，以增强对社区卫生服务机构的支持，进而有效提高服务水准，促进社区卫生服务机构的普及。

（四）医疗资源纵向整合合作模式

该模式能在一定程度上降低社区患者外出就医的数量，提高了社区在慢性病预防和健康教育方面的投入成效。采用这种模式需要关注下面几个问题：①不能因为公立医院的医生到社区给患者看病就损害社区卫生服务中心的利益，即社区卫生服务中心要实现收支双线预算管理；②区域内的医疗资源若需整合，政府最好给予支持；③政府要投资社区的建设，保证社区的利益，不要把社区的支出作为成本的支出。

（五）医院社区一体化模式

这种模式是指借助三级医院的医疗设备、诊治技术和临床思维等优势，在社区卫生服务中心采取"低水平、广覆盖"的医疗保障制度，让医院和社区中形成慢性病的一体化管理模式。

（六）松散协作模式

这种模式很普遍，是医院和社区卫生服务中心基于市场竞争的机制并在政策的引导下自愿展开的，也是最有生命力的。在这种模式下，坚持"属地为主，就近支援"的原则，由医院和社区签订合作协议，政府出台相关政策给予支持和鼓励，让社区卫生服务机构和医院之间形成双向会诊机制。

（七）合作模式对比分析

六种合作模式的比较如表 5-3 所示。

表 5-3　六种公立医院与社区卫生服务中心合作模式分析

合作模式	关联制度	管理方式	行政隶属关系	人员编制	财政拨款	双向转诊	对下级医院指导	积极性
区域性医疗集团合作模式	集团内管理章程	集团化管理	社区服务中心隶属医院	不变	来自集团、政府不明确	有利	有利	有利
院办院管模式	一体化章程	一体化管理	不变	不变	社区不享受拨款	有利	有利	社区积极性低
托管模式	契约	委托管理	不变	不变	不变	有利	有利	对条件不好的社区托管，医院积极性低
医疗资源纵向整合合作模式	契约	—	不变	不变	不变	有利	有利	有利
医院社区一体化模式	契约	—	不变	不变	不变	有利	有利	有利

合作模式	关联制度	管理方式	行政隶属关系	人员编制	财政拨款	双向转诊	对下级医院指导	积极性
松散协作模式	双方协议	不变	不变	不变	不变	缺乏长效机制	缺乏连续性	有利

第二节　基于物联网发展的中国社区医疗智能化应用发展趋势

一、物联网的概念和特征

如今，物联网（internet of things，IoT）已成为全球关心的话题，物联网技术被称为继计算机、互联网之后的世界信息产业的第三次浪潮。物联网是信息化和工业化发展的产物。

（一）物联网的概念

物联网利用无线通信技术（尤其是射频识别技术，radio frequency identification，RFID）与物体建立联系，再运用电子产品代码使所有的物体实现与互联网的沟通，并实现人类与物体之间的沟通。物联网是一种收集、处理和传递物体与人之间的信息，产生信息交换，以实现人类对物体的智能化控制的巨型网络。

物联网的概念可以从两个层面（表5-4）进行理解。

表5-4　物联网概念的两个层面

第一个层面	物联网是在互联网基础上拓展与延伸的网络，能够和外界进行信息的传递与交换。其覆盖的深度和广度与互联网不同
第二个层面	和互联网不同，物联网所面对的事物可以是万事万物。它的网络结构存在于人和物体间，十分错综复杂，其连接对象为"物"，或"物"与"人"

也就是说，物联网是一张"网"，能够在所有的独立的无生命的物体间进行信息交互，它的出现标志着世界信息技术发展进入了一个新的阶段。

（二）物联网的技术原理

射频识别技术（RFID）是物联网工作的支撑点，是20世纪90年代出现在人们视野中的非接触式的自动识别技术，是一种能够让物品跟人互动的技术。RFID技术通过可移动的标签进行工作，因此应先将每个不同的标签与相关物品相关联，再运用其射频信号识别技术收集物品的相关信息。RFID的优点在于其标签拥有小巧的体积，不会造成制作方面的困扰，而其存储空间特别大，可以不限次数地长期使用。

网络传感器是指能够将被测量物体的各方面信息和信号收集起来，传输给智能处理层作为原始数据的器件或装置。随着科学技术的飞速发展，传感器的样式不断发生着变化，从古老的传感器转变为智能传感器，再转变为无线传感器。无线传感器是一种能够对信息进行全面分析处理的传感器，物联网正是通过分布在世界各个地方的无线传感器来对整个物体世界的信息进行处理，并将其准确地传送到需要者的手中的。

智能技术是为在某个时期高效地达到某种特定的目标而采用的各种有效的技术和手段。通过智能技术设计开发智能系统，并将其嵌入有关的物体之中，可以让物体体现出一定的智能性，使其与用户端进行主动或者被动的交流。如今，智能技术的主要研究路线和研究方向包括人工智能理论研究、先进的人机交互技术与系统、智能控制技术与系统、智能信号处理等。

（三）物联网的特征

物联网的特征如表5-5所示。

表5-5　物联网的特征

特　征	定义及描述
广泛应用各种感知计算技术	物联网上有很多种不同类型的传感器，每个传感器都是一个信息源，类别不同的传感器在信息内容和信息格式上也存在着差异。传感器一般接收实时数据，根据某种频率周期采集环境信息，并更新数据
建立在互联网基础上的泛在网络	物联网技术的基础和核心都是互联网，以各种网络方式和互联网融合，及时准确地传递物体的信息。在物联网上，需通过传感器来定时采集信息，并通过网络传送信息。在传输过程中，要适应各种异构网络和协议，以保证数据的及时性和正确性
连接传感器，且本身具有智能处理的能力，能够对物体实施智能控制	物联网有效结合了传感器和智能处理，利用云计算等来扩大它的领域。通过对从传感器中获取的大量信息进行分析、加工和处理，整理出有意义的数据，以满足不同用户的需要

二、社区医疗服务智能化基本概述

（一）社区医疗服务

在社区基础上出现的一般的医疗保健服务被称为"社区医疗服务"。社区医疗服务最早出现在英国，是在全科医疗基础上建立的一种服务形式。20世纪中叶，世界卫生组织开始在全世界范围内大力推动社区医疗服务的发展，为未来建立世界性的社区医疗体系提供了各种有利条件。每个国家的历史都是不同的，因此各国社区医疗服务技术的发展过程也是不同的。但可以确定的是，社区医疗服务技术在所有国家都可以应用。设立社区医疗机构的主要目的是让人们在有病的时候能尽快得到有效的治疗。在病情严重或确有必要时，人们也可以向较大的医疗机构求助。现在，"小病在社区，重病去医院"在国外已深入人心。

从社区医疗为人们提供的服务模式来看，社区医疗服务机构并不是片面定义中的"不住院的医疗服务中心"，机构中医务人员的日常工作也不同于从事纯理论研究的学者。因此，经过分析，可以这样定义社区医疗服务：社区医疗服务主要服务于一定地理区域内的人，是为保证这些人在生病时能够得到及时救治，为这些人提供医疗、预防、保健、康复和健康教育等保障性服务。社区医疗服务是以全科医学为主的医疗模式的延伸，能够为社区居民提供健康护理和预防，并从各个方面（身体、环境、心理和社会等）提供家庭医疗服务。

（二）社区医疗智能化

社区医疗智能化是指在健康档案基础上构建社区医疗信息平台，采取最先进的物联网技术，形成信息化服务。在今后的医疗行业中，将会采用更多的高科技，如人工智能、传感技术等，让医疗服务更加智能化，从而推动医疗事业的发展。

目前，我国的公共医疗管理系统不够完善，存在着渠道不多、医疗成本高和覆盖面窄等问题，其中"质量欠佳的医疗服务、效率不高的医疗体系、看病难且贵的就医现状"等更引起了人们的关注。大医院人太多了，而社区医院几乎没什么人，患者的就诊手续烦琐等问题都是医疗信息互通不畅、医疗资源两级化等原因造成的。这些问题慢慢影响了社会的和谐发展。所以，我们要建立智能化的医疗网络信息服务平台，让患者在很短的时间内仅支付基本的医疗费用就能享受高质量、低价格、专业且安全的诊疗服务，从根本上解决"看病贵、看病难"等问题，真正做到"健康人人、人人健康"。

医疗物联网技术是社区医疗智能化中最主要的组成部分。医疗物联网能够以诊疗过程作为起点，充分利用射频识别装置、传感器、激光扫描器等信息传感设备，并通过这些装置在互联网上有效链接医疗物联网和其他资源，使资源获得智能化发展，实现信息共享。

三、我国智能社区医疗服务发展概述

（一）智能社区医疗服务的优势

我国深化医改已经进入关键时段，主要倡导改善基层医疗服务质量，加强基层医疗主体能力建设，缓解卫生资源紧缺的现状。以往因为社区医疗服务不能满足居民的需求，所以社区居民往往去大医院就医，而现在通过互联网技术能够大大改善这种情况。网络技术在社区医疗服务中心中的应用能在很大程度上弥补社区医院和大医院在信息化方面的缺陷，如通过电子健康档案的筛选、RFID 感知技术的应用、远程疾病监测等智能医疗服务可以减少患者的疲劳感，可以避免多次会诊，可以为行动不便且家中无子女的特殊患者提供服务，这在极大程度上降低了医疗费用，缩短了医务人员的工作周期。以物联网技术提升全国各地区的社区医疗服务水准，是社区医疗服务现状和我国医改的基本要求。物联网技术的应

用能够给社区医疗服务带来便利，但此模式也和传统医疗社区服务模式之间形成了竞争关系。和传统的社区医疗服务相比，应用物联网技术的智慧社区医疗服务具有以下优势。

1. 对参与智能社区医疗服务的三方来说都有利

首先，智能社区医疗服务对患者来说更加方便。在医疗过程中，患者可以体验到无线城市医疗服务，只需要拥有采用 RFID 技术的"一卡"，就能够节省注册和等待医疗的时间。当患者走进社区医院，其信息就会自动出现在社区医院的数据库中。这样，社区医院 RFID 卡的使用效率甚至比大医院的"一卡通"还要高一些。

其次，大大提高了医务人员的诊疗效率。一般来说，当医生检查患者的时候，他先要分析患者的体征数据，这些数据通过物联网的无线传感技术很容易就能得到。无线传感器被嵌入测量仪器中，通过测量便可以获得患者的体征数据，以供医生分析。同时，医生不需要手动记录患者过去的病史和过敏史，因为这些数据早就存储在医院的后台数据库中，只要通过点击对应按键就能轻松获取这些信息。这节省了医生和患者的时间。医生只需为患者解释为什么开这些药就完成了整个诊疗过程。

最后，对医院的管理方来说，能够提升医疗安全水平，有效降低医疗事故的发生率。物联网技术在社区医疗服务中能够对患者实施远程、实时、定位监控，当患者的身体出现问题的时候，医生就能火速赶往出事地点进行救治。同时，物联网技术可以为医生提供辅助问诊诊断、治疗方案及相似病历推荐、医学知识查询等帮助，以降低误诊率。

2. 智能社区医疗服务的作用

第一，智能社区医疗服务的信息作用。智能社区医疗服务能够通过物联网技术完成对患者的信息归档、处理和输出。在社区医院接受过治疗的患者一般都会在医院的患者数据库中有信息存档，包括患者的医疗信息、基本信息、病史和过敏史。当患者出现紧急情况，需要到大医院治疗的时候，社区医院只需将数据传输到大医院即可，这样就减少了患者的治疗时间，也方便患者到大医院进行治疗。未来，在物联网技术发展成熟的情况下，患者的日常生命体征就能够得到实时测量，并实时传输到医院的患者档案中。

第二，智能社区医疗服务在康复治疗中的作用。随着物联网技术研究的深入，智能社区医疗服务与大型医院之间的同步诊疗也会成为现实。同步诊疗技术针对的是那些术后需要康复的患者，使其术后在社区医疗机构进行康复治疗，这样既有利于患者，又有利于大医院。对于患者来说，社区医院价格低，离家近，方便家属陪伴；对于大医院来说，可以解决医院床位短缺的问题，节省每日查房的时间。需要注意的是，同步诊疗技术必须使社区医院和大型医院同时获得患者的康复状态和日常检查状态。这样，一旦患者病情紧急，社区医院无法解决时，大医院可以第一时间参考社区医院之前的急救措施和患者的日常状态继续治疗。这就有效发挥了智慧社区医疗服务在康复治疗中的作用。

（二）国内智能社区医疗服务发展现状

物联网的发展推动着我国医疗改革向前发展。物联网在医疗中的应用表现在设备的使用和生产更智能化上。这给远程专家提供了技术上的支持，让物联网成了远程医疗的主要技术。物联网在中国已经有成功的应用案例，其在医疗行业中将有更好的应用。

国家卫生部门很重视智能社区医疗服务的发展，在资金和技术上为社区医疗提供了保障。在获得政府支持的基础上，智能社区医疗服务今后的发展方向是利用无线物联网提供监测慢性病的方法，拓展医院的功能。这样，有利于突破时间和空间的限制，降低看病的成本，缓解现阶段看病贵和难的状况。

（三）智能社区医疗服务的实现技术

智能社区医疗服务系统要实现的服务功能较为复杂，因此应有完善的硬件设备和软件系统，有一个可以整合医院内部和外部因素的网络结构，包括患者、家庭和各种医疗点；能够检查和治疗患者的病情，让患者在家就能够进行日常护理。

在智能社区医疗服务体系中，医护人员和患者的信息可共享，这些信息由患者信息数据库、医院信息系统等提供。从概念上说，智能社区医疗服务系统是一个智能虚拟的医院，能够随时随地地给患者看病。

医疗物联网已经有配套的产品和解决方案，如消毒设备管理系统、输液监控诱导系统、婴幼儿护理安全系统等。

RFID 作为医疗物联网的关键技术，在社区医疗行业中的应用越来越广泛。它关系到社区患者的人员流动管理、药品管理、实时定位系统、医疗设备跟踪等，能够帮助医院节省人力和物力，提高医护人员的工作效率，提高安全性等。

1. 基于 RFID 技术的系统特点

RFID 技术具有实时性、适应性、兼容性和安全性等特点（表5-6），因此 RFID 技术得到了广泛应用。

表5-6　应用 RFID 技术的系统特点

特　点	描　述
实时性	系统内部的每个功能模块间都有接口，能进行实时信息交互，保证信息资源的实时共享；尽量保证不出现不必要的重复工作，提升效率
适应性	该系统既能应用于从中央到地方的各类型医院，又能适应同一医院在不同时期的需要，即随着医院信息处理水平的提升和范围的扩大，系统会启用或增加新功能
兼容性	该系统的所有功能模块都能够很方便地兼容现阶段的 HIS 等医院信息系统。所有医院不但能选择安装整的应用 RFID 技术的全套医院信息系统，而且能选择只安装一部分模块，把这些模块都加入医院的其他信息系统中
安全性	通过给不同的医护人员不同的权限来防范非授权医护人员进入非授权区域或查看非授权病例信息等；具备内容加密机制等认证机制，能保证医患的隐私安全；非接触操作，长距离识别，有利于医院的院感控制

2. RFID 在社区医院中的功能

RFID 应用于医院管理和服务中，其功能包括身份识别、移动办公、安全追踪及整合服务等，如表 5-7 所示。

表 5-7　RFID 在社区医院中的功能

功　能	描　述
身份识别	通过 RFID 技术整合医疗腕带，在医疗无纸化和病历电子化的基础上，形成 RFID 卷标，整合病患姓名与条形码信息，并快速识别身份
移动办公	通过 RFID、PDA 等进行医疗流程信息的录入，如医嘱、护嘱、检体、医药、仪器等，同时打印病历，整合诊疗流程
安全追踪	如果患者是婴儿或精神病患者等特殊病患，可使其佩戴 RFID 整合医疗腕带，以便对这些患者实行区域管制和行踪监控，保证医疗安全和病患的安全。此外，还能追踪和管理医疗仪器特别是高价值的设备仪器
整合服务	提供完整的 RFID 技术应用于医疗方面，整合相关软件的开发接口，使其适应医院的需求

3. RFID 在医院中的应用

RFID 在医院中主要应用于流程优化、人员管理、资产管理、门禁安防等领域，具体如表 5-8 所示。

表 5-8　RFID 在医院中的应用

应　用	描　述
流程优化	RFID 存在于医院管理和服务的整个流程，并和各应用平台相结合，优化住院流程、就诊流程和诊断流程等，降低了成本。以就医流程为例，医生诊断、挂号、出具医嘱、检验、缴费、领药、住院、出院等环节都能通过 RFID 标签和读取器自动录入和读取，这减少了患者就医的麻烦，节省了就医时间，在很大程度上提高了就诊的效率
人员管理	对象：主要是病患人员、工作人员、医护人员等。 技术：胸卡式、腕带式超高频 RFID 电子标签，智能视频（场景研判、人脸识别、行为分析），电子地图和无线定位技术，等等。 实现功能：自助挂号、就诊流程引导、电子病历、住（出）院管理、智能门禁、日常考勤、特殊人员定位（如老人、儿童、急诊患者、传染病患者、精神病患者等）、防止新生儿误抱或被盗、活动轨迹追溯、实时检测患者病情、降低医院感染风险

应　用	描　述
资产管理	对象：主要是药品、医疗耗材、医疗设备、急救车辆等重要医疗资源。 技术：RFID 电子标签和兼容条形码技术，全面覆盖贵重物品和日常物品；电子地图技术和无线定位技术。 实现功能：物品（药品）智能管控、定位、防盗，消毒包管理和溯源，设备状态自动提醒（维护提醒、年检提醒、报废提醒等），车位管理和急救车智能派车，等等
门禁安防	对象：重要场所（手术室、ICU、无菌室、放射室、化验室、妇产科、婴儿房等）、核心办公区、精神病区、医院敏感区域和周界。 技术：RFID 超高频电子标签、光纤周界安防技术、智能视频（人脸识别、场景研判、行为分析）。 实现功能：重要场所（放射区、消毒室、ICU 区等）和核心办公区（挂号收费处、住院处、出院处、门诊药房、实验室等）的授权准入，人员进出记录和活动轨迹追溯，敏感区域人员行为分析（徘徊、翻越、奔跑、跌倒等）和自动报警，等等

第三节　社区居家养老信息系统的设计与实现

一、我国人口老龄化现状

第七次全国人口普查结果显示，我国共有 141 178 万人，其中 60 岁以上的人口占比为 18.7%，和上个十年相比，提升了 2.51%；65 岁以上的人口占比为 13.5%，和上个十年相比，提升了 2.72%。这表明老龄化的进程在加快。人口老龄化是社会发展的必然趋势，也是今后我国在较长一段时期内的国情，这是挑战，更是机遇。

21 世纪中叶后，中国的老年人数量增长将呈现有时快，有时慢的特点，但是没有停止脚步，而且因为劳动供给、科技创新、财富储备和产品服务供给等多方面的影响，人口老龄化对经济增长所带来的压力得到了一定程度上的缓解，正在向好的方面发展。我国人口老龄化特点较鲜明：一是老龄化速度加快，步入老龄化社会只用了 20 年；二是未富先老，中国进入老龄化社会的时候，人均 GDP 为 5 000 ~ 10 000 元；三是有着少子老龄化和老年人寿命延长的双重因素。

二、社区居家养老概述

（一）养老产业创新模式的出现

2006 年国务院办公厅发布了《国务院办公厅转发全国老龄委办公室和发展改革委等部门关于加快发展养老服务业意见的通知》，2011 年国务院办公厅又印发了《社会养老服务体系建设规划（2011—2015 年）》，国家开始加强养老服务的制度建设。我国的养老包括三种方式：机构养老、社区养老和居家养老。机构养老也就是社会养老，指老年人居住到为其提供生活护理、饮食起居、健康管理和娱乐活动等综合性服务的机构，如护老院、敬老院、养老院等。社区养老指的是老人住在家里，由社会上的服务机构为老人提供上门服务或托老服务，是以"居家养老为主，机构养老为辅"的养老模式。另有以房养老、社区和社团帮老等形式。

从科学的角度来说，新一代的信息技术是养老产业的重要助力。在养老产业中，云计算、大数据、移动互联网、服务型机器人等科技元素能够有效提升养老服务的智能化、信息化和专业化水准，为老龄人口提供更有科学气息的幸福空间，带给老龄人口更多的生活情趣。

养老服务软件和信息系统与一个全新的医疗模式——远程医疗（Telemedicine）有关，它指的是医生、医疗机构等以计算机、移动通信和网络技术作为媒介，为消费者或患者提供各种医疗活动，包括体检、诊断、开方、提示等。远程医疗以养老管理软件、可穿戴监测设备、数据库和医疗资源为依托，对老年人的身体进行实时监控，保证远程医疗服务的及时性，同时建立老人的健康档案，获取其健康数据，并给予其后续的医疗服务。数据库的建立和分析意义重大，其也是指导开发老年人产品、拓展养老服务形式的重要方式。国家发展和改革委员会等三部门于 2014 年 6 月 16 日联合下发《关于组织开展面向养老机构的远程医疗政策试点工作的通知》，决定在北京市、湖北省、云南省的一些社会福利院和医院展开远程医疗试点工作，主要面向老年人。

（二）社区居家养老模式的优势

社区是老年卫生服务的基础，社区卫生服务一般是老年人最开始接触到的保健服务。老年人一般都长期患有疾病且失去了部分身体机能，这样的特征决定了社区是改善老年人健康状况的最重要主体。而社区以上的涉老医疗卫生服务机构不但能满足老年人在卫生方面的高标准，而且具有积极创新精神和探索功能，若有了成熟的方案，则可到社区进行推广，这样便在医疗服务、预防保健、护理照料等方面形成普遍运作的一套模式。居家养老是我国老年人今后的主要养老模式，所以应建立以社区、家庭双向互动为主的老年卫生基本服务模式，与居家养老模式相匹配。

社区居家养老服务模式是在信息化系统建设基础上推行的一种养老模式，它依托社区内的老人住宅、社区服务基础设施和各种信息服务网络为居家老人提供服务。社区内的老人可以根据自身健康状况选择相应的服务机构与设施以得到及时的照顾与帮助。居家养老（服务）是以家庭为中心、以社区为条件、以专业化服务为依靠给居住在家的老年人在日常生活中提供社会化服务的。服务内容主要涉及医疗服务和精神关爱等方面。形式主要有两种：一是由经专业培训的服务人员上门给老年人展开服务；二是在社区创办老年人日间服务中心，为老年人提供每日照料的服务。我国目前的养老现状为养老服务机构供不应求、家庭养老能力下降，而社区居家养老可使老人在得到家人照顾的同时，得到社会力量的帮助，其优势愈加突出，已成为未来养老模式的发展方向。社区居家养老的优势如表5–9 所示。

表 5-9　社区居家养老的优势

优　势	描　述
缓解我国人口结构老年化的局面	社区居家养老能够弥补社会养老机构的不足，较好地解决老年居民的实际问题；对于城镇、农村老人都适用，有效地缓解了我国人口结构老年化的局面
熟悉的养老环境	社区是城市老年人生活和日常活动的主要场所，社区居家养老又保留了传统在家安度晚年的形式，这使老人能在熟悉的环境中得到便利的服务，有助于老年人拥有稳定、良好的生活状态
减轻子女负担	如今家庭子女数少，特别是在独生子女的家庭中，子女对老人的赡养更加困难。社区居家养老能最大限度减轻子女的日常照料负担
服务更全面	以社区为主体整合养老服务资源能够为老年人提供包括生活照料、文化娱乐、身体健康、心理健康等综合而全面的服务
解决老年人独居问题	一些老年人的亲属长期在外工作和生活，又因经济能力有限，难以雇用护工照顾老人。社区居家养老服务体系能够帮助独居老年人群体解决精神和生理方面的困难

三、社区居家养老系统构建

随着"互联网+"、物联网、大数据以及云技术等信息化技术的发展，构建合理、健全的信息服务系统有助于推进社区居家养老服务模式的建设。社区居家养老服务涉及医疗、办公、保安、客服、后勤等多个方面的信息化内容，主要依托居家养老管理软件、智能穿戴设备、移动 App 等为各类用户提供服务。居家养老服务信息化平台的主要特性如表 5-10 所示。

表 5-10　居家养老服务信息化平台的特性

特　性
居家养老的普及使老人的家属对居家养老有着更高的要求。这样一来，给老人进行 GPS 定位就显得很重要，如老人跌倒在路上，家人接到求助后可通过 GPS 定位快速知晓老人出事的地点
以社区作为基本的服务单元。在系统平台上，社区服务中心的工作人员能够随时了解到老人的需求，并做出回应
平台为辖区内的老龄人群及服务机构建立了数据库和服务档案，里面的数据翔实准确，这样就把周边的服务商户优化整合到了社区的服务中心，便于为老人提供服务
基于老人数据库、呼叫中心和紧急呼叫终端，形成了生活帮助、紧急救援、主动关怀三大服务方式，打造了以"社会化为基础、公益化为前提、市场化为补充"的智能化、信息化的虚拟敬老院运营模式，推动了居家养老服务行业快速、持续、健康发展

（一）系统架构

社区居家养老系统架构主要包括支撑层、数据层、应用层和用户层。

1. 支撑层

支撑层由搭建社区居家养老服务系统的硬件基础设施构成，包括基础硬件设备、物联网感知设备、医疗设备、公共广播设施、视频监控网络等。其中，硬件设备包括部署系统应用的服务器、路由器、防火墙等；物联网感知设备包括定位预警设备、生命体征采集设备、智能床垫、跌倒报警器等；医疗设备包括心电监护仪、血压仪等。

2. 数据层

数据层用来提供数据支撑，存储平台运行所需的所有数据。按照不同的功能，其可以构建如老人信息、员工信息、护理服务信息、医疗业务信息和智能设备感知信息等相关数据库。

3. 应用层

应用层即社区居家养老服务系统的各种功能，包括信息采集、健康体检管理、保健咨询、远程会诊、智能预警等能够为用户提供便利的各类服务。

4. 用户层

用户层包括使用社区居家养老服务系统的所有对象，主要有老人、老人家属、医生、护士及护理人员等多个群体，不同用户享有应用层的不同功能权限。

（二）系统功能

社区居家养老系统应按照各类用户的实际需求构建，应能够为老年人的日常生活提供帮助，如具备突发状况处理、疾病预警等功能，并能够支持电脑、手机等多种终端设备，同时易于操作，让老年人在家就能够享受到实时、快捷、优质的服务。以下将对系统应具备的基本功能进行详细介绍。

1. 健康档案管理

该功能用于建立终身的动态电子健康档案。有了这一档案，系统便能实时掌握老人的身体健康状况，一旦健康指标出现异常，不仅可以及时通知老人家属，还能为老人安排体检等相关服务，充分做到了防患于未然。在老人健康信息存入档案库后，其家属可随时查看调用。

2. 大数据综合分析

对收集到的健康信息进行数据分析与处理，实现远程健康监护，并出具健康干预指导建议。

3. 信息推送

实时抓取互联网上的热点内容，并根据老人及家属的访问内容精准推送相关资讯。

4. 一键求救

当发生突发状况需要求助时，老人可通过挂件式呼叫器或手机 SOS 键向平台发出求救，服务人员会及时收到求救信息并提供帮助，同时迅速联系救护人员提供救助服务，并和老人家属取得联系。

5.位置定位

通过智能定位设备可实时定位并可及时将外出活动、无人陪伴的老人的位置信息报予老人家属。目前，智能定位设备有老人手机、定位卡、智能腕表等多种形式。

6.呼叫服务

老人在家可以通过服务热线向服务中心寻求帮助，服务中心则根据老人的实际需求为其指派相应人员，提供家政、配送、预约挂号、上门看诊、助浴、助餐、助行等生活帮扶服务。

7.医疗预警

通过便携式穿戴设备采集到的健康信息可判断老人身体是否处于异常情况。当老人发生突发性行动障碍等紧急情况时，系统可自动向社区卫生机构及其子女发出预警，以便及时为老人提供帮助。医疗预警还可以对老年人常见的慢性病进行提示，以便引起家属的重视，使其及时关注老人的健康状况。

8.其他功能

其他功能还包括各类用户管理、数据统计监管、远程看护等，也可以根据用户实际需求完成特定功能的开发。

四、社区居家养老信息采集与预警

（一）基本信息采集

老年人的个人信息，尤其是健康信息采集是构建社区居家养老系统的基础。一般而言，信息采集可以采取以下方式：

1.基本信息采集

采集社区老人的个人基本信息，详细记录老人及其子女或监护人信息，包括健康信息、联系人信息、体检信息、居住信息等，建立基本信息数据库，为老年人日后就诊提供便利。

2.健康体检管理

社区通过对老年人提供免费便捷的身体健康体检对健康信息进行采集并汇总，建立健康档案并存入数据库。通过配置多功能、多参数智能健康采集仪对周边老人血压、脉搏、心率、血糖、血氧、身高、体重、BMI 指数、腰臀比、人体代谢率、人体水分含量、人体脂肪含量、总胆固醇、尿酸等参数进行采集。

3.社区义诊

对社区义诊行为进行登记，并对义诊老人进行个人信息，尤其是健康信息采集，建立健康档案并存入数据库。记录义诊时产生的业务信息，如活动信息、就诊老人信息、诊疗结果信息等。

（二）健康信息的动态采集与预警

动态健康信息采集应具有实时性和准确性，预警应迅速并能够准确定位，以便采取相应措施。具体特点如下。

1. 灵活、实时的数据采集方式

体征数据采集是对老年人健康进行监测预警的首要环节。一般而言，动态数据采集设备主要包括智能化采集设备和可穿戴便携设备两种。用户应结合不同病症所需的体征数据选择不同形式的体征数据采集设备，以便更好地实现数据的采集功能。

智能化采集设备主要有握力采集器和智能床垫等。握力采集器能够对老年人的体征数据进行采集，并反映老年人的健康指数。智能床垫能够监测呼吸、脉率等生理参数。可穿戴便携设备包括能够监测老年人脉搏、血压和体温等关键生理参数的健康监护服，监测跌倒的可穿戴设备，等等。

2. 智能定位

管理人员只有能够准确地了解老年人的位置信息以及活动轨迹，才能有效地加强对失智老人、患特殊疾病的老人、发生突发事件的老人等的管理与服务工作。

3. 连续性与及时性

为了保证健康信息监测和预警在时间上的连续性与及时性，此过程应在无线通信的环境中实现。无线通信技术手段包括 ZigBee、WiFi、Bluetooth、RFID 等，各种技术之间在传输距离、频率以及降噪比等指标上均有差别，因此需要根据不同的应用场合选用合适的无线通信技术，以保证健康监测预警功能的实现。

第四节　突发公共卫生事件视域下的基层社区应急管理机制

一、突发公共卫生事件的概念和特征

公共卫生是关系一个国家或一个地区人民健康的公共事业。政府在公共卫生服务中起着举足轻重的作用，其干预作用在公共卫生工作中是不可替代的。以公共政策来创造良好的公共卫生环境，提高广大人民群众的健康水平，是政府的服务职责。突发公共卫生事件不仅关系社会的长期稳定发展，还对一个国家的政治、经济和外交产生影响。因此，我们应从分析突发公共卫生事件的定义和内涵入手，让大众对突发公共卫生事件的认识更加深入。

（一）突发公共卫生事件的内涵及性质

1. 突发公共卫生事件的内涵

突发公共卫生事件是以群体为目标，而不是以个人为目标的。我们认为，突发公共卫生事件一般包括以下几个方面：第一，突发公共卫生事件指的是突然发生的事件，是意外发生的事件。事件不是必然发生的，其发生的时间、人群和地点也是不确定的。第二，突发公共卫生事件指的是对公众的健康已造成或可能造成严重影响的事件。一般也会对公共卫生造成严重损害。第三，事件的影响范围是一个群体，这意味着突发公共卫生事件具有传播的广泛性，随着时间的推移，其波及的人数很可能增多，发展趋势很难得到控制。

2. 突发公共卫生事件的性质

突发公共卫生事件主要有以下几类：重大传染病疫情，群体性不明原因的疾病，化学、生物和核辐射恐怖事件，重大食物和职业中毒，其他严重影响公众健康的事件，等等。其中，传染病疫情不仅包括甲类传染病，还包括暴发或造成多人死亡的乙类、丙类传染病，以及罕见或已消灭的传染病和新出现的传染病等。

（二）突发公共卫生事件的特征

突发公共卫生事件的特征如表 5-11 所示。

表 5-11　突发公共卫生事件的特征

特　征	描　述
突发性	首先，突发公共卫生事件虽然具有某种征兆或预警的可能性，但是一般很难及时识别真实事件所发生的时间、地点以及属于何种自然灾害、恐怖事件等，很难准确预警。其次，突发公共卫生事件的形成是一个过程，可能刚开始的时候危险系数不高，波及的范围也不大，因此人们对它的发展速度、蔓延范围、趋势和结局很难猜测或引起足够的重视。总而言之，在突发公共卫生事件中，突发性是其最基本的特征，是其区别于一般卫生问题或卫生事件的特点
群体性	突发事件所涉及的对象不是特定的人，而是不特定的人群，在事件所形成的影响范围内的人都可能受到伤害。突发公共卫生事件具有群体性：中毒事件往往是某个单位的多人受害；环境污染事件也可能是污染物的蔓延和扩散使整个区域的人都受到影响；传染病事件则表现出更复杂的流行病学特征，涉及的范围更大，有时会在全国甚至全世界流行
多样性	突发公共卫生事件有很多种类，化学、物理、生物因素等都可能是其导火索，而地震、洪涝、风暴、罢工等也能引发突发公共卫生事件。所以，有多种原因能够造成突发公共卫生事件的发生。而每种突发公共卫生事件都是在很多种因素的共同作用下发生的，如病原体是引发传染病事件的主要因素，但不是唯一因素，只有在化学、地理特别是经济因素的共同作用下才会暴发传染病或流行性疾病
高频化	在我国突发公共卫生事件高频化发生的原因主要有四个：一是我国处于经济制度的转型期，国家对公共卫生事业的投入不多，因此各种预防措施做得不是很到位，公共卫生医疗制度不能满足时代发展的需要；二是我国是发展中国家，往年很多地方只看重经济的发展，而不太重视对生态环境的保护，使各种灾害频频发生；三是有些病原体的变异使发生过的传染病一发再发，无法得到根治，而抗生素的滥用又让病原体产生了耐药性；四是有毒有害物质的滥用和管理不合理使化学污染、放射事故和中毒等事件频频发生

续 表

特 征	描 述
社会危害严重	突发公共卫生事件牵扯的范围很大，影响极大，会对人们的身心造成一定的危害，使人们长期在心灵上存在着阴影。同时，有些突发公共卫生事件和社会中不同的利益群体有关，具有敏感性和连带性，如果处理不好就会对人民群众的身体健康造成不良的影响，阻碍经济的发展。突发公共卫生事件还影响了公众健康及生命安全、社会经济发展、生态环境等，不但给社会造成了实时性的伤害，而且从发展态势看，将会对社会造成更为严重的影响。它所造成的危害表现为两种：直接危害和间接危害。直接危害指事件所形成的即时性损害，间接危害则指的是时间上的继发性损害。突发公共卫生事件指的不仅仅是卫生事件，还包括社会事件，会对社会造成很大的负面影响。例如，2003 年的 SARS 疫情、2008 年的三聚氰胺奶粉事件和这些年所发生的 H7N9 流感疫情等都造成了很不好的影响，影响了社会、经济、文化等各方面
国际互动性	随着全球化进程的加快，突发公共卫生事件的发生具有了一定的国际互动性。经济全球化在促进人员、物资大流通的同时，带来了疫情传播的全球化。一些重大传染病可能通过交通运输、旅游等各种渠道向国外进行远距离传播

二、国内外应对突发公共卫生事件的社区治理研究现状分析

（一）我国社区治理相关政策

习近平对社区治理工作提出了"社区是基层基础""社会治理的重心必须落实到城乡、社区"等许多重要论述，奠定了社区治理的战略性地位。国家各部门也相应出台了许多有关社区治理的政策，这些政策的施行有利于推动我国应对突发公共卫生事件的社区治理与应急管理研究迈向新台阶。

表 5-12 我国社区治理相关政策

时 间	部 门	文 件	主要内容
2017 年 6 月 12 日	中共中央、国务院	《中共中央 国务院关于加强和完善城乡社区治理的意见》	城乡社区是社会治理的基本单元。城乡社区治理事关党和国家大政方针的贯彻落实，事关居民群众切身利益，事关城乡基层和谐稳定
2020 年 1 月 24 日	国家卫生健康委	《关于加强新型冠状病毒感染的肺炎疫情社区防控工作的通知》	充分发挥社区动员能力，实施网格化、地毯式管理，群防群控，稳防稳控，有效落实综合性防控措施

时 间	部 门	文 件	主要内容
2020年12月7日	中共中央	《法治社会建设实施纲要（2020—2025年）》	区县职能部门、乡镇政府（街道办事处）按照减负赋能原则制定和落实在社区治理方面的权责清单
2021年1月25日	中共中央办公厅、国务院办公厅	《关于做好人民群众就地过年服务保障工作的通知》	城乡社区要强化综合服务，充分发挥社区"两委"等基层组织基础作用，完善网格化、精细化管理，及时回应和满足就地过年群众需求

（二）当前我国突发公共卫生事件社区治理所面临的挑战

1. 政策执行存在偏差

当国家出台一个新的突发公共卫生事件有关政策制度时，通常要经过省、市、县的一级接一级的下发过程，最终才会到达乡镇、社区。在这个逐级传递的过程中，难免存在国家政策下达基层的时间延长，甚至政策的执行难以落实到基层的情况。

2. 信息技术结合薄弱

在现行政策与环境下，基层社区大多是靠人力资源对突发公共卫生事件进行防控，在大部分的农村、城镇老旧小区信息化程度不高，部分社区缺乏信息统计的人力和信息化基础条件，统计及时性和透明度不高，无法做到信息的及时发布与风险实时监测。除此之外，部分社区的物业管理尚未覆盖，现代化信息技术与社区治理的融合能力薄弱，因此要像发达地区那样引入智慧社区的管理存在困难。

3. 制度体系不完善

我国的公共卫生应急管理体系可分为国家、省、市、区县、社区五个层面，在制度上，国家与省市方面的体系已经大致建成。新冠肺炎疫情暴发以来，我国相继出台了《关于加强新型冠状病毒感染的肺炎疫情社区防控工作的通知》《新型冠状病毒肺炎防控方案（第七版）》等相关政策，但涉及社区的政策并不多。在制度不够细化完善的现状下，基层社区应对突发公共卫生事件的管理很有可能变为纸上谈兵。

4. 基层社区居民应急意识薄弱、参与度低

基层居民缺乏公共卫生知识、疫情防控及应急观念薄弱，疫情期间在社区内探亲访友、聚众娱乐、没有做好防控措施便出门等行为屡禁不止，这都是造成疫情在小范围内爆发的原因。在政策方面，国家鼓励社区自治，但居民受传统的管理模式影响，认为自己的意见不会被领导采纳，因此对社区没有形成归属感，不能发挥社区"主人公"的作用，社区自治的发展因此受限。

（三）基层社区突发公共卫生事件治理的工作进展

目前，基层社区突发公共卫生事件治理大致可以归纳为四点：一是借鉴日本、美国等对公共卫生应急管理研究起步较早的国家取得的成功经验，来探索符合我国特点的社区

公共卫生应急管理体系和机制，为我国下一步体系制度的完善提出合理建议；二是在互联网、物联网、大数据等新兴技术的助力下，探讨社区应急管理与新技术的匹配性，为推进智慧社区管理提供建议，从而提高社区治理效能；三是对地方社区治理及应急管理模式存在的优势与短板进行分析，并针对社区应急管理工作行政化、队伍非专业化等不足进行对策研究，提出社区治理优化路径；四是建立评价指标体系，基于各算法和模型对社区治理能力、自主防灾能力、社区抗逆力等方面进行评估，全面贯彻风险管理理念，推动突发公共卫生事件治理进入精准、快速、动态、协同的新阶段。

总体上看，在社区突发公共卫生事件治理方面的研究内容并不多，范围也比较狭窄，学者对该方面的研究大多停留在理论层面，鲜有实践研判。在新冠肺炎疫情的推动下，基层社区应对突发公共卫生事件治理的研究工作进展加快，但疫情也暴露出了现代社区治理存在的弊端，同时社区在突发事件应急管理中的重要性和必要性随之显现，建立健全社区公共卫生应急管理体系已刻不容缓。

三、突发公共卫生事件基层社区应急管理机制

2019 年底的新冠肺炎疫情是中华人民共和国成立以来传播速度最快、感染范围最广、防控难度最大的一次重大突发公共卫生事件。由此次事件可见，完善重大疫情防控体系和机制，完善国家公共卫生应急管理信息系统，具有重要现实意义。近 30 年来，世界上出现了 40 多种新的传染病，它们传播迅速、广泛，造成了巨大的社会危害，已成为全球公共卫生治理的重难点领域。当前，我国经济社会的发展进入了一个新时代，传染病的流行和传播特征也发生了新的变化。新老问题和难点问题相互交织，防控形势复杂，防控难度加大。突发公共卫生事件应急管理信息系统是保障公共卫生安全、维护人民健康的"防护网"和"隔离墙"。它必须被牢固地建立起来，才能发挥积极作用。

（一）突发公共卫生事件基层社区应急管理现状

在应对突如其来的新冠肺炎疫情的过程中，我国基层社区（村）暴露出了在重大疫情防控体制机制、突发公共卫生事件应急管理信息系统等方面存在着明显短板。①我国现有的应急管理法律条例的重点建设范围只到县（市），难以覆盖城乡，没有对街道（乡镇）、社区（村）进行角色定位。街道（乡镇）、社区（村）在疫情管理和信息报告方面准备不足。在应急处置过程中需要动员各基层大量的人力和物力来支持，不利于今后常态化应急工作的及时和高效开展。突发公共卫生事件具有突然性、复杂性、破坏性和不可预测性的特点，所以能否及时甄别、有效管控、科学处理，关系到能否有效保障人民的生命安全与社会稳定。如果基层社区（村）对疫情信息监测不准确，就有可能出现缓报、瞒报、漏报等情况。②数据共享及转化应用渠道不够通畅，科学研究、疾病控制、临床治疗协同性不够。这些对于突发传染病的"早发现、早防控、早治疗"非常不利。因此，构建一个能够在突发事件防范与应对中的担当重要角色的基层社区（村）显得尤为重要。③基层社区（村）在执行突发公共卫生事件防控初期存在"条块"职责不清，边界不明，上下信息不对称等诸多薄弱环节。

（二）突发公共卫生事件基层社区应急管理的内容及治理能力评估

基层社区是社会治理的基本单元，因而基层社区治理事关居民群众切身利益，事关城乡基层和谐稳定。构建基层社区（村）应急处理体系应从以下三个视角进行。

1. 社区居民健康素养评价

从知识性、行为性、信念性、功能性等多维度评价指标，研究科学防控疫情的措施和办法，建立社区（村）居民健康素养教育沟通机制。

2. 社区信息化及信息共享能力建设

新冠肺炎疫情暴发后，暴露了城镇社区治理显然是缺位、低效的，因此需要探讨社区（村）针对突发事件的应急信息管理共享机制，如依托"互联网＋社区卫生信息服务"加快社区公共服务综合信息平台建设等。

3. 社区应急处置能力

当地疾病预防控制机构与社区（村）卫生服务中心之间要实现无缝对接与协同配合，建立集预防、诊断、（全科医生）治疗于一体的区域公共卫生医疗中心，及时应对和处置突发公共卫生事件。着重加强应急队伍建设、应急储备、信息管理、公众危机意识和能力培养等环节，对突发公共卫生事件进行全面的事前监测、事中处理、事后评估，并完善应急体系建设。

四、基层社区应急信息管理系统的设计与实现

（一）应急信息管理系统的实现策略

建立集中、统一、高效的领导指挥体系，健全优化平战结合的联防联控机制和上下级联动的疫情防控工作机制，实现指令明确、制度有序、执行顺畅、执行有力，这是建立强有力的社区应急信息管理系统的必备条件，也符合世界卫生组织有关应对公共卫生事件的倡导：加强信息和知识管理支持能力，做好风险评估、疾病监测等预警系统工作，确保在正确的时间，将正确的信息传递给正确的人。具体细节如下。

一是加强监测和预警。围绕"早发现、早报告、早处置"的目标，加强各级疾控机构信息收集、分析和利用能力，完善网络直报、舆情监测、医务人员报告、科研发现报告等多种渠道，建立疫情监测与快速响应体系，实现重大疫情风险监测预警信息数据共享，完善重大公共卫生风险预测、评估、决策、防控协调机制，提升重大公共卫生风险检测、报告、预警、响应和处理能力。

二是加强政府部门与社区联防联控的协调机制。加强对管理者、专业人员和群众的重大疫情应对培训和演练，健全联防联控、群防群控工作机制，提高重大疫情应急能力；提高信息化建设水平，增强社区信息化应用能力；提高社区信息基础设施和技术装备水平，加快社区综合信息服务站、社区（卫生）信息服务自助终端等公益性信息服务设施的建设；提升社区信息化应用能力，依托"互联网＋街道（社区）服务"建设相关重点项目，加快基层社区公共服务综合信息平台建设；按照结合街区和聚焦街区的原则，从社区的权力配置、职能义务等基本维度对社区应急管理定位进行综合思考，构建社区应急管理体系。

（二）应急管理机制的建设策略

1. 建立突发事件应急管理机制

确保所有社区设立政府主导的"公共卫生应急事件管理系统"（public health emergency incident management system，PHEIMS），该系统包括社区（村）应急准备、社区（村）公共信息和预警管理、健康监测信息共享、医疗救助与转移、卫生消毒、志愿者服务、死亡管理、网格化管理等主要功能。确保社区（村）与上级相关机构之间建立由地方应急平台管理的多部门协调机制。

2. 建立突发事件的监测与预警风险评估机制

运用解释结构模型法（interpretative structural modelling method，ISM），通过对系统元素间相互影响关系的辨识，将复杂系统分解成直观的多级递阶结构模型（如①当社区（村）未发现病例；②当社区（村）出现病例或暴发疫情），并根据不同的情况，实施"内防扩散、外防输出"的对应策略。

3. 建立突发事件的应急信息化运行机制

实施"互联网＋社区（村）服务"行动计划，加快互联网与社区（村）治理和服务体系的深度融合，探索网络化社区（村）治理和服务新模式，继而务实推进智慧社区信息系统建设。

（三）应急管理系统建设

本书以新型冠状病毒肺炎事件为背景，研究建设基于 C/S 架构体系的突发公共卫生事件社区应急管理系统的意义，并探讨系统建设中应用到的组件式 GIS 技术、ArcGIS Engine 开发技术、空间数据库引擎等关键技术。通过对数据表设计、关系模型建设的实现完成数据库设计，利用 SQL Server 数据库技术实现数据存储和管理，并与 ArcGIS Engine 开发技术、C# 语言相结合，对系统各模块进行设计研究。

新型冠状病毒肺炎在世界各地肆虐，威胁着各国人民的生命安全，造成了巨大的经济损失。疫情蔓延不仅考验着我国的医疗救助能力，还考验着我国应对突发公共卫生事件的能力。虽然国内许多大中型城市已经建成公共卫生应急指挥系统，但我国突发公共卫生事件应急管理体系的建立相对于发达国家来说起步较晚，依然存在很多问题，有很大的完善空间。因此针对这一情况，我国需要建立符合国情、公布及时透明、管理有效且利于发挥职能部门作用的应急管理系统。

1. 系统建设意义

新型冠状病毒肺炎疫情不断扩散和加重是因为人口的流动。疫情暴发时正值我国春运高峰期，人口大规模流动，要想做到及时有效地进行疫区返回人员管理以及人口流向统计等，需要充分发挥社区动员能力，实施网格化、地毯式管理，防止疫情输入、蔓延、输出，控制疾病传播。因此，以社区为单位加强人员管控是防止疫情传播的有效手段。总之，应建立一套能够高效运转、快速反应的社区应急管理系统，为社区人员管控提供便利条件，构筑起疾病预防控制的坚强防线。

突发公共卫生事件社区应急管理系统是基于先进信息技术、地理信息系统和应急信息资源的多网整合，软硬件结合的应急保障技术系统，因此需充分利用计算机、数据库等技术，结合数据信息进行系统开发。选用 SQL Server 2016 作为数据库管理系统来统一管理数据，采用具备开发便利、易于集成、功能完善且可提供比较高级的可视化控件的 ArcGIS Engine 二次开发组件，结合基于 .NET 平台的 C# 编程语言进行系统开发，使其具备综合协调、风险评估、总结评价等功能。通过实现信息采集功能，将相关信息数据资源有效地关联起来，保障相关部门及时有效地掌握最新疫情信息，为分析决策提供依据。同时，运用 GIS 的可视化与空间分析功能，对数据进行有效分析与可视化，确保应急指挥决策准确科学，为辖区内居民提供相应的保障服务。

2. 关键技术

关键技术如表 5-13 所示。

表 5-13　关键技术

技　术	描　述
组件式 GIS 技术	组件的全称为组件对象模型（COM），是以二进制形式发布的用于开发和支持程序对象组件的框架。COM 是组件技术的核心，它使得各软件模块之间可以通过规范接口进行交互
ArcGIS Engine 开发技术	ArcGIS 产品包括桌面 GIS、嵌入式 GIS、服务端 GIS 及移动 GIS，为用户提供了全面的 GIS 平台。其中，ArcGIS Engine 是一组完整的嵌入式 GIS 组件库和工具包，它由构建软件所用的开发工具包及运行时环境组成，包含了控件、工具条、对象三个主要部分。用户通过使用 ArcGIS Engine 组件脱离 ArcGIS 平台，实现数据添加、属性查询、统计分析等功能。因此，越来越多的开发人员选择进行基于 ArcGIS Engine 的系统开发设计
空间数据库引擎技术	空间数据库引擎（ArcSDE）是 ESRI 发布的空间数据库解决方案，其采用 Client/Server 体系处理模式，是能够将地理信息系统和关系数据库管理系统充分集成起来的中间件技术，利用数据库的管理能力将地理数据和属性数据有效统一地管理起来。ArcSDE 具备支持海量数据、支持所有的 GIS 数据、支持多用户等优势

3. 系统体系结构

本系统通过基于 C/S 架构体系设计实现，运行在局域网内。利用 AreGIS Engine 开发的突发公共卫生事件社区应急管理系统开发成本低、开发效率高，作为客户端部署在社区数据管理机构，实现对数据的存储、管理、查询、检索等功能。基于 C/S 架构的结构体系分为数据库层、逻辑层和表现层。数据库层采用关系型数据库 SQL Server，数据库包括地名地址子库、社区人员基本信息子库、疫区返回人员信息子库、健康监测子库、医疗救助信息子库；逻辑层包含 ArcGIS Engine 开发包和其他支持开发类库；表现层则为用户提供可实现的功能。系统体系结构如图 5-6 所示。

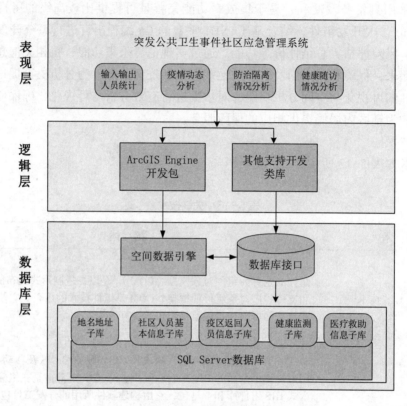

图 5-6　系统体系结构

4. 数据库设计

（1）数据表设计。突发公共卫生事件社区应急管理系统主要针对辖区内人员基本信息及疫区返回人员信息等各种数据进行综合管理，包括地名地址数据、人员流动数据、健康监测数据、医院救助数据等。这些数据类别众多、信息量大且关联性强，因此需要建立能够有效管理复杂数据的数据库。首先需要进行数据库的需求分析，这是数据库的基础；其次进行数据库概念和逻辑设计；最后进行数据表设计。

根据关系数据库设计的原则，以社区人员基本信息和疫区来员信息为例，设计社区人员基本信息表（表 5-14）和疫区来员信息表（表 5-15）。社区人员与疫区来员之间具有紧密的关联性，两表之间可通过 Id-number 字段（身份证号码）关联起来，通过数据库对数据表进行属性查询及属性修改。

表 5-14　社区人员基本信息表

字段名称	数据类型	字段描述
Id	自动编号	住户编号

字段名称	数据类型	字段描述
Householdname	文本	住户姓名
Householdage	数字	住户年龄
Idnumber	数字	身份证号
Householdcareer	文本	住户职业
Householdnumber	数字	住户手机号
Familyaddr	文本	家庭住址
H_health	文本	健康状况

表 5-15　疫区来员信息表

字段名称	数据类型	字段描述
Info_id	自动编号	信息编号
R_name	文本	信息人姓名
Idnumber	数字	身份证号
R_number	数字	信息人手机号
R_place	文本	信息人返回前地址
Vehicle	文本	乘坐交通工具
R_health	文本	健康状况

（2）数据库关系模型图。由于系统数据库为大型关系数据库，数据表较多且关系复杂，数据表间需建立对应关系。通过关系图能够很方便地分析数据表间的关系，同时可以通过关系图对对应关系进行操作，因此需要进行数据库结构设计。突发公共卫生事件社区应急管理系统部分关系模型图如图 5-7 所示。

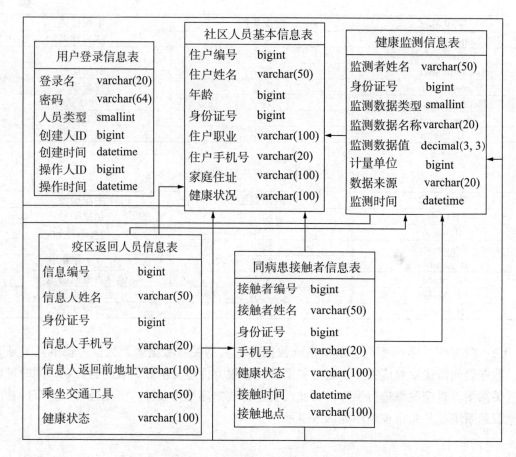

图 5-7　突发公共卫生事件社区应急管理系统部分关系模型图

5. 系统设计

（1）用户管理模块。用户管理模块主要包括开设管理用户、新建系统用户、修改当前用户信息、更改用户访问权限等功能，主要是为了便于系统对用户的管理。为了确保数据库的安全稳定，系统划分了包括系统管理级、数据库管理级、普通用户在内的三个用户级别，根据用户的不同级别设置不同权限，具体权限如表 5-16 所示。

表5-16　用户操作权限表

用户级别	系统权限	数据库操作权限
系统管理级	可使用用户管理模块	不能访问空间数据
数据库管理级	可进行数据浏览、数据分发等	系统管理级用户设置其权限
普通用户	可进行数据浏览	系统管理级用户设置其权限

（2）数据采集模块。数据采集模块涉及疫区来员情况、健康随访情况、疫情防治情况等信息数据。在数据录入界面根据采集情况准确添加数据，点击提交按钮后，通过SqlConnection con=new SqlConnection（server= 服务器；uid= 用户名；pwd= 密码）指令连接到数据库，只有连接到数据库后才能对数据表内信息进行操作。例如，通过 public void addData（）语句添加数据、public void update（）语句修改数据、public void delete（）语句删除数据。数据采集模块流程如图 5-8 所示。

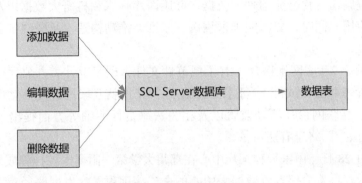

图 5-8　数据采集模块流程

（3）信息综合查询。地理信息系统不仅能够存储各种类型的地理数据，还能够对空间及属性数据进行查询检索，方便快捷地查询到符合要求的数据。其查询方式主要包括模糊查询、组合查询及 SQL 查询等。利用 ArcGIS Engine 中的 Search 方法或 Cursor 方法就可以查询到符合某种要求的要素对象，即用户可通过查询模块输入属性信息进行查询。该功能的实现便于社区人员对辖区内信息的全面掌握。

第五节　互联网医院发展模式分析

一、互联网医院概述

（一）"互联网＋"医疗发展进程

2016 年 6 月，"互联网＋健康医疗"作为新型服务模式在首届国际互联网医疗大会暨中国互联网医疗健康产业联盟成立大会上得到了深入探讨。国务院办公厅印发了《关于促进和规范健康医疗大数据应用发展的指导意见》，提出到 2020 年，建成国家医疗卫生信息分级开放应用平台，实现基础数据资源跨部门、跨区域共享，医疗、医药、医保和健康各相关领域数据融合应用取得明显成效。

2016 年 10 月，"互联网＋医疗"成为"健康中国 2030"的重点内容。国务院印发《"健康中国 2030"规划纲要》，明确了对"互联网＋医疗"的支持态度，并提出将发展基于互联网的健康服务，鼓励发展健康体检、咨询等健康服务，促进个性化健康管理服务发展，培育一批有特色的健康管理服务产业，探索推进可穿戴设备、智能健康电子产品和健康医疗移动应用服务等的发展。

2016年11月，国家工信部等六部门联合印发《医药工业发展规划指南》，提出要拓展新领域、发展新业态，加强对健康医疗大数据的开发和利用，发展电子健康档案、电子病历、电子处方等数据库，实现数据库资源互联互通和共享等。

2017年1月17日，国家卫生和计划生育委员会发布《2017年卫生计生工作要点》，要求推进人口健康信息化行业治理大数据、健康医疗临床和科研大数据以及人口健康信息风险预警决策应用。同时，要求完善远程医疗制度，推动构建"互联网＋健康医疗"服务新模式。

2017年5月，"互联网＋医疗"有了规范性文件，国家卫计委办公厅印发了《关于征求互联网诊疗管理办法（试行）（征求意见稿）》。文件从互联网诊疗活动准入要求、医疗机构执业规则、互联网诊疗活动监管以及相关法律责任明细等方面提出了具体要求。至此，"互联网＋医疗"终于有法可依了。

2018年5月28日，国家远程医疗中心在郑州大学第一附属医院挂牌成立。国家远程医疗中心主任表示，将着力探索以数据为中心的全连接远程医疗发展路径，引领建设全国统一的"互联网＋医疗健康"标准体系和远程医疗服务平台，更好地服务于健康中国战略。

2018年7月12日，国家卫生健康委员会、国家中医药管理局联合发布《关于深入开展"互联网＋医疗健康"便民惠民活动的通知》。这是首个国家级"互联网＋医疗卫生"实施细则，其中明确强调，要加快智慧医院建设，利用互联网信息技术，改造优化诊疗流程，打通诊断前、诊断中、诊断后各个环节，改善患者就医体验。

2018年9月12日，海南省卫生和计划生育委员会官网转发了国家卫健委、国家中医药管理局发布的《互联网诊疗管理办法（试行）等3个文件的通知》，互联网诊疗措施终于落地。这三份文件首次明确了互联网诊疗的定义：医疗机构使用在本机构注册的医生，利用互联网等信息技术对一些常见病、慢性病进行复诊并开展"互联网＋"家庭医生签约服务。

2018年9月17日，国家卫健委与宁夏回族自治区人民政府在北京签署战略合作协议，共同打造"互联网＋医疗健康"示范区。合作协议进一步拓展了区委在探索完善制度、推进大数据应用、建设区域中心、开展对口援助等方面的合作广度和深度。

尽管已经经历了数年的持续发展，但中国互联网医疗的发展远远没有达到顶峰。未来，基于不断开放的市场环境和继续出台的政策利好，"互联网＋医疗"领域将迎来持续发展和收获期。

（二）互联网医院的提出

在提出互联网医院的定义之前，最早出现的是信息化医院，然后是网络化医院，现阶段是互联网医院，今后是智慧医院。这是互联网医疗发展的四个阶段（图5-9）。

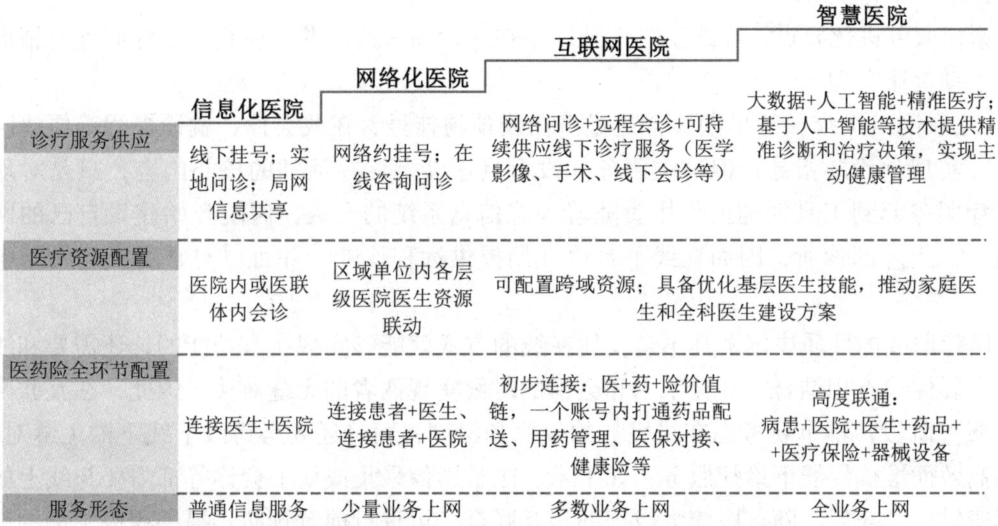

	信息化医院	网络化医院	互联网医院	智慧医院
诊疗服务供应	线下挂号；实地问诊；局网信息共享	网络约挂号；在线咨询问诊	网络问诊+远程会诊+可持续供应线下诊疗服务（医学影像、手术、线下会诊等）	大数据+人工智能+精准医疗；基于人工智能等技术提供精准诊断和治疗决策，实现主动健康管理
医疗资源配置	医院内或医联体内会诊	区域单位内各层级医院医生资源联动	可配置跨域资源；具备优化基层医生技能，推动家庭医生和全科医生建设方案	
医药险全环节配置	连接医生+医院	连接患者+医生、连接患者+医院	初步连接：医+药+险价值链，一个账号内打通药品配送、用药管理、医保对接、健康险等	高度联通：病患+医院+医生+药品+医疗保险+器械设备
服务形态	普通信息服务	少量业务上网	多数业务上网	全业务上网

图 5-9　"互联网＋医疗"的进化之路

信息化医院是最早出现的。在中国进入信息化时代后，全国各地的医院都引入了 HIS 系统来进行医院的信息化建设，IT 公司也给医院提供了流程化的服务模式，基本信息也是在院区局域网或广域网内共享，但有些医院只开通了个别的业务，没有开放给公众使用，和互联网的关系不密切。

网络化医院是这些年发展起来的。随着互联网的普及和发展，国内很多省市的医院都放开了一些线上业务，如门诊挂号系统，患者不需要去医院排队挂号，在网上就能办；又如远程诊疗服务，医生通过网络视频就能免费进行诊断，开完处方后患者到药店就能直接拿药，这样不但节省了时间也节省了就医的费用，关键是还很方便。

中国是在 2015 年诞生的互联网医院，其中比较有名的是乌镇互联网医院。医院主要是面向公众开放，开通了"医疗＋医药＋保险"三大环节。其优点是医生更加多而丰富，只要是有从业资格的医生都能在互联网上就业；同时，电子处方和病案管理的进一步放开，打破了传统医院对处方和病案的禁锢。

智慧医院是互联网技术发展到一定程度后与人工智能结合的产物。在大数据、人工智能、云计算等的联合作用下，整个医疗过程的资源配给、所有医疗资源的输出和管理等都实现了全数字化、智能化，并通过互联网向公众共享。最终，能够实现快速、有效、精准的个性化健康管理。

（三）互联网医院本质维度

"互联网＋医疗"的融合方式如何探寻？我们认为，就是要形成连接一切的能力与医疗服务整合能力。诊疗服务供应、医疗资源配置和医药险全要素环节配置，正是互联网医院实现回归医疗本质的三个维度。

1. 诊疗服务供应

诊疗服务进化要点：在线工具性辅助—在线诊断—匹配并供应线下诊疗服务—精准诊断 + 主动健康管理。

"互联网 + 医疗"的早期整合是提供在线预约挂号、在线会诊、就诊提醒等便捷医疗服务，实现预诊断指导；但这类服务并没有真正涉及诊疗活动的核心内容，只是对现有的医疗服务起到工具性辅助作用。随着医院信息系统的升级，医院开始建设自己的网络园地，扩大外部诊所，因而在线平台也开始提供远程诊断，并可以对常见疾病发布电子处方。

医疗服务的性质决定了其不是仅凭在线的方式就能够实现所有功能的，还需要和线下的医学影像检查相结合，并在手术和会诊的时候实现两者的无缝对接。因此，在互联网的医疗服务阶段，不单要考虑在线服务的效率和深度，而且还要考虑线上线下的无缝对接，做到高效而准确。线下诊疗服务，如手术、医学影像采集或线下会诊等都需要与线上的服务紧密结合。今后，随着医疗大数据的相互联合，可进行前置预防，提供积极主动的健康管理，尤其是在人工智能技术的帮助下，可以实现医疗诊断的个性化，并提高其准确性。

2. 医疗资源配置

医疗资源优化配置的重点：首先应扩大医生资源对接，其次应提升基层医生素质，最后应激活医疗大数据资源。对于其所展开的精准配套服务来说，如果没有合理调动医生资源，就不能真正解决看病难、看病贵的问题。互联网医院需要解决的是大规模链接和合理配置医疗资源、激活基层医疗资源和解决基层的医患信任问题。只有这样，才能让"互联网 +"帮助解决我国医疗资源在配置上的不平衡问题、缓解医患矛盾。

医疗资源的调动程度对医疗资源的平衡配置来说至关重要。目前，应利用信息化手段促进医疗资源的纵向流动，以促进资源下沉为重点，提高资源可及性，让城市中有限的优质医疗资源得到充分利用。未来以医生为基础的多点执业政策的实施，将实现医疗资源的全国联网部署。

我国的医疗资源配置不平衡的问题主要表现在基层医生技能上的不足，很多基层医生资源没有投入到医疗服务中，大概有 194 万名医生、95 万张病床和 60% 的基层医疗设备可被充分利用。现阶段，这些资源一般分布在我国的二级及以下医院和基层医疗卫生机构。对于需要激活的基层资源，"互联网 + 医疗"需要创新优化基层医生技能的解决方案。

除优化现有医疗资源配置外，"互联网 +"对医疗大数据资源采取一定措施，让数据变成新的医疗资源，在主动健康的管理等方面发挥的价值更大。

3. "医 + 药 + 险"全要素环节配置

医疗不单是患者与医院及医生之间的医治关系与过程，还包括药品、保险等支付环节，并且每次医疗活动都是这些要素共同作用的结果。所以，"互联网 + 医疗"不单是指医疗资源的配置，还包括医药险的整个流程，如创新药品的配送、医保对接、用药管理、开发商保产品等，都是通过互联网技术的优化，来改良医疗控费机制，完成"可控医疗目标"。

（四）"互联网+网络医院"模式框架

1. 设计目标

在知晓"网络医院"定义和发展的基础上，探索互联网的医疗服务新模式，形成"互联网+网络医院"模式，通过以"网络医院"作为关键点，可以促进供需方之间的信息对称、各诊疗机构间的资源共享、加强信息的透明化等，可以很好地缓解"看病难、看病贵"等问题。

2. 框架内容

随着互联网的信息技术不断渗透到医疗行业中，新型互联网医疗服务模式也表现出"双中心"的特点，即采取医院和医生并重、线上服务和线下服务共享，其模式中分级诊疗和团队协作方式并存。为了让各医疗机构间的信息能够融合、连接、集成和共享，应把医疗资源有效下沉到基层医疗服务机构，形成"互联网+网络医院"的模式架构，如图5-10所示。

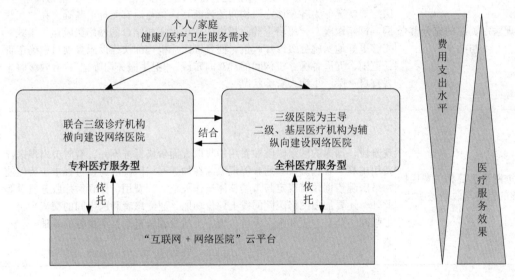

图5-10　"互联网+网络医院"模式框架

3. 设计特点

如上图所示，这个"互联网+网络医院"的框架模式是从个人或家庭的健康/医疗卫生服务需求出发，主要是为了降低患者在医疗费用方面的支出，并提升医疗服务效果。这个框架模式的特点具体如下，如表5-17所示。

表5-17 "互联网＋网络医院"模式框架特点

特　点	描　述
横向与纵向建设相结合的网络医院	现阶段，我国依然存在着"看病难、看病贵"的现象，这主要是因为优质医疗资源的总量不足、分布不均。因此，为了给患者提供方便快捷的医疗服务，应整合优质医疗资源，通过建设网络医院，横向打造和三级医院相结合的专科医疗服务模式，纵向打通三级医院与市县级医院、乡镇卫生院及村卫生室的联系，打造全科医疗服务模式。通过横向建设、纵向建设网络医院这两种方式，能够平衡医疗卫生资源的集中和下沉，提升各级诊疗机构的服务水准，为个人和家庭提供更有效和更优质的医疗服务
实现医疗资源的充分整合与共享	"共享"是新时代的发展理念，把它很好地运用在医疗行业中，能够缓解过度医疗等状况，为各个诊疗机构间的诊断互认、互通有无打下基础。在"互联网＋网络医院"云平台上建立横纵向建设模式相结合的网络医院运作模式，能够更好地实施分级诊疗政策，使各级医疗机构加快建设服务项目、确定责任范围，促进各医疗机构间的"双向转诊""卫生服务均等化"，有效缓解患者盲目从医、小病大看等状况
促进网络医院相关费用标准的制定与收费透明化	现阶段，国内的网络医院在费用的收取方面价格标准不一，有时会出现医疗费用虚高、看病贵、看病难等现象。在加强网络医院的建设过程中，要促使网络医院依据政府规定与市场整体运作规范医疗费用，提高医疗服务质量等。此外，还要加强网络医院的线上评价功能，建立患者和医生间的交流平台，加强网络监督，缓和医患矛盾，为完善纠纷调解机制打下良好的基础

4. 模式介绍

（1）线下实体互联网医院

①"实体医院＋互联网医疗"模式的具体操作。互联网改变了人们的思维、行为，为人们的生活提供了便捷，也为医疗工作和医疗服务提供了广阔空间。当前，将互联网与医疗相结合的形式多样，如移动医生工作站、移动护士工作站、移动预约挂号、远程会诊、射频识别技术应用、手机短信提供医疗服务和院内信息交流等。

患者通过公众号的门诊服务可以立即实现在线问诊，并自主选择医生。如果是慢性病或复诊患者，可以直接寻找自己的医生进行复诊，对病情症状进行描述。患者点击提交后医生手机上会即时出现提示，显示患者的姓名、其对症状的简单描述以及有关的既往史、婚育史、过敏史及家族史。医生对患者提供的信息若有疑问，可以直接电话或微信联系患者，以确认或增补疾病诊断所需要的信息。最后，医生对患者的病情作出在线诊断，提出治疗意见，并通过电子签名开具处方，完成整个在线寻医问药过程。医生开具有条形码的电子处方后，患者的移动设备上会同时出现电子处方；凭此处方，患者可以去医院或就近的社区卫生服务中心付费取药。此模式通过以上步骤实现了实体医院与在线医疗的有机结合，特别是对慢性病或复诊患者来说，无疑为其就医提供了极大的便利。

②乌镇互联网医院。乌镇互联网医院可以说是线下实体互联网医院的典型代表，其采取的也是线上诊断的模式。患者在网上进行挂号，并根据其病情，找到合适的医生来预诊。对于需当面诊断的部分，则交由当地医院的医生进行面诊、检查和检验，并将结果发送到网络平台，再由线上的专家进行复诊。

互联网医院主要是提供医患间的在线诊疗和医生间的在线会诊。在乌镇互联网医院，不管患者来自边远山区还是发达城市，都能享受到大医院的优质医疗服务，而大医院的专家和基层医生会一起在互联网上进行会诊和协作，这样就间接培养了基层医生的能力。

互联网医院采用全国各家医院普遍应用的信息化系统，如 HIS、PACS、LIS、EMR 等，且在患者授权的条件下，线上接诊的医院可通过在线浏览患者的临床数据达到共享电子病历。在线专家以电子病历和患者的自述、图文、音视频等形式的沟通为依据来给患者进行诊治，这是远程诊疗的一个重要环节，同时在电子处方开具的时候专家应给予患者进一步的治疗方案。

在互联网医院，实时的沟通是建立在翔实的电子病历临床数据和顺畅的音视频基础上的。专家给患者提供精准的在线诊疗，并根据诊断过程开具电子处方或给出进一步的诊治建议；而基层医生在遇到解决不了的问题时，可以通过平台向异地专家发起线上会诊的请求，并要求实行在线联合会诊。

互联网医院的主体是线下的实体医院，当平台上的医生专家开具好处方，并以电子签名的方式保存为电子处方后，再经过医院药师审核，然后用户根据电子处方在线下或平台上购药。

互联网医院往往拥有较强的专家资源团队，每个专家团队又会配置分诊组，帮助患者精准配置自己的医生。分诊组会先根据患者病情的疑难程度来进行分诊，然后安排专家组中级别不同的医生为其提供综合性的医疗服务，实现精准导诊和分诊。

（2）移动互联网医院（云医院）。近年来，一些医院利用信息系统对基于内部局域网的医疗流程进行了再造和优化，如诊间支付、自助终端挂号收费、分诊叫号等，这在某种程度上提高了诊疗的效率和服务水准，但是这些环节都需要患者在医院的固定场所内完成，不会改变院前、院中和院后的医疗服务模式。因此，"'三长一短'、看病难、看病贵"等问题仍然得不到解决。

移动互联网因为其终端移动性、接入灵活方便等优势，正在各个领域迅速发展。医院通过云计算、移动互联网等新技术，打造了移动互联网医院云平台，医生、患者之间得到即时沟通，这就突破了时间和空间的限制，摆脱了线下排队挂号、缴费的模式，转而采用了 O2O 移动互联网医疗服务模式，即线上交易、线下诊疗相结合的模式。

①云平台整体架构。云平台建设环节的重点是医院的管理，载体是移动互联网。医院

在充分利用云平台的便利性和高效性的基础上，可采用多种交付方式来提升系统在整体上的运营能力。在平台的架构过程中，医院的内部员工大都会提出改进意见，并在管理人员的指导下自发地参与到云平台的建设中，进而充实云平台技术团队。同时，他们还要从搭建云平台的注意事项出发，在充分了解互联网技术是如何在医院内得到发展的基础上，提高对现代化技术优势的认知，以方便后续工作的开展。

②系统模块设计。在使用移动互联网的过程中，医院内部的技术人员需要及时掌握使用移动互联网的关键点，注重技术创新，加强对云平台服务系统的监控。为了给患者提供更好的服务，技术团队可设计出很多个模块，以加强移动互联网在云平台建设中的效果。例如，某医院的云平台建设就包括很多模块：前台服务、集中管理、系统运作、系统维护、排查隐患等。

二、互联网医院可持续发展的关键要素分析

（一）前置条件

互联网医院可持续发展的前置条件如表 5-18 所示。

表 5-18　互联网医院可持续发展的前置条件

前置条件	描　　述
资　质	互联网医院一定要有前置医疗的资质。互联网医院和各种医疗活动有关，一定要按照政策的规定申请独立的医疗机构牌照，不然医生不能多点执业，医院也不能收费。在满足前置条件后，互联网医院还需要具备更高的专业运营素质，并能够独立承担自己的责任
技　术	随着互联网医院可连接资源的增长，平台上的在线视频诊疗、远程精准医疗等服务项目呈现大流量特点。这就要求互联网医院要有强大的技术储备和应用实践能力，以保障上亿医患用户同时在线进行诊疗活动，从而使其在线运营具有一定的可靠性和稳定性
安　全	医疗关系到生命健康和个人隐私的问题，实现"互联网＋医疗"的重要前提是质量和安全。因为与核心医疗服务有关，所以互联网医院是不是具备专业技术过硬的医药管理人才和专业医生，线上线下流程的诊疗活动是不是符合科学的流程规范，都是互联网医院所要面对的考核难关。同时，互联网平台给医疗服务提供技术上的支持，需要将信息安全问题放在重要的建设议题上。要想保证信息的安全，就要做好预警工作，提高安全监管的能力

（二）运营关键

互联网医院可持续发展的运营关键如表 5-19 所示。

表 5-19 互联网医院可持续发展的运营关键

运营关键	描述
服务链闭环	这一点有三个方面的需求。第一，法理需求。互联网所提供的在线诊疗服务要具备一定的医疗资质，并根据要求配备相关的场地、医务人员、床位和设备。第二，医疗需求。医疗服务是指检查、诊断、治疗和手术等，而首诊、手术、检查等医疗服务要在线下完成。第三，患者需求。线上线下相分开的医疗服务不符合患者对其高效、快捷、低价的需求，因此不被用户青睐
业务链闭环	医疗的六大资源要素包括医院、医生、患者、政府、药企和保险。虽然资源要素间的关系很复杂，但是需正视的是一次完整的医疗活动是这几大要素共同起作用的结果，这几大要素是一条完整链条上的各个组成部分。在互联网医院实行基础的医疗资源配置和医疗服务闭环后，竞争的重点还有能不能打通医药险全业务链闭环
价值链闭环	互联网医院一定是一个开放、共享的平台，能够进行大量精准而高效的链接和匹配。互联网医院的复诊、转诊和会诊等服务，都依托于医疗健康信息

三、互联网医院的成效及未来展望

（一）互联网医院的发展轨迹与模式

2015 年 7 月与 9 月，国务院、国务院办公厅相继发布两份与医疗改革密切相关的文件，即《关于积极推进"互联网+"行动的指导意见》和《关于推进分级诊疗制度建设的指导意见》，鼓励医疗机构积极探索互联网延伸医嘱、电子处方等网络医疗健康服务应用，其初衷是解决分级诊疗和贫困地方医疗资源缺乏的问题。以前的互联网医疗只能提供在线咨询，不能提供诊疗服务，但现在的互联网医院可以在线复诊、远程会诊、开具电子处方。

2015 年 12 月 7 日，浙江省桐乡市政府、微医、桐乡第四人民医院参与启动了全国首个互联网医院，成立了乌镇互联网医院（桐乡）有限公司。自此，全国范围内陆续成立了很多互联网医院。

2018 年 4 月 28 日，国务院办公厅印发了《关于促进"互联网+医疗健康"发展的意见》，其中提出了两种互联网医院模式。

（1）以医疗机构为主体，利用互联网信息技术拓展服务时间和空间，把互联网医院作为医疗机构的第二名称。此模式分为两小类型：①医院自建平台，把部分医生搬到网上，提供网上问诊服务；②由医院主导，但由第三方平台提供技术服务。

（2）一些互联网公司和企业申办互联网医院，在互联网公司提供的平台上，为患者提供服务。其可以申报成立互联网医院公司，但必须要有挂靠的实体医院，不管是自建的、收购的还是合作的，只要有挂靠的实体医院就行（因为医生要在该网上医院执业，必须要备案到所挂靠的医院）。此模式也可分为两个小类型：①只有一个互联网医院，由微医集团主导，与地方政府和医院合作，成立公司；②互联网医院体系，可有多个互联网医院，由政府主导审核，互联网企业在申请互联网医院时，必须在当地注册互联网医院公司。第二种是目前比较常见、影响比较广的模式。

（二）互联网医院的典型案例

1. 乌镇互联网医院（微医）

2015 年 12 月 7 日，桐乡市政府、多名医学院士在乌镇参与启动了乌镇互联网医院。当天，乌镇互联网医院官网与乌镇医院 App 也宣布上线。

乌镇互联网医院主要是在延伸医嘱、在线电子处方、电子病历共享等方面开了先河，互联网信息技术使医疗资源配置得到优化，提高了医疗服务的效率，让偏远山区的老百姓都能体验到互联网发展所带来的便利。

乌镇互联网医院的核心能力是由精准预约、在线复诊和团队协作三个方面所组成的。

（1）精准预约，为大医院输送对症患者。针对医患信息上的不对称，乌镇互联网医院组织了一个 1.2 万多人的专业会诊团队，为患者在精确会诊和对症就医等方面提供指导服务，也给医院和医生输送了相对应的患者，提高了医疗资源配置和利用率。当患者提交好精准的预约申请后，专业会诊人员会根据用户所提交的病情主诉进行诊治，会在 5 min 内给患者提供最精准的、最近的公立医院医生资源，帮助患者以最快的速度找到其所需要的医生。

（2）在线复诊，足不出户看名医。"在线复诊"是指针对不需要到线下医院进行面诊的长病、小病和慢病患者，乌镇互联网医院提供远程视频语音等方式进行随访、在线复诊和慢病管理，使者在家就能进行复诊和配药，不需要经常跑医院，这样有利于医疗费用的降低。

（3）团队协作，助力"双下沉、两提升"。微医集团第一次成立的"团队医疗"主要分管分级诊疗。分级诊疗模式在北京已经得到了推广，并在 2016 年得到了原国家卫生计生委李斌主任的赞扬。乌镇互联网医院以专家团队的模式展开医疗，在基层医疗机构进行大医院、大专家能力的下沉，让基层医生在与专家的协作中能够有效提升自己的诊疗服务能力。

2. 银川智慧互联网医院（好大夫在线）

2016 年 4 月，银川智慧互联网医院成立，其由好大夫在线与银川市政府共同创建，现在拥有 14 万多名医生资源。在互联网医院的帮助下，这些专家的诊疗能力将被输送到全国各地，主要是基层地区，通过助力分级诊疗等方式为全国患者服务。全国的患者都能在智慧互联网医院预约检查和手术，进行在线问诊和开药。

银川智慧互联网医院的主要业务功能包括以下内容。

（1）在线诊疗：提供图文问诊、电话问诊、视频问诊等问诊形式，主要适用于曾去医院就诊过的复诊、会诊患者。患者可以在互联网医院上找自己的主诊医生进行网上复诊、网上开药，这样既能省去往返奔波的麻烦和花费，又能让了解自己病情的医生持续为自己治疗。对于之前没有去医院就诊过的首诊患者，互联网医院也尝试开放一些简单的首诊服务，如皮肤科的一些常见疾病，如痤疮、皮炎湿疹等，均可在互联网医院上进行首诊。

（2）电子处方：经过详尽的网上问诊后，医生可以为患者开出电子处方，并通过规范的处方审核环节保障每一张电子处方的安全可靠。

（3）送药上门：通过对接具有资质的大型药店，打通药品流通环节，在医生开具电子处方后，患者可以选择线上购药，在经过网上支付后，药品可以被配送到家。

（4）远程会诊：患者可以通过当地医生，向北京、上海等地的大专家发起远程会诊需求，由大专家为患者出具诊疗方案，由当地医生执行诊疗方案。

（5）专家手术：对于病情相对复杂、需要专家手术的患者，可以通过好大夫在线的智慧互联网医院在线预约，邀请大专家去患者所在的城市做手术。患者不用千里奔波，就能得到大专家的手术治疗。互联网医院的远程专家团队实时指导、线上查房讨论等功能，可以全程保障手术的安全性。

（6）预约转诊：平台还开通了预约转诊服务，病情符合要求的患者可以预约相应医生的门诊，帮助患者在线找到最合适的医生。

（7）家庭医生：服务内容主要包括为用户建立完善的家庭健康档案；服务期间，不限次图文交流，不限次电话交流，紧急时刻能够直接拨打医生的私人电话；家庭医生无法处理的问题，医院会为患者免费转诊到平台上其他专科医生处诊治。

（8）在线咨询：就诊前，患者可以通过好大夫在线提供的咨询服务与医生进行沟通，获得基于病情的专家建议，提前了解就诊注意事项，减少患者（尤其是外地患者）的就诊成本。

（9）电话咨询：患者通过好大夫在线平台可与医生本人通电话，交流病情。

（10）好评医生推荐：患者可以对自己就诊过的医生进行投票、撰写感谢信、发表评价和就医经验，为其他患者提供参考。同时，好评医生的推荐权重还包括医生的专业能力、所在医院科室的医疗水平等。

（11）门诊信息查询：好大夫在线收录了全国七千多家正规医院的医生，详尽展现了每位医生的专业方向和门诊信息。其中，针对患者最关心的热点医院，好大夫在线可以做到每天20：00发布第二天的停诊预报，是全国质量最高、覆盖最全、更新最快速的门诊信息查询中心。

（12）疾病科普知识：提供权威的疾病知识科普。疾病科普知识均来自全国正规医院的医生，保障内容的权威可靠。同时，好大夫在线定期推出疾病科普视频、文章、访谈、专题以及就诊指南等。

总的来说，互联网医院依靠"互联网+"技术，创新并整合了医疗资源，有利于资源效益的提高，推动了供需间的平衡，取得了阶段性的发展，但是今后还需在多个方面进行优化和突破。

（三）互联网医院的未来展望

1.政府部门方面

政府要在政策制定的顶层设计中发挥重要作用，在"放管服"的治理规划中纳入互联网医院管理，明确它的合法地位，严格划分网络诊疗的边界，提高准入的门槛。此外，政府还需规范监管制度，细化行业标准；探索在线医保支付功能，发挥出医保政策的强大功能，让互联网医院能够享有公立医院所享有的医保政策；针对医务人员进行在线电子实名认证、考核培训，建立网络医生、护士的管理制度，防止出现假冒医生威胁医疗安全的情况；搞好医生的知识产权保护、诊疗数据的安全保护、患者的隐私保护等工作，推动互联网医院的可信度建设，鼓励医生创建自己的品牌，指导医生在互联网上的工作。

2. 互联网医院方面

互联网医院要抓住政府的利好政策，还要提高自我监督意识；要充分落实医师多点执业的政策，加强互联网医院的建设，设计合理的补偿机制，引进名医专家和先进技术，全面提升专科建设水准，不断完善医疗纠纷调解体系，增加患者在医疗过程中获得的满足感；整合医院的内部资源，平衡医生、医院、医药电商和药店间的利益分配，激励他们参与到医院建设中，特别是要发挥医院主动参与、互联网企业提供技术方面的支持等优势，尽量减少利益方面的冲突，实现共赢；同时，要做好信息的安全保护工作，保证患者的诊疗安全。

3. 互联网企业方面

互联网企业应积极探索新技术，让技术更加科学化、人性化和具有先进性，提高服务的质量。大数据、云计算、人工智能等技术的应用，使互联网医院在医疗中的资源供应和配比能够更加智慧化、数字化，让个人化的健康管理能够更加快速、精准和有效。同时，互联网企业还应加强对潜在的技术风险的监督和管理。

第六章　移动健康与智慧医疗技术应用

第一节　移动健康与智慧医疗的基本理论

一、移动健康的基本理论

（一）移动健康概述

移动健康是指通过移动电子设备对医疗行为和公共卫生行为给予支持，即通过平板电脑、智能手机等移动终端和各种无线通信技术，给专业的医务人员和公众提供服务，进而促进公众改善健康状况，提高医疗服务的质量，促进健康教育。它也被称作无线健康，是电子健康中的一个领域。不管是手机、个人数字助理还是平板电脑，都能够提供医疗服务和健康干预服务。类似的概念还有移动医疗、物联网或可穿戴医疗设备等。

移动健康包括媒介、硬件、软件和内容四个层面。①从媒介层面来说，移动健康的核心技术，由移动端所具备的短信收发技术、语音通话技术、通用分组无线业务、第三及第四代移动通信技术、蓝牙技术等组成。②在硬件层面，即智能终端本身，移动医疗的具体硬件包括摄像头、运动 / 线性加速度传感器、重力传感器、微存储卡（SD 卡）、客户识别模块（SIM 卡）和生理传感器。③在软件层面，移动医疗的软件应用程序运行在智能终端或远程中心，其具体功能包括数字表格、时间表、社区讨论、卫生决策协助、生物识别和交互式语音响应。④从内容上来看，移动医疗是以视频、音频、图像和文本的方式传播信息，其中大部分都是加密的，以 XML 的形式传输。

移动健康具有的特征如下。①便利性。用户可以在任何时间、任何地点接入无线网来查找健康服务。②智能性。移动健康设备通过对体征数据和运动状态的实时采集，并依照某种需求更新数据来感知健康状态。③个性化。移动健康终端一般绑定了个人信息，能够对用户的健康状况、健康行为和需求等有所感知，并在体征数据的基础上构建个性化的健康模型，开展健康的评估，并提出改良的建议，这样的健康服务带有一定的个人色彩。④用户的基数大。到 2020 年 6 月，我国共有 9.4 亿网民，互联网的普及率为 67%；手机移动互联网的使用人数为 9.32 亿人，使用手机上网的人数占网民总数的 99.2%。

通常来说，移动健康的功能主要有以下几种。①提供信息咨询服务。公众能够通过电话号码的拨打或使用软件等查询用户的疾病信息、诊所的信息和相关医疗信息。②推动健康教育。通过短信和移动应用软件，移动医疗服务能够给公众传递健康信息。③帮助公共卫生监测。移动端能快速、低价、高效地采集信息，包括地理位置信息和具体的疾病信息，能帮助公共卫生机构和卫生行政部门及时发现疫情。④提供现场医疗保障。移动端能通过医疗救助、流动医疗服务等为医务人员提供现场快速医疗保障，保证医务人员间的知识交流，提高医疗输出效率。⑤助力居民的自我管理。智能移动终端能够给客户提供健康的服务信息，还能帮助居民制订详细的健康管理计划，并要求居民实施计划，促进居民健康行为的养成。

移动健康能够在以下几个方面得到应用。①社会行为的改变。移动健康能够以医疗提醒、健康咨询和信息推送等服务来提高患者的依从性，促进其社会行为的变化。②加强医疗服务。移动健康能够帮助医院进行咨询服务、转诊服务，辅助预防疾病、管理疾病并作出决策等。③推动医务人员的专业化发展。移动健康能够帮助医务人员开展工作，拓宽员工的沟通和培训渠道，加强人力资源的管理。④增强卫生信息系统的功能。移动健康在采集数据的时候具有一定的优势，能够帮助卫生信息系统跟踪医疗服务，保证信息的完整。⑤加强供应链管理。移动健康的技术能够加强出院后的患者、医疗机构、医疗器械供应商三者间的沟通和交流，让库存管理更加高效，能够监测药品的不良反应，辨别出假冒伪劣产品。

（二）移动健康相关技术

1. 健康相关 App

App 指安装在智能手机上的应用程序。近些年随着智能手机的普及，为了推广和宣传各自的产品，许多机构和公司陆续推出了功能各异的 App。

（1）健康相关 App 的主要功能和特点。健康相关 App 根据功能可大致分为 6 大类，包括医疗健康、运动健康、女性健康、心理健康、健康管理和健康资讯。

①医疗健康类。此类 App 主要以提供医疗服务为核心功能，如春雨医生、平安好医生、微医、就医 160 等，虽然侧重点各不相同，但基本围绕方便患者就医，提供挂号、加号、导诊、药品出售、医生咨询等一系列功能。这一类占据较大市场份额的 App 在问诊、挂号或其他医疗相关行业中都占有服务优势，能给使用者带来确定的益处，如挂号方便快捷、自由选择就诊时间、与医生更详细地讨论病情等。

②运动健康类。此类 App 的核心功能是提供健身课程、运动教学和运动饮食指导，同时有减肥、塑形、社交等一系列附加功能，较为常见的如 Keep、轻加减肥、每日瑜伽等。

③女性健康类。此类 App 主要为满足女性从日常生活、经期、备孕到怀孕生产各个阶段的健康需要而设计。最常用的此类 App 包括美柚、大姨妈等。

④心理健康类。此类 App 主要满足用户对心理方面的需求，主要具有提供心理学知识、情绪疏导、寻找心理医生等功能。下载量比较大的有壹心理、简单心理、暖心理等。

⑤健康管理类。此类 App 主要针对不同用户的健康要求，如为糖尿病患者提供血糖管理，为高血压患者提供血压管理，还有体重、饮食、运动等各个方面的记录，并进行统计和趋势分析。下载量比较大的有掌上糖医、妙健康等，但很多医疗健康类 App 都兼有此功能，因此此类 App 的总体使用人数不是很多。

⑥健康资讯类。此类 App 主要提供与健康相关的一系列科普知识、前沿信息，甚至医院医生的信息等。下载量较大的有健康头条等。

（2）健康相关 App 的应用现状和优势

①移动健康类 App 的发展首先与政策导向有关，如在李克强提出"互联网+"战略之后，国务院办公厅发布的《全国医疗卫生服务体系规划纲要（2015—2020 年）》指出，要积极利用互联网、物联网、云计算等信息化技术来转变卫生服务模式，"互联网+医疗"提上日程；而国务院及相关部门连续出台的《关于推进和规范医师多点执业的若干意见》《关于积极推进"互联网+"行动的指导意见》《关于推进分级诊疗制度建设的指导意见》等一系列政策，都为移动医疗健康市场的发展奠定了良好的政策基础。

②从用户角度来说，根据百度指数可以发现，"健康 App"这一词汇搜索数量呈逐年上升的趋势，同时全国居民人均可支配收入逐年上升，更多的人愿意为健康服务买单，因此对健康相关 App 的需求也逐年增加，而且使用量较大的健康 App 一般都能满足用户某一具体方面的健康需求。

③从功能上来说，不是一个 App 涵盖的功能越多，使用用户就会越多，因为健康是一个很大又很需要专业知识的领域，所以相比于繁杂的功能，用户更在意功能的针对性、解决问题的时效性等。

④从社交属性上来看，很多 App 不只是简单地提供健康服务功能，还做成了一个社区、一个用户交流信息的平台，以此大大提高了用户黏性。同时，借助用户的社交网络进行传播，增加了用户量。

⑤使用人数较多的 App 有着一定的盈利模式，同时进行了几次融资，有着充足的资金进行 App 开发、广告宣传等，从而能够给用户提供更好的体验。

2. 微信健康公众号

腾讯开发的微信工具具有操作方便、人际交流及时性高、内容推送丰富、消息推送准确等特点。在微信公众号中，公众号包括订阅号和服务号，能够传播健康知识，微信已经成为一种新型的健康教育平台。目前，微信公众号已经应用于推广肿瘤、慢性病等疾病的健康教育，对于此类患者预防并发症、改善病情起到了积极作用，并在提高患者依从性和生活质量、促进医患和谐等方面取得了良好效果。

（1）不同类型微信健康公众号平台的功能和特点。在微信公众平台上进行健康科普的公众号种类繁多，从组织机构进行分类的话，可以分为政府类的微信公众号和社会类的微信公众号。这两类公众号的发展各有特色，都为健康教育的开展做出了贡献。

①政府部门和医院运营的微信健康公众平台。各级政府上到中华人民共和国国家卫生健康委员会、中国疾病预防控制中心等国家级单位，下到县区卫生健康委员会、县区疾控中心、各级医院，都在着力打造其专属的微信公众平台。

a. 疾控中心、卫健委运营的公众号平台。疾控中心公众号以其承接政府、直面疫情、专家团队阵容强大为优势，为大众提供科学、权威的健康教育知识，是提供公共卫生服务的官方公众平台，在各种政府类健康微信公众号中占据一方天地。以"疾控"为关键词进行搜索，由其结果可发现，绝大多数都是各疾控中心的官方微信公众号。其向用户传播的是最新鲜的健康知识，并最快速地发布疾病预防信息和突发疫情信息。

大部分文献数据显示，微信健康订阅号用户男女比例均衡，其推送文章的图文位置关注率差异具有统计学意义。头条图文信息的关注率位居第一，与次条文章平均阅读量相差较大；热门文章与时事紧密相连。关于不同内容图文信息的关注情况，据多篇文献数据显示，阅读数、点赞数和转发数最高的前十篇文章绝大多数为具有疾控特色的传染病与慢性病防治的文章。以"中国疾控动态"微信公众号为例，可以看出阅读量靠前的文章发布于疾病暴发时期，那时用户对"中国疾控动态"的关注度最高，而另外几篇科普文章也都是在健康纪念日或者疾病流行期间发布的。订阅人数增长情况的数据显示，公众号在有奖问答期间订阅人数出现高峰，遇到特殊宣传日、举办大型活动或出现突发公共卫生事件时，推送相关内容会使用户阅读量出现高峰。微信公众号图文消息发布途径多样，数据显示，来自朋友圈阅读的比例最高，第二位、第三位分别为微信公众号阅读和有好友转发阅读。

另外，此类公众号多采用"领导主管、各科室投稿、专人维护"的模式对数据进行整理分析、平台发布。

b. 医院运营的健康公众号平台。微信健康教育效果研究在我国主要运用于临床护理健康教育领域，微信健康教育强化了出院患者服用药物和饮食的遵医行为，巩固了疾病治疗效果，是护理健康教育的延伸。

医院的微信公众号最主要的功能是帮助用户就诊，使其在线上就能完成挂号付费，省去了排队的时间。在医院进行健康教育的独特优势是患者相对集中，医务人员能够对患者进行教育，可以采用科学、实用、易懂的方式进行，但是由于和患者的接触时间不长，因此需通过微信来弥补这种缺陷，和医生护士进行在线互动，使患者可以随时随地获取健康指导，这样能够提高护理的质量和患者的满意度。医院类的公众号平台不但能够进行公共信息查询，还能帮患者进行检验结果的查询。例如，有的医院开设了个性化的健康管理服务，由医院为其提供相应的服务，体检者根据自身的特点和需求完成相应的操作，这样就形成了医患之间新的交流方式。有些医院能够通过微信进行预约挂号，这就提高了医院的工作效率，在一定程度上缓解了医患矛盾。对于患者来说，微信平台具有一定的私密性。微信平台能够给患者进行健康方面的教育，而患者能够通过微信平台了解健康知识、控制负面心理，因此，数据显示，在这些方面微信公众平台健康教育比常规护理健康教育效果更好，能够大大提高临床的疗效，改善患者的遵医行为。此类公众号多利用自媒体进行宣传，投放图文广告和二维码，在院内及院外主要繁华商业区投放海报等；利用医院举办的各种活动进行宣传，如义诊、讲座；与社区居民委员会、其他行业进行合作宣传。微信公众平台由公网支持，为保障医院和患者安全，医院信息中心通常和专业信息技术公司合作通过设置网闸的方式实现内外网的信息传输和安全保障。

②社会组织运营的卫生科普微信公众号。社会组织运营的卫生科普微信公众号分为健康类和科普类两种。实际上这两类的分界线不是很明显，一般互有涉及。健康类的微信公众号比较有名的有"丁香园""小薇健康"等，科普类中做得较好的微信公众号有"虎

嗅""果壳""雷锋网"等。这些微信公众号每天能发送 1～3 条消息，且这些消息和生活较贴近，文笔也轻松幽默，并具有权威性。不同于政府类的微信公众号，这些公众号的风格更加灵活，内容更加丰富，用户的类型也更多，用户关注度更高。

（2）微信公众号的应用现状及优势。在国家"十三五"规划和多年来的政府工作报告中，政务新媒体建设都被确定为政府职能转变的重要组成部分。微信是一种用户众多的新媒体，微信官方公众号已成为当前政府部门创新对外传播的主要方式之一。微信用户对微信公众号的关注度越来越高，这使得用微信公众号进行健康教育具有以下三个优势。

①具有良好的用户基础。微信用户是由相对稳定的熟人群体再扩展到陌生人层面的，易于建立信任关系，有助于打造权威的微信公众健康教育平台，传播主体明确。

②具有双方互动的特点。微信传播具有双向性和互动性。健康教育微信公众平台人员可以定时推送文章，针对受众提问进行一对一对话解答服务。同时，用户可以通过指定关键词在微信提取关键信息，评论留言。而后，发布者将根据受众的喜好对后期内容进行调整，根据受众健康需求和人群特性进行相关推送，增加受众的黏合性。

③具备健康传播的基础。在微信开展健康教育的内容是由专业领域内的权威机构提供的核心知识，其将以科学方式进行传播，传播话题适合大众，能够得到社会公认。同时，传播内容与受众密切相关，信息简洁明了，具有实用性和易用性。微信具有群体传播的优势，群成员之间相互平等，共同参与讨论，分享信息，这可以确保微信信息以几何倍数进行扩散，具有爆发式影响力。

3. 移动健康可穿戴设备

健康可穿戴设备的应用更像是一种生活方式，解释了如何用人工智能来改变人们的生活。现阶段，移动健康可穿戴设备主要包括两方面的应用：运动健康和健康促进。

（1）常见的健康可穿戴设备种类

①智能手环（智能腕式产品）。目前，智能手环和智能手表一般分为两种产品，主要根据屏幕大小、屏幕有无、功能数量来划分，但在随后的产品演进中，这一边界会越来越模糊，功能会越来越重要。手环与手表的发展趋于统一的主要原因是新技术的使用减少了元件的体积，两者的功能和屏幕尺寸将会逐渐靠拢，所以手环和手表的界限越来越模糊，被统称为智能腕式产品。智能腕式产品的主要功能包括：计步，记录步行步数、步行距离；睡眠监测，记录卧床时间、入睡和醒来时间、深睡眠时长等；运动记录及 GPS 定位，除步行之外，有多种常见运动模式可以选择记录，并实时监测心率和呼吸，计算能量消耗；社交与提醒，对常规的来电、短信、App 等进行提醒，有些品牌具备语音通话等功能，但平价品牌一般不具备；健康行为提醒，设备自带久坐提醒、疲劳提醒等，其余事项可以通过设置闹钟来提醒，如设置提醒事由为"服药"则可以防止漏服或错服，提高服药依从性。

②Google智能眼镜。Google Project Glass 是一款增强现实型穿戴式智能眼镜，集相机、智能手机、GPS 等功能于一体，能够拍照上传、收发短信、查询天气，还能给用户展示实时信息等。戴上它后用户也能通过网络进行浏览、处理文字或传发电子邮件等。戴上这款

"拓展现实"的眼镜，用户还能利用自己的声音来拍照、辨明方向和进行视频通话等。由于 Google 眼镜功能较为复杂，价格也较为昂贵，因此不太适合日常使用。

③智能跑鞋（步感器）。例如，米家运动鞋智能版的重点是其拥有一个智能芯片，安放智能芯片的区域被设计在了鞋垫底下，并且预留出了同芯片一样大小的凹槽，两只鞋都是同样的设计。与手环类似，智能跑鞋可以进行计步和常见运动形式的记录，在未连接手机的情况下鞋子本身也会储存数据，在连接手机后将同步传输数据。如果用户不想带手环，又想计步，那么就可以选择智能跑鞋，且相比于手环，运动鞋的记录会更为准确。

④便携血压计。例如，康康血压计是由袖套和血压计组成，长 96 mm，宽 58 mm，厚 23 mm。其采用一键式设计，看上去较为低调简单。作为在新一代医学测量技术基础上且得到国际权威认证的测试仪器，其测试的结果准确而可靠。它能监测用户在户外和自然条件下的血压参数，而且能记录慢性病患者的生活和病情的变化。其测量模式分为两种：单次测量，采用语音播报的方式自动测量，并把数据传送到服务器；24 h 动态测量、定时测量，并把数据直接发送给服务器，测量的结果可以通过微信来查看。

（2）移动健康可穿戴设备应用现状与优势。可穿戴设备和环境传感器在智能家居和医疗领域有很多应用，这些设备具有环境智能感知、连续服务、实时和微环境（情感）感知等作用，主要用于公共机构的监控。同时，它们还具有记录健康指标、促进保健、协助慢性病管理和有效协助患者在环境中行动等功效，因此相关产品逐渐进入医疗、养老、健身、娱乐等行业。总体来说，其具有以下优势。

①改变用户健康数据采集方式。在传统医疗模式下，用户医疗数据主要以病历形式体现，而日常各种物理指标的自检数据则尚未形成有效的临床诊断数据集，没有实时和连续的数据流。即便在电子病历被广泛推广之后，用户依然无法及时获取和分析自身医疗健康数据。此外，用户到不同医疗机构就诊，检查结果和诊断数据甚至不能共享使用，这就导致了重复检查和资源浪费。可穿戴医疗健康设备可以解决上述情况，它能够给用户提供实时的健康数据监测，让用户能及时了解自己的健康情况，不但能够让用户免去医院检查和测量的成本，还能够节约时间。现阶段可穿戴医疗健康设备所提供的实时监控特别适合用于慢性病的管理。一些患有慢性疾病、保健意识较强的用户会长时间用家用医疗检测设备定期记录好自己的健康数据，这个过程被称为"用户自量化"。总的来说，"用户自量化"是指用户的各种信息，如生理、行为或环境信息等都能够被连续记录。具体到健康领域和医疗领域则指可以连续记录用户的激素水平、睡眠水平、血糖值、血压值或记录用户的日常食物摄入量和饮水量。

②降低治疗成本。通过可穿戴医疗健康设备，医疗机构能够更好地整合医疗资源，给用户提供更方便的医疗服务。可穿戴医疗健康设备的即时性给医疗机构在医疗资源的使用上提供了支持。医生能够通过可穿戴医疗健康设备所反馈的信息，即时进行家访或远程会诊，这降低了医生和患者的诊疗成本。

③满足大众分享与社交的愿望。很多可穿戴医疗健康设备配备了低功耗的蓝牙模块，能够连接手机、PC 客户端和平板，能够在任何时间、任何地点设置身高、步幅、体重等

信息并上传数据。可穿戴医疗健康设备还能进行社交网络的分享等，如用户能够把自己的饮食情况、睡眠质量和锻炼情况等上传到自己的微博、朋友圈等进行分享。

④实现健康促进的功能。每当疲劳提醒时间一到，可穿戴医疗健康设备会以闹钟的形式提醒用户注意休息，因此其很适合现在高压力的办公室人群，设计很人性化。如果用户在运动的时候不知道自己有多大的运动量，可穿戴医疗健康设备可以帮助用户测量记录。其客户端还有许多健康知识推送、训练指导和食谱推荐，为用户提供相关帮助。

二、智慧医疗的基本理论

（一）智慧医疗的概述

智慧医疗是从"智慧地球"的概念衍生而来的，其主要是把感应器装入铁路、电网、油气管道等物体中，让物和物之间相连，再通过云计算和超级计算机来整合数据，实现社会和物理世界间的融合。国际商业机器公司（International Business Machines Corporation，IBM）也及时提出了"智慧地球"在中国的六大推广领域，即智慧电力、智慧医疗、智慧城市、智慧交通、智慧供应链和智慧银行。其中，智慧医疗因成了 IBM 医疗行业解决方案的代名词而被人们所熟知。智慧医疗还和通信、计算机、无线网络及 RFID 等现代信息技术有关，是整合各种技术的信息化平台的综合体。

智慧医疗能够通过最先进的物联网技术，在患者和医务人员、医疗机构和医疗设备之间形成互动，逐渐达到信息化。大家都知道，医疗资源的特殊性决定了它在全世界都是稀缺资源，这种供不应求的关系使得病患"看病难"成为一个普遍存在的问题。在我国，医疗资源的发展不是很健全，主要存在着"重城市，轻农村；重医疗，轻预防；重大型医院，轻社区卫生"等方面的问题，而居民过分相信大型医院这一现状也进一步激化了就医矛盾。智慧医疗是对医疗机构的信息化建设，是建立在移动设备上的掌上医院。它创造性地纳入了现代移动终端系统，使用户在就医流程中时刻能享受到手机的便携特性。

随着物联网技术的发展，发达国家和地区开始大力推动物联网技术基础上的智慧医疗应用。智慧医疗系统能够实现医疗系统间的互通有无，方便医疗数据在医疗网络中的共享，能够帮助医生快速、准确地掌握患者的病情，提高诊断的精准性；能够帮助医生对患者进行有效跟踪，能提高医疗服务的质量；能够以传感器的终端作为延伸，有效整合资源，提高医院的服务质量。

建立在物联网技术基础上的智慧医疗系统能够优化就诊流程，缩短患者排队挂号的时间，实行检验、挂号、缴费、取药等一站式、无纸化、无胶片服务，达到提高相关医疗机构的运作效率、缓解医疗资源紧张、简化看病流程、有效解决群众看病难问题的目的。同时，通过对某些病理或病症的专门研究，智慧医疗能够提供数据上的支持和技术分析，推动医疗技术的研究，促进医疗领域的创新发展。

智慧医疗的特征主要有如下六个：①普及性。要想改变"看病难"的现状，智慧医疗就要保证农村和地方的地区医院和中心医院相互连接，以便基层医生能够实时地听取专家的建议并参与培训，同时方便患者转诊，使之不再受城乡或大小医院的局限，为所有人提供全面、高质量的便民服务。②互通性。不管患者在哪里，当地被授权的医生都能通过一体化的系统对患者过去的诊疗记录、就医历史和保险等进行查看和补充，让患者不管身处何地都能得到连续的、统一的护理服务。③协作性。智慧医疗体系能够在医疗信息和资源上进行记录、整合和共享，实现互操作和医疗的整合服务，在医疗支付、医疗服务和社区卫生等机构间进行信息的交互和协作，从而铲除"信息孤岛"。④预防性。在系统对新信息进行感知时，它能及时发现重大疾病的征兆，并作出快速和有效的反应。患者通过对个体病况的不断更新，预防慢性疾病或其他疾病，防止病情的恶化或病变。⑤可靠性。它能帮助医疗人员在研究和分析大量信息的时候，妥善存储和保护好这些患者的个人资料。智慧医疗通过设定访问权限，可以保证医疗人员只有在被授权的情况下才能使用。⑥激发创新性。它能推动医疗技术和临床研究，让医疗行业中的更多领域能够得到创新和发展。

智慧医疗还保证了整个医疗生态圈中的每个群体都能受益。智慧医疗将对象数字化，并通过互通有无的医疗信息化系统把患者、研究人员、医生、医疗药物的供应商、保险公司等对象紧密联系起来，让大家都能从中受益。智慧医疗能够解决城乡医疗在资源上的不平等问题，缓解大医院过于拥挤的问题，而政府也能通过更少的成本提高对医疗行业的监督能力。

（二）智慧医疗系统体系结构

智慧医疗技术是先进的信息网络技术在医学和医学相关领域中的有效应用，是物联网发展到一定时期的产物。智慧医疗技术不但是一项技术的发明、发展和应用，还是医学和公共卫生、信息学以及商业模式结合下的成果。智慧医疗技术的发展有利于推动医学信息学和医疗卫生产业间的发展，而物联网技术则让健康监控、医疗保健、医疗教育等成为一个整体。医疗卫生信息化是指社区卫生管理、医院管理、卫生监督、远程医疗和远程医学教育等领域的信息化。智慧医疗是由智慧医院系统、区域卫生系统和家庭健康系统三部分组成的。

1.智慧医院系统

智慧医院系统由数字医院和提升应用两部分组成。

数字医院通过四部分——医院信息系统（HIS）、医学影像信息存储和通信系统（PACS）、实验室信息管理系统（LIMS）及医生工作站来收集、处理、存储和提取患者的诊疗信息和行政管理信息，并进行数据交换。

（1）医院信息系统（HIS）。信息技术的发展使得国内很多医院开始加速信息化平台基础上的医院信息系统的整体建设，借此来提高医院的服务水准和核心竞争力，为患者提供更舒适、更便捷的医疗服务。医院的信息化改造不但能有效提高医生的工作效率，而且能提高患者对医生的信任度。所以，国内医院逐渐形成了医疗业务的线上线下相结合的方式，特别是大中型医院更是以此作为今后发展的目标。医院信息系统由医院的计算机网络和建立在计算机网络上的 HIS 软件组成，而 HIS 软件中又包含多个子系统，如住院管理子系统、门诊管理子系统、手术管理子系统、药品管理子系统、检查管理子系统等。HIS是现代化医院在运作中必须要具有的技术支撑，是以患者的基础信息管理、物资管理和医疗经费管理等作为主要功能，在这个基础上所建立起来的医院信息系统，并且通过互联网可以实现远程医疗、在线医疗的咨询和预约等功能。

（2）医学影像信息存储和通信系统（PACS）。PACS系统是一种在医院影像科所使用的系统。其主要是采用多种通信接口把核磁、超声、CT等设备所产生的图像以数字化的方式存储到数据库中，当需要的时候，其能够在一定的授权下很快被调回使用，同时增加一些辅助诊断的管理功能。它能够很好地在多种成像设备中进行数据的传输和存储。

（3）实验室信息管理系统（LIMS）。LIMS系统是信息化的管理工具，其结合了以数据库为核心的信息化技术和实验室的管理，其中实验室的管理对象由和实验室相关的人、物、事、信息、经费等组成。

（4）医生工作站。医生工作站是由门诊和住院诊疗的接诊、诊断、检查、治疗、处方和医疗医嘱、病程记录、手术、出院、病案生成等全部医疗过程所形成的平台。医生工作站的主要功能是采集、传输、存储患者的健康状况和医疗信息，借此将远程图像输出、大量数据计算处理等技术应用在数字医院建设中，以提高医疗服务的水准。例如：①远程会诊，主要是优势医疗资源的共享和跨地域优化配置；②远程探视，防止病患和探访者直接接触，以免疾病传播，减少患者的恢复时间，保护患者和探访者；③临床决策系统，帮助医生准确分析病历，制定出有效的医疗方案；④自动报警，能够实时监控病患的生命体征，降低重症患者的护理成本；⑤智慧处方，分析患者的过敏史和用药史，反映药品产地批次等信息，记录并分析处方变更等信息，给慢性病患者提供医疗和保健服务等。

2. 区域卫生系统

区域卫生系统由两部分组成：区域卫生平台和公共卫生系统。

区域卫生平台是指收集、处理、传输社区卫生服务机构、医疗机构、医院和卫生监管部门记录所有信息的区域卫生信息平台。该平台旨在运用先进的计算机技术等，帮助医疗单位和其他组织展开对疾病危险度的评估，制订危险因素的干预计划，制定预防和控制疾病的电子健康档案（EHR）。例如：①科研机构管理系统，可对医学院、药品研究所等医疗卫生机构的病理研究、临床试验、药品和设备开发等进行综合管理；②社区医疗服务系统，可提供一般疾病的基本治疗、大病向上转诊、慢性病的社区护理、接收恢复转诊等服务。

公共卫生系统由疫情发布控制系统和卫生监督管理系统组成。

3. 家庭健康系统

家庭健康系统关系到每个市民的生活，主要是针对行动不便、不能送往医院救治的患者给予视讯医疗，对于慢性病和老幼病患进行远程照看，对智障、残疾、传染病等人群进行健康监测，以及自动提示剩余的药量、用药的时间、服用的禁忌等。

从技术方面来看，智慧医疗的体系架构主要包括基础环境、基础数据库群、软件基础平台和数据交换平台、综合应用及其服务体系、保障体系五方面的内容。

（1）基础环境是指让公共卫生专网中的信息和政府信息网中的信息相互连接，建立卫生数据中心，给卫生基础数据和各种应用系统在安全上提供保障。

（2）基础数据库群主要包括六大数据库，具体是指药品目录数据库、居民健康档案数据库、PACS影像数据库、LIS检验数据库、医疗设备数据库、医疗人员数据库等，能够完善居民信息，便于信息的存储与管理。

（3）软件基础平台和数据交换平台主要提供三个层面的服务：①基础架构服务，提供网络资源、虚拟优化服务器和存储服务器；②平台服务，提供应用服务器、数据库服务器、门户服务器等优化的中间件；③软件服务，是指流程、应用和信息服务。

（4）综合应用及其服务体系是指三类综合性应用，即智慧医院系统、区域卫生平台和家庭健康系统。

（5）保障体系，包括三个方面：安全保障体系、标准规范体系和管理保障体系。保障体系从运行安全、技术安全和管理安全三个方面建构安全防范体系，保护基础平台和各个应用系统的完整性、机密性、可用性、可控性和可审计性。

第二节 移动健康和智慧医疗的发展现状

一、我国移动健康行业的发展现状

（一）发展规模

移动医疗用户数量逐年增长，在2018年就已经突破了2亿人。中国的移动医疗市场目前正处于起步阶段，在不断探索盈利模式、用户健康意识不断提高的背景下，移动医疗市场的服务不断完善，但产品同质化情况相对严重。2019年以来，我国的网上药店数量超过了1 000家，同比增长72.5%，医疗电商企业不断涌现。未来，随着刚性医疗需求的不断扩大，更优质的细分服务将会出现，精准定位用户、创造差异化产品必将成为未来行业的发展趋势。当前，我国现有的主要知名App类新移动医疗创业企业，按应用类别可大致分为挂号类、问诊咨询类、医药电商类、资讯类、慢病辅助类等，按企业切入移动医疗产业的角度又可分为医疗卫生机构、患者、普通消费者、智能硬件四种类别。目前，用户从移动端获取医疗服务的习惯已逐渐养成，在未来，移动医疗发展趋势将会越来越好。

中国移动医疗市场规模急速扩大。在国家医改进程的推动下，得益于知识付费时代和医药电商政策放开，移动医疗将作为我国医疗卫生事业的重要补充，在移动互联网技术、大数据技术等的推动下，实现快速发展，移动医疗App的数量达到了数千款，移动医疗市场规模2013年为19.8亿元，2017年则达到201亿元，年复合增长率达78.48%。

从App的数量来看，在美国两大应用市场谷歌的Google Play和苹果的App Store中下载的移动健康App在2015年6月已经有了16.5万个，而在2013年还只有4万余个。其中，App Store中的移动健康App就有90 088个，和2013年的43 689个相比，增长了106%。在整个移动App市场中，移动健康App的数量增长率为一般移动App的两倍。

由图6-1所示可知，在16万多个移动健康App中，很多是面向消费者或患者的

App，还有一部分是面向专业医护人员、帮助他们提升效率和专业能力的 App。在这些 App 中，大都是关注运动健身、压力、生活方式、营养或饮食，其占比为 65%；关注疾病和治疗管理的占比 24%，如关注女性健康和怀孕时候的一些特殊管理，提供用药的提醒、信息查询、医疗服务和保险等；关注特定疾病的 App 占比大概为 9%，主要是集中在心理疾病、高血压和糖尿病等。

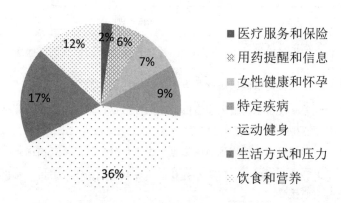

图 6-1　面向患者 / 消费者的移动数据 App 数量分布

（二）我国当前移动健康医疗产品的主要分类

1. 按对象分类

移动健康医疗产品的服务对象为消费者和专业医护人员，因此其可据此分为两类。服务对象为患者（或消费者）的移动健康医疗产品存在于患者临床医护路径中的各个环节，能够管理、干预和改善患者的健康状况；而为专业的医护人员管理设计的移动健康医疗产品则旨在提高其为住院和门诊患者服务的专业能力和工作效率，如表 6-1 所示。

表 6-1　依据服务对象的移动健康医疗产品分类

服务对象	举　例
患者 / 消费者	一直存在于患者临床医护路径的所有环节中。 ●健康促进：运动、体重、饮食、睡眠、女性健康、情绪 / 压力管理、戒烟戒酒； ●慢性疾病管理：高血压、糖尿病、用药依从性管理； ●疾病治疗：耳鸣治疗、认知训练等； ●自诊问诊：对症状的描述、视频、图片等的自我诊断和远程诊断； ●院外康复 / 干预：哮喘、心衰、心理疾病等出院后的监护和康复
专业医护人员	能提高专业医护人员的工作效率和专业能力。 ●提供临床护理和管理工具，能促进专业医护人员对自我的管理，使其合理安排临床任务，并保证与其他医护人员和团队间的合作，有利于效率的提升； ●以在线共享知识和资源作为媒介，帮助专业医护人员获取最新的权威临床信息和案例分析，提供针对性疾病或通用性疾病的培训课程，进而提升医护人员的专业能力

2. 按功能分类

移动健康医疗产品主要是提供健康的医疗信息、教育培训、数据收集、数据显示、健康指导、提醒/报警、帮助沟通系统、临床管理等，如表6-2所示。

表6-2 依据功能的移动健康医疗产品分类

功　能	举　例
信息提供	给患者和医护人员提供文本、动画、图片、视频等不同形式的健康医疗信息指南
教育培训	给患者和医护人员提供健康医疗等方面的知识培训和教育
数据收集	通过手动或关联设备自动输入患者的健康医疗数据，采用结构化或非结构化的问卷答案和来自第三方的应用数据等
数据显示	通过图片的形式显示和输出患者的数据，由平台分析其结果，由医护团队进行专业性分析
健康指导	在输入患者数据的基础上，提供个性化的指导和行动指南，或进一步进行诊断，患者可以选择咨询医生或接受治疗
提醒/报警	给患者以提醒和警告，如久坐提醒、服药提醒、运动提醒和数据出现异常时的报警等
沟通交流	帮助患者与患者之间、医患之间、医生与医生之间的沟通和交流
临床管理	帮助医护团队协调、组织和管理患者和临床

3. 按应用复杂性分类

依据复杂程度的差异，移动健康医疗产品可被分为单一用途、社交化、集成化和复杂应用四类，如表6-3所示。

表6-3 依据应用复杂性的移动健康医疗产品分类

复杂度	举　例
单一用途	集中一个用途，如运动、减肥、控制饮食类的App，帮助用户设定目标，跟踪体重变化、运动并计算卡路里，提供奖惩措施、指导并给出意见
社交化	在游戏化和社交化机制的基础上，提供鼓励、支持和动力，如运动类的App就能参考社交网络的用户跑步数据，展开竞赛、排名，激励用户完成设定的目标
集成化	App和医疗信息系统（如可穿戴设备、传感器、电子病历系统等）实行对接，由医护团队提供咨询、监护、干预等服务，如把App所收集的数据合成电子病历，帮助医生全面了解患者的情况
复杂应用	通过平台的大数据分析技术，再加以辅助、决策和支持实现在移动设备基础上建立的个人采集数据行为模式，实现个人的健康管理，如集成数据分析、挖掘算法

4.按照健康服务功能细分

移动健康医疗产品汇总图如图6-2所示。按照健康服务功能细分，可分为在线问诊、体检预约、疾病自测、健康数据、健康饮食、病友社区等。

移动健康医疗产品中的部分功能汇总							
健康档案	健康资讯	健康知识	健康商城	在线问诊	预约挂号	健康评测	体检报告
健康数据	慢病管理	健康计划	体检预约	名医讲堂	健康课程	亲情关爱	病友社区
名医咨询	症状自诊	报告解读	健康计步	健康直播	用药助手	老中医	医院缴费
找药店	护士上门	医疗金融	海外就医	转诊预约	运动教程	陪诊服务	住院信息
复诊预约	健康饮食	导诊服务	院内导航	医院wifi			

图6-2　移动健康医疗产品汇总

（1）在线问诊。用户向医生提出问题，寻求答案，并付出一定酬劳；医生凭借相关知识、经验提供解决方案，同时获得相应的报酬。该类产品可解决用户的健康问题并给出用户是否需要去医院就医的建议，有利于用户的分流，能够缓解医院的压力，便于医生与用户（对于慢性病患者）的长期实时管理。此类App如春雨医生、好大夫、微医等。不过现在这些产品已不是单纯的在线问诊类产品了，其在引进大量的医生和线上服务的同时也积累了大量的用户，这些用户已成规模的产品已经逐步在向大而全的平台过渡了。此类产品的成功要素是需要大量的线上医生资源，为用户提供专业高效的服务。

（2）体检预约。用户在线上选择体检套餐或者体检项目，填写预约信息后到线下去体检。该类产品可提高用户和医院的体检效率，节省用户和医院的时间。此类App如51健康管理、爱康国宾、每天健康等。此类产品的成功要素是需要与各个医院体检系统进行完整对接，需要用户、平台、医生、医院的多方合作，这样用户的体检数据才能成为平台的无形资产。同时，还需要优化体检中心的体检流程，提高体检效率，为用户提供个性化的专业服务。

（3）疾病自测。用户通过答问卷、选择症状等形式，初步了解自己的健康状况或确定疾病范围，为就诊或用药提前提供参考。此类App如自测用药。此类产品的成功要素是自测逻辑的严谨、准确、专业。

（4）健康数据。平台通过各种形式鼓励用户上传健康数据，建立用户的健康档案，以用户的健康数据为基础为用户提供个性化的健康干预。此类App如体检宝、Keep、悦动圈等。此类产品的成功要素是监测数据的方便性、准确性和数据分析的专业性。

（5）健康饮食。平台根据每个人的健康情况推荐不同的健康方案，让用户不再盲目饮食，并且支持线下推送健康方案实物，或者由用户选配食品，再由商家进行配送。此类App如过日子。此类产品的成功要素是健康方案的合理性、安全性、适用性和调动用户的自律性。

（6）病友社区。产品负责提供同类型病友的交流平台，上面有各种经验、看病经历、医疗资源的分享，可传播好医生、好医院的口碑，为用户了解医生或医院提供一种途径，在有同样疾病苦恼的用户间建立一座沟通桥梁。此类 App 如妈妈社区、觅健、抗癌圈等。此类产品的成功要素是信任关系的建立。

5. 按照内容细分

按照具体的疾病可对移动健康医疗产品进行市场的细分，如血压、血糖、体重（肥胖）、视力、牙齿、肿瘤、肾病、肝病、心理疾病、皮肤病、睡眠问题、美容等。

6. 按照用户属性细分

以用户的个人基本属性为细分维度，可根据用户的年龄、性别、职业、所在地区的不同，选择具有个性化的功能、内容的移动健康医疗产品，其可提供与当前用户群最关注的健康问题相关的服务。细分的用户群普遍处于亚健康或者长期存在一些健康问题，这些细分用户的健康问题在线上能够得到较好的解决方案。移动健康医疗产品可根据用户的属性特点，为其提供全面的与之相关的健康服务。

（三）移动健康医疗 App 的设计原则

设计原则是指行为、内容和形式普遍适用的原则，其能够帮助产品行为满足用户的需求和目标，创造积极的用户体验方式。移动健康 App 不但要遵循用户的心理模型，而且要参考其他优秀产品的解决方案。交互设计之父艾伦·库珀（Alan Copper）在其相关著作中提到了普适性的设计原则，中国移动研究院的团队也在长期的移动健康领域设计开发中总结出了移动健康 App 设计需满足的六个原则，具体如下。

1. 符合用户在现实中的使用习惯

设计的原则主要是优化用户的产品体验，特别是对于移动健康类的 App 来说，应能够通过工具的使用降低工作量。这点可以表现在用户语言的适用上，如运用用户所熟悉的结构、定义和视觉形象等，缩小用户的经验盲区，缩短用户对应用的学习过程，通过人们所熟悉的图标、模式或风格，来改善用户的体验感。

2. 提高可信度

优秀的 App 往往能够在适当的时候提供反馈，方便用户随时掌握运作的状态，清楚自己的操作规程。所以，移动健康医疗 App 的设计需要让用户知道该怎样操作，以减少用户的认知难度。每个步骤都要有翔实的说明，这样能方便用户作出选择；而信息和流程的公开化又加速了产品使用的便利性和可信赖感，有助于消除用户的疑虑。

3. 提供"实用"的工具

只有提供了解决问题的工具，才能保证产品具有一定的核心竞争力。这里所说的工具是和 App 配套使用的硬件设备，如糖尿病管理的 App——"糖护士"，就是以智能手机的音频方式，来自动接受和它相配套的血糖仪数据，这样记录血糖和测量血糖就变得更加高效而快捷。还有一种工具就是智能手机本身，合理使用手机内的硬件设备，如提供睡眠的监测、用加速度传感器记录步数、用拾音器检查环境声等，提高手机的利用率。第三种工具就是提供和 App 有关的内容的服务，如通过药品的查询功能能够知晓药品的信息、购买方式和附近的药房的配送服务；通过寻医问诊能够让患者直接和医生对话、询问病情等。用户非常受用这些工具，超出了对手机 App 的心理预期，提高了对 App 的信任度和黏度。

4. 个性化界面设置，灵活的可扩展模块

传统的 App 界面展示给用户的是同一种界面形式，这种方式不是所有的用户都能适应的。健康类的 App 采用的是对个人的定制化服务，因为用户有自己鲜明的个性，对界面的形式有着强烈的要求；而且不管是什么 App，都需要用户不断测试、反馈新功能、更换旧版本，这就说明界面功能是在不断创新和改进的。所以，在设计产品的时候，就需要考虑模块或界面是不是具有个性化、能不能满足用户的不同需求和其需求随时间而发生的改变。例如，苹果的 Health 应用，能够采集传感器、可穿戴设备和其他第三方应用的与健康相关的多种体征数据，同时考虑到个体具有很大的不同，不能采用固定的界面来面向所有的人，因此 Health 应用在首页引用了仪表盘的概念，每项健康数据都是以卡片的形式收起来并按照平铺的方式排列。这期间，用户还能随意移动、添加或删除"数据卡片"，设置个性化的仪表盘。

5. 容易理解的层级结构，合理的警示提醒

移动健康 App 的目标人群主要是中老年人，他们不太会使用智能手机。所以，合理的设计能够帮助用户知晓手机的操作方式，不会让其花费很多精力还不明白 App 所要表达的思想。这就要求设计人员不但要写出清晰易懂的文案，而且文案中要有自己想要展示的重点。例如，在某些情况下，用户在做决策的时候需要一些指导，但是这个指导的文字不能够太长，而且应把文字信息以颜色、字号、图标等作为区分方式来排出层级，突出重点，让用户在最短的时间内就能找到自己所需的内容。

6. 场景塑造，通过"讲故事"让用户沉浸其中

App 在使用者和设备中间搭起了一座桥梁，如果能塑造出一个合理的运用场景，就能省去用户学习 App 的过程；而通过故事设计出的体验方式，可以使用户更易理解，投入得更快。例如，早些时候竞争最激烈的运动监测类应用虽然和日常生活有着密切的联系，但当各个厂商推出智能硬件后，这类 App 因为太过简单而险些被市场淘汰。在以计步为基础功能的应用中，有一款 Walkup 应用广受欢迎，它融入了虚拟世界和互动游戏的创新型社交关系。当用户打开应用，Walkup 就能计算步数，而这个步数又能转换成环游世界的能量值，只有消耗能量，才能获取前进的动力。此外，在 Walkup 中行走时会遇到很多个不同的城市，这让有些枯燥的行走变得更加有趣。这种讲故事的方式可以引起用户的注意，可以说是一个成功的创新模式，只要能够合理运用，其一定能发展得越来越好。

二、我国智慧医疗行业发展现状

（一）我国智慧医疗建设行业环境分析

1. 行业监管体制

2018 年，国务院办公厅下发了《关于改革完善医疗卫生行业综合监管制度的指导意见》，重点部署了新时期医疗卫生行业的监督管理工作，从重点监管公立医疗卫生机构转

向全行业的监管模式，从以事前审批为主的方式转向事中事后的全流程管理，从单项监管转向协同式监管，从主要采用行政方式转向运用法律、行政、经济和信息等多种方式来提高监管能力和水准，有力地支持了健康中国战略的实施，全方位全面地保障了人民健康。

2.行业相关政策与规范

2018年，国务院、原国家卫计委等部门先后颁布了多项法律法规，如《关于印发进一步改善医疗服务行动计划（2018—2020年）的通知》，要求建立信息共享、区域协同、服务一体、多学科的联合医疗新格局，建立预约的诊疗制度、临床路径管理制度、远程医疗服务制度、医务社工和志愿者制度等，通过"互联网+"的方式来建设智慧医院。

国务院办公厅在《关于促进"互联网+医疗健康"发展的意见》中指出，要构建诊前、诊中、诊后为一体的线上线下医疗服务模式，加快医疗资源的融会贯通，形成信息共享、业务协同的模式，开展双向转诊、预约诊疗、远程医疗等服务，鼓励医疗机构多利用互联网来拓展其服务，实行"基层检查、上级诊断"，推动形成有序的分级诊疗格局。

3.行业发展战略与规划

在移动设备和大数据得到普及的前提下，在资本和政策的双重支持下，智慧医疗的建设和发展主要表现在以下方面。

（1）"人工智能+大数据"，助力医疗发展。未来的大数据分析要发挥其在辅助决策、疾病监控、健康管理等领域中的作用，是现阶段智慧医疗所关注的重点。中国的行业研究报告也指出，人工智能在医学影像方面的技术日益成熟，今后几年内，机器或将成为读片并分析病变组织的关键技术，这样一来，人工智能便有望取代传统医生进行问诊。

（2）"NB-IoT（基于蜂窝的宽带物联网）+物联网芯片=移动医疗设备商用"。传统的移动医疗设备一般是基于Wi-Fi、蓝牙等通信手段，但是存在着不能独立使用、会泄露隐私、功耗较高等问题，很难让用户形成良好的使用习惯。新一代NB-IoT/eMTC通信技术的出现，有效地弥补了传统通信技术的不足，已成为移动医疗设备的标配。全球电信运营商和芯片巨头们在改善通信技术时，也推动了移动医疗设备的商用，特别是各种医疗设备，如以检测心律、运动、睡眠等为主的各类医疗设备，有效地迎合了市场，满足了客户的需求。所以，高通、华为等芯片厂商也开始推出可支持NB-IoT/eMTC（两者均属于蜂窝物联网）等通信技术的物联网芯片，来助力移动医疗设备的商用。

（二）智慧医疗建设行业竞争分析

1.智慧医疗建设行业竞争格局

美国食品药品监督管理局通过大量的实际行动，让射频识别技术得到了实施和推广，实现了其在药品销售、运输、防伪和跟踪等环节的全过程应用。并且，日本的信息通信业也推出了"智能化社会"，这使人们在任何地方、任何时候都能享受医疗领域中的智能服务所带来的便利和快捷。而后，美国IBM公司又提出了智能医疗理念，即在医疗领域中充分运用物联网技术，实现医疗信息间的互通有无、共享、合作和创新。上述实例说明，智慧医疗模式在国外已经获得了较为广泛的应用，并取得了不错的效果。

近年来，我国医疗机构与银行等部门联合推进了医疗领域的"一卡通"产品应用，通过 IC 卡实现了无线射频对医疗卫生的监督与追溯。同时，新医改政策的有效落实，推进了大卫生信息系统的建设力度。目前，我国各部门已逐步着手并加快了医疗信息标准的制定，有效实现了医疗信息共享，促进了我国智慧医疗的建设与发展。

2.智慧医疗建设行业市场集中度

智能养老、智能社区和智能医疗间的关系日趋紧密。在社区服务信息平台基础上所建立的区域医疗服务要和社区的养老服务有效地结合起来，建立智慧养老、智慧社区和医疗机构间的互助体系，提供易管理、低成本、可按需求灵活拓展的信息共享平台，以满足社区居民尤其是老年人的医疗健康方面的需求。

3.智慧医疗建设行业竞争趋势

（1）"人工智能＋大数据"，推动医疗发展。未来大数据分析会在病患疾病监测、辅助医生决策、病患健康管理等方面发挥重要作用，这也是目前智能医疗的关键点。2016年，百度医疗大脑的发布使医疗迎来了人工智能时代。百度医疗大脑是一款能够模拟医生会诊，和用户之间进行沟通和分析，并在大量医学数据和专业文献数据的基础上提出问题，进行反复的验证，最后提出建议的智能医疗产品。

（2）政策扶持，智能养老产业开始发力。从 2013 年开始，国家出台了很多扶持养老产业发展的政策来解决人口老龄化越来越严重的问题。而从 2015 年开始，政策也由对老年人的支持变成了对产业和市场的支持。虽然现阶段我国的智能养老产业仍然存在着盈利模式不清晰、养老项目融资难等问题，但是随着时间的变化，新一代老年人在受教育程度和生活消费观念方面也有了改变。从长期来看，支持智慧养老产业的政策有可能带动数万亿规模的"银发"市场。

（3）医药电商竞争，用户体验是关键。随着医疗电子商务"三证"的取消，越来越多的企业涌入医疗电子商务市场。然而，因药品的特殊性，消费者的消费习惯和消费场景也对医疗电子商务的发展产生着影响。通过考察国内先进的医药电商企业，可以发现他们都在考虑用户体验这个问题。例如，京东医疗城以自身的物流平台来保证药品在配送过程中的效率；健客网则成立了品控部门来控制药品的质量，严格监督服务质量；康爱多通过建立线下产品的体验馆，来提升用户的体验等。因此，医疗电子商务模式类似于传统电子商务模式，要想创收就要保持用户的黏性和用户的增长数。

第三节 远程医疗平台服务系统的设计与发展

一、远程医疗的概念及其核心技术

（一）概　念

远程医疗最开始的模型建于 20 世纪 50 年代的美国，美国学者威特森（Wittson）首先在医疗上使用了双向电视系统，然后朱特拉（Jutra）等人在同年创立了远程放射医学。

在这之后，更多的通信技术和电子技术被运用到医学活动中。就在美国不断有人在医学活动中采用通信和电子技术时，出现了"telemedicine"这一词汇，现在国内专家统一把它翻译成"远程医疗"。20世纪60年代初，美国建立了医学实验台，以卫星和微波技术来给宇航员提供远程医疗监护。

远程医疗，又叫作遥医学、远距离医学、远程医学、遥距医学，是通过计算机多媒体技术和远程通信技术，来提供的全方位全天候的远距离医学服务活动。通常来说，远程医疗是指远程会诊及护理、远程诊断、远程教育、远程医学信息服务等相关活动。具体是指运用多媒体技术、计算机技术以及远程通信技术来交互式传递信息，是和医疗技术结合起来的远距离医疗服务。总之，远程医疗是计算机技术、现代医学和通信技术紧密结合起来的一种新型医疗服务模式，是"互联网＋医疗"的主要模式。

远程医疗可运用计算机技术与遥测、遥感、遥控技术，发挥大医院或专科医疗中心的医疗设备和医疗技术等方面的优势，来对医疗条件不好的海岛、边远地区的伤病员提供远距离的咨询、诊断和治疗，其目的是提高诊断和医疗水准、降低医疗开支并满足群众的保健需求，是一项全新的医疗服务。现阶段，远程医疗技术由最开始的电话远程诊断、电视监护发展到了通过高速网络进行图像、数字、语音的综合传输，并且实现了实时的语音和清晰图像的交流，这就给现代医学的发展提供了更广阔的空间。国外在这方面的发展已有40多年的历史，而我国还只是刚开始。

（二）远程医疗的核心技术

远程医疗的核心技术是通过远程通信技术来双向传递资料，如医疗活动的声音、图像等。资料的传送主要是指病历、脑电图、心电图等；声音的传送主要是指心音、呼吸音等；图像的传送主要是指超声图像、CT片、X射线片等。而从通信系统来进行划分，其核心技术主要如下。

1. 多媒体数据库技术

采用internet技术与客户／服务器体系结构，以支持分布式并发和多媒体处理的基于SQL数据库作为主要的后台数据服务器，主要功能是在患者的计算机上存放病案资料，并以软件的方式传送信息，将其自动存入专家端的数据库中，这样可方便双方随时使用患者的信息，并给患者提供信息的检索、维护、统计和安全保证等。

2. 电子病历技术

把过去的纸质病历都电子化，并提供电子查询、存储、统计、数据交换、传送的数字化的患者医疗记录。

3. 网络技术

通过多种通信网络，如卫星网、宽带通信网（ATM）、公共数据网（DDN, ISDN）等，提高会诊质量，但是要不断维护数据压缩、网络带宽和数据性能之间的平衡。

4. 医学影像处理技术

在远程医疗技术中，最难的部分是图像信息的采集和传送。随着医疗器械的发展，医学影像处理技术应运而生，专家可在任何地方、任何时候上网查找患者的各种影像资料，这有利于简化医院的看病步骤，加速医学影像的归档、显示和共享。

4. 视频会议技术

互联网技术的快速发展促进了和国际电信联盟 ITU-T 标准 H.323、H.324 相适应，并且支持 T.120 系列协议的视频会议系统的诞生，其带宽范围为 14.4 ～ 384 KB，这样就大大提高了远程会诊的速度。

二、远程医疗在医疗卫生领域的使用价值

远程医疗的发展史显示出远程医疗技术的应用领域已从最开始的高科技领域扩大到了军用、民用领域，覆盖社区和家庭，与每个老百姓都有关。为了实现人人健康，远程医疗已成为必需的技术支撑手段，将给人类提供最大化的健康服务。

（一）技术多元化和融合化发展

信息学技术、远程通信技术和医疗保健技术的发展和融合，使远程医疗技术表现出多元化，主要体现在专业化、通用化、小型化和一体化方面。

（二）应用领域不断扩展并形成体系化医疗服务

计算机技术和远程通信技术的发展给远程医疗的应用创造了良好的网络环境，而材料和制造工艺的改革和创新，又让远程医学系统设备慢慢地向重量轻、体积小、功能全等方面发展。远程医学设备的高自动化、便携、移动性好等特征使远程医疗在社会和家庭中的应用成为现实。在各种自然灾害的救援中、军队平时和战场上的救治中、公共医疗保健中，远程医疗正在发挥更大的作用。

（三）远程医疗运行机制在探索中不断发展

受计算机软硬件条件和远程数据通信技术的影响，远程医疗最早是运用在一些实验和科研中的，主要是处于探索期。随着现代通信技术的发展，20 世纪 80 年代后期启动了很多有价值的项目，使远程医疗的发展迅速。远程医疗的概念已经不再那么模糊，而是拥有了系统性的理念，如远程医学咨询、远程病情监护、远程手术指导、远程学术交流、远程医学文献共享等服务模式。

（四）远程医疗基础平台和医技专科不断融合

经实践证明，远程医疗能够用在几乎所有的医疗专业中，如医学的教育、科研、辅助诊断专业、临床专科等。从各个国家的发展经验得知，只有和具体的专科应用相结合，才能让远程医学的效益得到最大化的发挥，相当于在第一线启用了最好的医疗专家。例如，远程病理学和远程放射学，其主要是通过成像技术，在放射学和病理学的传统实践模式的基础上形成系统的技术标准、质量保证和相关人员的资质标准等，这两者正在慢慢被大家所认可和接受，并成为远程医学应用过程中的创新学科。

三、远程医疗信息系统的标准规范体系

根据原国家卫生计生委的卫生信息化标准委员会提出的关于卫生信息标准的总框架，本书提出了远程医疗信息系统标准规范体系的总体框架，具体如图 6-3 所示。

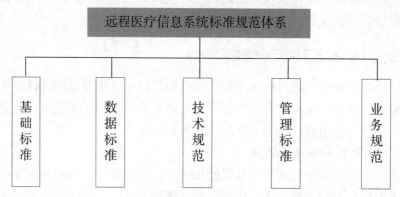

图 6-3　远程医疗信息系统标准规范体系总体框架

（一）基础标准

基础标准是关于医疗卫生信息标准的指导和规范化要求，也就是指导和编制其他标准时所参考的对象。

（二）数据标准

数据标准是在充分发展业务和应用需求的基础上，通过信息分类法、信息编码法、数据标准化和信息建模法（HL7 RIM）来制定，保证数据的一致性、共享性和可交互性的一组数据集。此外，其还包括远程医疗信息系统中的信息资源规划和数据设计的规范化。在制定各种远程医疗信息系统的数据类标准的过程中，要参考健康档案的框架和数据集标准、电子病历、卫生字典等，并和远程医疗信息系统的建设标准相结合。

（三）技术规范

技术规范是用来指导远程医疗信息开发系统的规范性标准，由数据的交换技术的标准和接口规范、业务的系统功能规范、数据的采集接口规范、网络管理规范等组成。

（四）管理标准

管理标准主要是在实施远程医疗信息系统的项目和对其项目进行维护时运用的一组规范，由安全管理规范、验收规范、运行维护规范等组成。

（五）业务规范

业务规范是包括业务的职能、业务的角色、监督考核和业务流程等在内的规则集。业务规范具体是由业务部门制定的，是信息部门或开发商进行其业务功能设计的标准。

四、远程医疗的实施及发展模式

（一）实　施

我国从 20 世纪 80 年代末就开始积极探索远程医疗，并在 90 年代中期实施了实用性远程医疗的建设和应用，形成了"多点开花、专域应用"的发展局面。其中，北京、上海等地的一些高等级医院建立了和国内其他地区医院相联系的远程医疗系统，解放军远程医疗系统、中国金卫医疗专网等也慢慢地开通了面向全国多地区的信息网络架构和远程医疗业务应用。在国家所引导的政策和实际业务需求的带动下，上海市、浙江省等东部省市积极开展了远程医疗信息系统的建设，并和对口支援中西部欠发达省份的卫生工作很好地结合在一起，发挥了其不可忽略的作用。

21 世纪以来，我国的远程医疗建设得到了快速发展。随着技术研究机构、生产厂商和医疗机构间的有效组合，以及移动通信和物联网技术的发展，可穿戴式的健康监测产品被研发出来，且沿着这个研究方向，可以更好地探索市场化的远程医疗服务模式和运营机制。

1. 河南省远程医学中心

2018 年 5 月 28 日，国家远程医疗中心在郑州大学第一附属医院揭牌成立。这标志着"河南省远程医学中心"正式升格为国家远程医疗中心，国家促进"互联网 + 医疗健康"发展战略迈出坚实一步。

国家远程医疗中心（河南省远程医学中心）经过长期的发展，创建了技术平台，现阶段在我国成立了覆盖全省的"省—市—县—乡—村"五级远程医疗网络和开放共享式的远程医疗综合服务平台，其服务功能包括远程医学科研开发、远程医疗服务、数据资源共享、远程医学教育、健康管理等。其和省内外 500 多家基层医院建立了教学合作关系，并成立了各个驻院远程会诊分中心，让优质资源得到了共享。

国家远程医疗中心还和俄罗斯、美国、欧洲和非洲等一些国家的医疗机构建立了远程医疗合作关系。每年开展 4 万多例的远程综合会诊，50 多万例的远程病理、影像、心电等专科诊断，40 多万次的医务人员培训，300 多次的远程继续教育培训，1 000 多台的示范手术，远程医疗系统的效果突出。现在，该中心已成为国内规模最大、覆盖面最广、技术最先进、功能最健全的全国示范性医疗基地和区域协同医疗服务基地。

同时，国家远程医疗中心设有多学科综合会诊室、远程应急指挥大厅、数字化录播中心、会诊调度中心、视频会议室、会诊准备室、呼叫中心等，并配备了先进的数字化指挥车和手术车，中心内部环境、软硬件配备、场地规模等位居全国首位，为开展远程医学活动奠定了坚实基础。

国家远程医疗中心提供的主要服务包括以下几方面。

（1）远程会诊。郑州大学第一附属医院的医疗专家通过远程音视频的方式对区域医疗协同医院的患者进行病情的诊断，这样危重患者和偏远地区的患者在当地就能得到高质量的医疗服务，而且能通过系统实行双向转诊。

（2）远程手术指导、直播演示和视频教学。该中心实现了省级医院对区域协同医院的手术指导、远程医疗视频教育，除了进行非实时的录播手术的视频教学、手术实时转播外，还能对远端各协作医疗点学生提出的问题进行实时解答。

（3）预约挂号和远程咨询。患者通过呼叫中心的96299号码平台，可以进行远程预约挂号和医疗咨询，同时可以进行健康咨询。

（4）应急指挥与救治。该中心具有对突发公共卫生事件的远程急救、远程应急指挥和远程办理住院手续等功能。在发生灾情、疫情的时候，医疗指挥车和数字化的救护车马上就能到达指定的位置，以网络、卫星、微波、光纤等方式组建应急指挥通信系统，并介入郑州大学第一附属医院远程医学中心，同时将救治现场的视频和音频信息等传输到远端的会诊中心，实行远程的应急指挥和救治。如发现患者需要转运和救治，医务人员可以在数字救护车上直接读取患者的居民健康卡等信息，快速识别患者的身份，第一时间了解患者的基本情况和应急手术等重要信息，完成对患者的全程监控和救治技术指导，并在车内直接办理住院手续，这就大大缩短了院前急救的等待时间。

（5）开展远程教育培训。该中心可根据郑州大学第一附属医院的医疗教学资源，对所有区域医疗协同医院中的医务人员实施远程教育培训，这样这些医务人员就能在本院享有高水平的医疗技术培训服务。

（6）实现数字资源共享。通过河南省远程医学中心的区域协同医疗综合平台，所有区域医疗协同医院的医护人员都可以免费使用郑州大学第一附属医院的数字图书馆，可有效增强各个协作医院业务人员的业务能力，提升协作医院的临床、教学和科研水平。

2. 新疆跨境远程医疗服务平台

2016年11月17日，乌鲁木齐市卫生局和卫宁健康科技集团股份有限公司签订协议，共同打造乌鲁木齐地区跨境远程医疗平台。平台自建成开始，就与13家三甲医院（如新疆医科大学第二附属医院、区域内自治区人民医院等）和19家境外医院（17家位于吉尔吉斯斯坦、2家位于格鲁吉亚）进行了交流合作。该平台还提出要和区域内40多家二级以上医疗机构，以及上海、北京、广州等地的优质医疗资源进行共享，并和周边另外8个国家的90多家医院（如塔吉克斯坦、哈萨克斯坦、亚美尼亚、巴基斯坦等地的医院）联合，最后形成横跨9个国家100多家医院的云医院集群网络格局。此举不仅能让医院的医疗信息共享、优质医疗资源形成互动，还能帮助周边国提高其医疗水平。

跨境远程医疗服务平台是在大数据、云计算、多融合网络和移动互联网等基础上建立起来的，是一个随需而动、自由开放的新一代远程医疗服务平台，支持跨境多方展开核心业务（如健康服务、病历会诊、影像会诊等），是以乌鲁木齐二级以上医院的优势资源作为条件，向内连接北上广等地多家知名医院，向外连接周边国家大型医院而形成的跨境"云医院"。

总之，我国的远程医疗系统建设已经成功跨过了研究使用的第一阶段，正处于研究应用的第二阶段，并向跨域性一体化协同发展的第三阶段挺进。

（二）我国远程医疗发展模式

进入 21 世纪之后，伴随着老龄化的发展、人民群众对高质量医疗服务需求的增加以及"看病难"问题的突出，信息技术与医疗资源相结合的方式逐渐成为适应医疗事业发展的新方式。

随着 2009 年新医改的实施，远程医疗已成为其中重要内容之一，并在《"十二五"国家战略性新兴产业发展规划》中被纳入"信息惠民工程"。在政府政策与资金支持以及实际业务需求的推动下，远程医疗试点项目从国家层面逐步推行，大型医疗机构以远程医疗中心为依托，加强了东中西部的互联互动。其中，北京、上海、广东等东部地区远程医疗系统已投入使用，并紧密结合中西部对口支援省份，为其提供智力、技术支持。在此基础上，贵州、四川、新疆等西部地区的远程医疗项目也已取得了良好的社会效益。

五、远程医疗发展趋势——5G 远程医疗

5G 技术的应用和完善，使远程医疗能够在利用大数据、人工智能、物联网、云计算、VR/AR 等信息技术手段的基础上，进行行业的数字化转型。5G 技术在各种诊疗过程中的充分利用，能够推进医疗卫生信息化建设，打破地域的限制，促进医疗资源间的流动，实现跨机构、跨地域的信息共享，减少医疗费用，提高医疗水准，充分利用优质医疗资源，提高医疗服务的整体效率。5G 远程医疗可以随着通信技术的发展分阶段一步一步地实现：第一阶段如移动查房、无线检测、示教培训等；第二阶段如移动急救、导航定位、远程会诊、远程诊断等；第三阶段如高风险的机器人手术、机器人超声等。

（一）5G 远程医疗给人们带来了更大的便利

远程医疗在 4G 网络中已有应用，主要形式是通过有线宽带或无线网络连接起来的远程会诊，但其存在通信效果不佳、移动性差等问题，这使其在实际应用上更多地停留在远程指导和规划层面。

5G 网络具有低时延、高速率、广连接、高可靠的特性，能实现三维图像的高质量传输，解决传统网络时延和传输质量问题，真正实现远程急救、远程操作诊疗、远程示教等功能。5G 将是一个真正意义上的融合网络，它以融合和统一的标准，提供人与人、人与物以及物与物之间的高速、安全和自由的联通。

5G 已慢慢成为我国的国家战略，是建设网络强国的一种新动能。国务院在 2015 年发布了《中国制造 2025》，这是中国政府实施强国战略的第一个十年行动纲领，里面就提到了要全面突破 5G 技术。2016 年 7 月，中共中央办公厅、国务院办公厅印发了《国家信息化发展战略纲要》，并在其中明确指出要积极展开 5G 技术的研发、产业化布局和标准化发展。2020 年，5G 技术的研发和标准取得重大突破，信息化成为现代化建设中的主导力量。

2016 年 12 月，国务院下发了《"十三五"国家信息化规划》，其中明确指出，要展开 5G 技术的研发实验和商用，主导形成 5G 的全球统一标准，加快 5G 技术向产业化发展。这就需要集中国内的各种力量，创新、研发和试验 5G 的重要技术，提升 5G 的业务创新能力和组网能力。

布鲁金斯公司创始总监达雷尔·韦斯特（Darrell West）曾说过："蜂窝、Wi-Fi 和蓝牙使得物联网能够跨越平台使用，而 5G 则是将这些东西连接起来的纽带。物联网设备具有不同的功能和数据需求，而 5G 网络能全部支持。""通过物联网，我们将看到仅需要少量数据和长电池寿命的服务和支持快速连接的设备。"

美国哈斯商学院也指出："最能体现 5G 在医疗领域影响力的是'医疗个性化'。物联网设备可以通过不断收集患者的特定数据，快速处理、分析和返回信息，并向患者推荐适合的治疗方案，这将使得患者拥有更多的自主管理能力。"

5G 网络技术将促进远程医疗的快速普及，扩大优质医疗资源的覆盖面，使诊断和治疗突破地域的限制，使医生与患者实现更高效的分配和对接。5G 无线网络的发展给我们带来了更大的带宽和更快的连接，可以用来改善远程护理和远程医疗。试想一下，患者在家中带着远程医疗传感器，其生命体征正实时地传给健康管理者。这些数据使医生和护理人员能够动态地调整患者的治疗计划。同时，利用网络摄像头还可以干预患者或咨询医护人员。

5G 网络的到来，使医疗模式进入了一个新的时代，并且给医学界创造了显著的经济效益。5G 是一种全新的数字医疗网络，能够有效提升患者的体验。它通过关键任务服务、增强型移动宽带（eMBB）和医疗物联网（IoMT）来帮助用户，当这三者很好地汇集起来时，就能在任何时候任何地点给用户提供个性化、全面的服务。

（二）基于 5G 的医院网络建设标准

2019 年，在国家卫生健康委的帮助下，由国家远程医疗与互联网医学中心、中日友好医院、国家基层远程医疗发展指导中心牵头，全国 30 多家省部级医院、中国医学装备协会、中国移动、中国电信、中国联通和华为公司共同在中日友好医院联合启动了《基于 5G 技术的医院网络建设标准》（以下简称《标准》）的制定工作。这项《标准》的价值在于明确了医疗应用环境下的 5G 网络是什么样的，这就让网络提供商能够知晓提供怎样的 5G 网络才是符合医疗应用要求的。

（三）5G 远程医疗典型应用场景

5G 远程医疗包括远程医疗健康监护、远程会诊诊断、远程医疗急救、远程示教培训、远程机器人超声手术等典型场景。

1. 远程医疗健康监护

常规监测、ICU 重症监测和心脑血管相关指标监测都需要大量信息，并且需要实现监测数据的实时传输，特别是心脏心脑血管传输告警是基于毫秒级的，这在 4G 网络中无法得到支持，因此这些场景对 5G 网络有着比较迫切的需求。5G 网络可以实现病患体征监测数据的无线化传输和可视化表现，并可结合 AI 对采集数据进行分析，将患者的环境视频和监测仪视频进行高清实时传输，还可以实现无线查房、移动查房或者机器人查房（如在医护人员难以到达的高辐射区）等。

2. 远程会诊诊断

基于音视频会议系统的远程会诊和通过高清音视频设备参与会议来进行的远程会诊对

网络的要求不同。对于 1080 P 的视频，现有的 4G 网络可以支持，但电子病历、CT 影像、B 超影像等病理资料用现有网络的传输时间非常长，会影响远程会诊的效率。而 4 K 高清视频回传对网络需求更高，其传输速率只有 5G 网络可以支持。

3. 远程医疗急救

（1）现场急救场景。指挥中心第一时间赶到事发第一现场，携带急救背包、多参数监护仪、便携式超声设备、口袋式头显音视频采集设备，采集患者生命体征数据，迅速将现场情况通过 5G 网络回传到云平台上，由现场医生在线指导施救，同时通知医院做好接诊的一切准备。

（2）急救车内场景。车内所有的采集监测设备，包括实时监控、影像监控等，能够将准确的第一手数据通过 5G 网络进行回传，以便专家对相应急救场景实施远程急救指导，进行车内急救会诊。急救车的类型包括 120 急救车、孕产妇急救车、脑卒中急救车等。

（3）医院和急救中心内场景。5G 的无线技术可以对手术室进行智慧改造，替代原有的光纤传输，实现更高质量的远程指导和远程协助。

4. 远程示教培训

合格的医生培养周期长、资源投入大、成本较高，而通过 VR 技术，能够使医学生更细致地观摩并学习手术技术，从而降低学习的成本。在远程教学指导过程中，通过 5G 网络的低时延、大带宽的特性，能够很轻松地实现超流畅、无卡顿、超清晰多路高清 4K 回传，专家教师能够对模型、课件等进行标签、图形注释等操作；而在远程中进行实时手术的要求会更高，需要满足 8 K 高速率、高清晰和低时延等条件。在 MR 技术的基础上，通过远程指导，能够对特定的手术部位进行实时标记、绘制或测量，为远程手术提供方便，最大化地节省患者和医生的时间。

5. 远程机器人超声和远程机器人手术

超声对技术的要求比较高，对视频传输和实验的要求都比较严格。基层技术有限，医疗专家可以根据患者端视频和力度反馈信息，利用远程机器人开展超声医疗服务。远程手术最大的问题就是信号要保持实时互联互通，稍有延迟就可能给患者带来不可逆转的伤害，需要端到端、大带宽、低时延的网络支持，从镜头到图像采集系统、采集患者端 PC 编码处理、通信网络传输、医生端解码处理显示器，总的时延不应超过 100 ms，最好达到端到端的时延在 50 ms 内。而 5G 网络的大带宽、低时延、高可靠性能够提供清晰的操作画面，也能满足医生控制手术臂、实施远程手术的条件。

除此之外，5G 远程医疗还可以在远程专家指导、模拟手术、心理咨询和治疗、查房机器人、远程急救（通过 5G 规划急救车的最优路线，实时与急救中心传递信息）、远程操控（远程超声波，远程内窥镜，远程手术等）、监测监护设备和可穿戴设备的数据采集、医院管理等方面进行应用。

第四节 智慧医疗体系的设计与应用

一、智慧医疗体系架构及其层次

（一）智慧医疗体系架构

智慧医疗体系架构如图 6-4 所示。

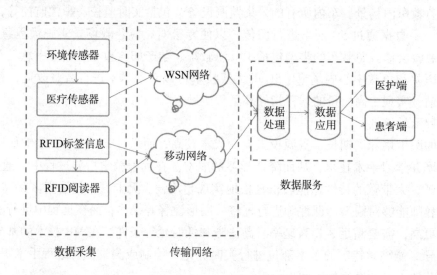

图 6-4 智慧医疗体系架构

数据采集主要有两种模式：RFID 采集和传感器采集。在采集环境信息的时候，以温湿度传感器、烟雾传感器等来采集病房的数据；在采集患者信息的时候，通过监测血压、心率等传感器手环来采集患者身体的特征数据，RFID 就是用于集中采集患者的一些基础信息，如患者的姓名、年龄、入院时间、病房号、住院号、诊断结果等，以及采集医护人员的信息，并把两者的信息绑定在一起，记录好医护人员对患者的每次操作，以网络的形式上传到服务器。

在处理数据的时候，系统主要是对采集来的数据进行处理，并给患者和医护人员分别建立信息数据库，方便历史信息和相关信息的查询。

通过端口采集完数据后，对数据进行处理，然后把数据回传到数据服务端口。端口分为两种：患者的适用端口和医护人员的适用端口。对于患者来说，其在智能设备的帮助下接入 App 患者端，能够实时查看一些生理数据、检验结果和费用明细等，还能随时呼叫医护人员；而且 App 还设置了提醒服务，如提醒患者什么时候该吃药，什么时候该去做检查，什么时候会送餐过来，很方便。对于医护人员来说，其确认好身份后，就能测量患者的心率、血压等并记录下来。如果患者需转诊，转诊医生也可以通过读取信息来了解患者的病情，就不需要再做一些重复性工作，而且数据也是实时刷新的。

（二）智慧医疗体系架构的层次

物联网早期的研究围绕无线传感器网络展开，而无线传感器网络的使用也大大增加了物联网的效率。无线传感器网络的结构分为四层：感知层、网络层、服务层和接口层，如图 6-5 所示。

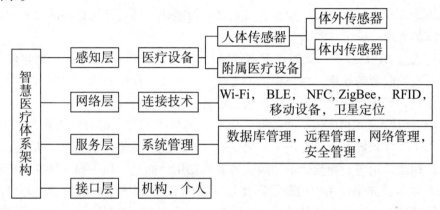

图 6-5　智慧医疗体系架构的层次

1. 感知层

传感器是能够通过其所佩戴的仪器来识别信息的一种装置，感知层以传感器的方式来获取数据，这是监测系统的基础。智能医疗中常用的传感器有温度传感器、血糖仪、血压计、陀螺仪、加速度计等。传感器能够监测到多个生命体征，也能监测医疗设备在使用中的状况和药品的存放情况等。感知层的功能主要是获取数据。

2. 网络层

智慧医疗整个系统的组建主要是用了连接技术。智能医疗网络的基石是无线技术，有些高度集成的设备就是在无线连接技术的作用下，通过物联网来远程监测使用者的健康情况。网络层的功能主要是传送数据。

3. 服务层

服务层的功能主要是处理数据，可以通过面向对象、面向应用程序、面向语义三方面来完成数据结构的处理。

4. 接口层

接口层使智慧医疗系统与使用智慧医疗系统的个人和机构得以对接。机构一般包括家庭、企业、医疗机构等。使用者通过 App 和系统软件来获取服务入口，进行相关医疗信息的体验。接口层的功能主要是使用数据。

二、智慧医疗技术架构体系

智慧医疗是云计算、物联网和大数据处理技术的结合体，其核心是"感、知、行"，是一个用于智能远程疾病预防和护理的平台。随着物联网技术的发展和国家"互联网+"的战略实施，百姓看病也由过去的去诊所、医院转为进行"智慧医疗"，这大大缓解了医院的压力。智慧医疗是利用先进的传感技术和物联网使患者、医务人员、医疗设备和医疗机构之间实现互动，实现对人们健康的监测和信息化管理，并能形成电子健康档案的区域医疗信息平台。智慧医疗的发展需要经过一个过程，而且需要在这个过程中不断拔高；其结构是层级化的，是很多个子系统的协同和组合。今后医疗行业还会有更多的人工智能、传感技术等融入其中，让健康医疗服务真正具有智能化，满足普通百姓的日常生活，满足人们对健康的需求。

物联网通过RFID技术、无线传感器网络技术、嵌入式系统技术、全球定位技术等感知技术以及主控制器的处理，按短距离的无线通信协议，让物和物、物体和网络间建立联系，传递信息，实现智能化的定位、识别、监督、跟踪和管理。

（1）RFID技术。RFID包括阅读器、应答器和应用系统三部分。现阶段，RFID技术被广泛应用于医疗领域，主要是用于采集信息。在医院药品监控领域中，从药品的生产时间、成分、用法、用量、物流运输到医院患者的使用，通过"扫一扫"标签就能清楚明白地了解每个环节。如果使用中的药品即将过期，RFID系统还能提醒患者，并对药物进行处理，这样能够防止医疗事故的发生。在医院医疗管理上，母婴防盗系统和手术管理系统能保证医院对人员和设备的管理做得更好，只有标签被正确识别后，人或物品才会进入指定区域执行相应的工作。在医护方面，每个患者都有录入自己信息的RFID标签，医生或护士对其进行治疗时，通过"扫一扫"标签就能很方便快速地了解患者的病情，从而进行治疗活动。在血液管理、医疗垃圾的监控等方面，RFID技术的应用也很广泛。

（2）无线传感器网络技术。无线传感器网络技术能进行远距离的通信传感，如果在监测区域内有很多的微型传感器，就能形成通信节点，采集到信息后以无线通信的方式把数据传送到相应的平台进行处理。这项技术已经在军事、环境、航空等领域得到广泛应用。

（3）嵌入式系统技术。嵌入式系统技术是物联网中相对复杂的一项技术，包括计算机软硬件技术、集成电路技术、电子应用技术等。嵌入式系统是在计算机技术的基础上通过软件和硬件的适当组合完成某些特定功能的专用计算机系统。系统中的微处理器和存储器能够进行数据的处理。在智慧医疗中，此技术大多是在医疗仪器领域中得到应用，如佩戴嵌入式的便携心电监护仪，给用户提供心电图的监测和诊断服务，从而减轻医院的负担。当机器没有办法诊断监测到的心电图的时候，能够以网络的形式将心电图传至医院，由专家进行诊断，并给出相应的反馈信息。

（4）全球定位技术。这项技术依托于以人造地球卫星为基础的高精度无线电导航的全球定位系统，主要是用于获取地理位置，保证患者得到更好的诊治。

智慧医疗主要通过以下七个系统的分工合作实现：第一个是业务管理系统，用来进行医院的收费和药品的管理；第二个是电子病历系统，主要是以文本、图像等形式记录患者的信息等；第三个是临床应用系统，主要是计算机医生医嘱录入系统等；第四个是慢性病的管理系统；第五个是区域医疗信息的交互系统；第六个是临床支持决策系统；第七个是公共健康安全系统。

智慧医院系统包括数字医院和应用服务两部分。数字医院又可分为实验室信息管理系统、医院信息管理系统、医学影像信息的存储系统和传输系统以及医护工作站。前三者的功能是对患者诊疗信息和行政管理信息进行收集、处理、存储、提取及数据交换。医护工作站则是承载了检查、治疗、护理、开处方和下达医嘱、记录病程、转科、手术、出院、生成病案等全部医疗过程的一个工作平台。

应用服务则是指在数字医院中应用远程图像传输、海量数据计算处理等技术，以快速提升医疗服务水平。例如，远程探视能让探访者和患者不需要直接接触就能看到对方，这样能够防止疾病蔓延，有助于患者恢复；自动报警能监控病患的生命体征数据，降低重症的护理成本；远程会诊能支持优质资源的共享和跨地域的优化等；智慧处方能分析出患者对哪些药物过敏和过去的用药情况，反映药品的产地批次等，从而有效记录和分析处方等信息，为慢性病的治疗提供参考。

三、智慧医疗的应用

（一）智慧门诊创新

随着移动通信技术的高速发展，远程医疗的应用越来越广泛，急救管理水平不断提升，让看病变得更加快速且有效。远程医疗会诊系统技术亮点频出，如可通过佩戴混合显示设备，实现异地共享急救现场情景；专家可通过手持设备在 5G 区域内或 4G 网络下任一地点实时参与急救支援；等等。远程手术示教系统利用 5G 网络大带宽性能，通过高清摄像头对手术台画面和医疗画面进行直播，可与 AR 画面相结合，帮助基层医生提升医疗学习质量。

例如，嘉兴市中医医院利用互联网技术，变"群众跑腿"为"信息跑路"，有效减少了为就医排起的患者长队，解决了"看病难、看病繁"问题，实现了看中医门诊"最多跑一次"的目的。

1. 诊前优化

医院不但有 114 和医院专用预约热线，而且有支付宝服务窗、医院微信公众号平台、"健康嘉兴"App 等渠道。通过这些，患者就能在手机上预约医生，在家就能轻松预约，大大节省了时间成本。

2. 诊间优化

（1）使用市民卡的患者看完病后可通过"诊间结算"进行即时结算，无须排队缴费，节约了就诊时间。此项目于 2016 年被嘉兴市政府评为当年的十大民生实事项目之一。

（2）医院在门诊大厅和各个楼层诊室门口安放了诊间挂号结算屏、自助服务机，并取消了"非急诊患者"人工窗口挂号。患者可通过自助的形式在门诊自动挂号、缴费，不需要到窗口排队。

（3）门诊诊间系统还能进行检查报告的查询等。患者完成相应的检查后，医生通过就诊平台就能及时查看检验报告，而患者使用医技检查报告取单自助机就可以取单，不需要再去窗口取单；还可以通过支付宝服务窗、医院微信公众号和"健康嘉兴"App查询检查报告，有效减少了患者等候和来回跑的时间。

3.诊后优化

对患者进行诊治后，医生开出中药处方，中药房的电脑系统在患者结算后就能收到处方信息并进行配方、抓药，患者根据发票到中药房取药，减少了去中药房登记和等待的时间。医院还推出了中药快递配送服务，能够把中药送到家中，方便患者用药。

（二）智慧病房应用

物联网技术的发展改变了医疗方式，改善了就医环境，改革了医院管理。特别是无线传感器网络技术的引入，使患者信息的采集更加方便，实现了远程医疗服务和家庭护理服务，使患者接受的医疗服务更加便捷、平等。智慧医疗服务还要满足下面几个特征：①发展性。智慧医疗体系还有很长一段路要走，到目前为止还没有一个全面的定义能够解读它，这就要求智慧医疗不断扩充内容，不断进行完善，所以这个平台应该是开放型的应用，并应适当预留接口。②规范化。智慧医疗系统应该规范化、标准化，这样才能保证其和其他系统间的兼容。③可持续性。要让传感器和其他设备能够持续不变地工作，数据不能因供电或系统能量的减少而丢失。④易操作性。智慧医疗的对象是医生和患者，所以操作界面要友好，要能够给操作者以很好的使用反馈。⑤保密性。要提升系统的安全性能，对个人的健康信息进行保密。⑥灵敏性。环境的细小改变要都能被监测到，也要能准确地通过定位系统来进行位置的识别。

（三）智慧健康管理

人体体外传感器、体内传感器以及医疗设备检测到的个人健康数据信息将在经过处理后发送给医生端和患者端，经过验证的医生和患者可随时查看健康数据信息。同时，智慧健康管理端会根据平时测评的患者个人健康数据，通过大数据分析，预测患者未来的健康状况并给患者发送提醒。

（四）健康档案管理

随着疾病谱和死因谱以及人们的健康需求的变化，人们想要保持身心健康就不再只是个人的活动，已变成了全社会都普遍关注的话题。要达到全民健康，就要对全社会的医疗资源实行高效的处理。目前，新一代信息技术是建立在互联网、物联网、云计算、大数据等基础之上的，支持智慧医疗的发展，可为全社会的医疗管理提供实践和创新的机会，推动全社会的医疗资源管理价值不断提升。

（五）移动医学图书馆

移动（智慧）图书馆是建立在物联网和数字图书馆基础上的新型图书馆，数字化、网络化、智能化是其技术基础，人物互联、泛在服务和智慧服务是其主要特征，是图书馆在技术、理念和服务方面的一次革命和提升。移动医学图书馆是移动图书馆的一个种类，即整合了医学方面资源的移动图书馆。

第五节 实现健康医疗云服务的关键技术

一、健康医疗云的概述

（一）云计算定义

云计算是一种超级计算模式，是在互联网产业服务基础上建立起来的，和动态易扩展的虚拟化资源相关，有着强大的数据处理能力，能够用网络聚合多种计算方式，形成一个具有强大计算能力的系统。云计算以网络远程数据中心为基础，连接很多服务器来进行快速运算和存储。用户的应用平台是通过数据适配器和数据中心连接起来的，据此进行数据的再次利用，可减少反复操作，提高资源利用率。狭义的云计算是指IT基础设施的交付和使用模式，广义的云计算则是指服务的交付和使用模式。从云计算的操作方式可以看出，计算能力在云计算时代能够以商品的形式在互联网上进行流通。云计算分为两种：私有云和公共云。私有云的目的是在企业内部提高企业的运作效率、降低运作成本；公共云则是指在共享基础设施上提供可拓展性、弹性以及所用即所付的付费模式。

（二）健康医疗云定义

国内的医疗服务机构在"健康中国"发展战略不断推进和我国信息技术应用水平逐渐提高的背景下开始建立健康医疗云计算服务平台。医院信息化的发展经历了医院管理信息化（HIS）、临床管理信息化（CIS）和区域医疗卫生服务（GMIS）三个发展阶段。随着医疗体制改革的深入，我国慢慢建立起了医院和公共卫生管理信息系统。医疗信息系统与其他的企业信息系统不同，医疗数据不但关系到患者的隐私，而且与对疾病的控制、医保体系的信息化统计和决策等都有关，与国家卫生事业的发展紧密相连。与传统云计算系统不同，健康医疗云系统对信息安全、容灾备份、系统稳定性等方面的要求更高。所以，健康医疗云系统在传统的云计算层次结构中建立了公共卫生数据库、健康档案数据库、电子病历数据库，并增加了管理层和服务层，以此来满足系统安全性、维护性、可靠性和虚拟性等方面的要求。健康医疗云计算层次结构是由医疗基础设施及服务层（包含研发基础服务、虚拟化、服务器集群、中央处理器集群、图形处理器集群和其他硬件设备）、医疗平台管理及服务层（包含研发集成服务、数据挖掘、数据集成、业务流以及其他功能模块等）、医疗软件及服务层（主要整合交换共享云端服务：辅助决策、药品管理、HIS、HER、EMR、LIS、PACS、OA、护士工作站、手术麻醉工作站、医生工作站）四个层次组成。

健康医疗云计算技术给医疗信息化建设提供了一个新的方向。它是以患者为重点来实现信息的流动、共享和智能化运用，并且在整个医疗卫生服务体系中实现信息的整合，让各个医疗机构的结构得以优化，使卫生信息资源能够灵活地流动。因此，健康医疗云是建立在云计算、4G或5G通信、物联网和多媒体的基础上，与医疗技术结合起来的医疗健康服务云平台，其通过云计算技术来巩固和发展现代医疗卫生体系和健康管理服务，促成新的卫生服务体系，以此帮助医疗机构提高其服务效率、提升患者的满意度、降低整体的运营成本。

（三）云计算在医疗卫生领域的使用价值

（1）集中化管理，减少维护成本。云计算带有一定的虚拟功能，能够把独立的、分散的系统集中起来进行管理，如管理系统中的软件、硬件资源，这样就能通过自动化管理完成所有的维护工作，而且还能及时处理故障，提高医院系统的维护水准和服务水平。

（2）远程集中托管、数据隔离，有效保障数据安全，实现数据共享。用户操作环境以云端数据中心为基础，所有的运算、存储都在数据中心服务器中完成，用户的终端设备不保存医疗方面的信息，以此来进行数据的隔离，这样就能保证数据的安全。在用户端操作的时候，云端资源池保存医疗信息，让数据保持共享。

（3）随时随地，远程接入，益于灵活处理业务。云计算所提供的托管桌面支持各种终端设备的接入，可以网络访问的方式辅助医护人员灵活处理业务，医护人员只要登录客户端，就能在任何时间、任何地点访问患者的病程记录、诊断记录和医疗影像等信息。

（四）健康医疗云的发展模式

健康医疗云的发展模式主要是指医疗云健康信息平台、医疗云远程诊断及会诊系统、医疗云远程监护系统和医疗云教育系统等。

1. 医疗云健康信息平台

该平台主要用于整合各种信息，如电子病历、预约挂号、电子处方、医疗影像等，并在这个基础上建立一个完整的电子健康档案系统，把健康档案存储于云端，方便今后的诊断和远程医疗等。医疗云健康信息平台还能实现以视频语音为基础的"多对多"的健康信息沟通咨询，能方便用户更快更多地和医生进行沟通。医疗云健康信息平台是整合了医疗云远程诊断及会诊系统和医疗云远程监护系统、医疗云教育系统的基础平台。

2. 医疗云远程诊断及会诊系统

该系统主要是针对边远地区和社区门诊设置的，能够使医学专家和患者实现实时联系，这样患者在原地、原医院就能接受远地医院专家的会诊，并能得到治疗，从而节省大量的医疗成本。医疗云远程诊断及会诊系统就是通过 4G 或 5G 通信、云计算、物联网和医疗技术，让专家与患者进行"面对面"的会诊。

3. 医疗云远程监护系统

该系统主要用于老年慢性病患者监护。其以医疗云监护设备实施全面生命信号检测，以通信设备把监测数据发送到医疗云远程监护系统，当发现异常数据时，系统就会发出警告。医疗云监护设备配备 GPS 定位仪和 SOS 求助按钮，如患者出现异常，系统就会立即把信息传至云端，GPS 定位仪对其进行快速定位。医疗云远程监护系统和医疗云远程诊断以及会诊系统对接，为患者进行远程会诊治疗。

4. 医疗云教育系统

通过医疗云健康信息平台，采用结合专业理论与现实统计数据、学习各地疑难急重症患者远程电视直播会诊、观看大型国际会议全程转播以及观摩国内外手术等方式，可很好地进行医疗云教育。这在很大程度上推动了医疗云事业的发展。

（五）健康医疗云的技术标准

在医疗行业中，云计算的标准化问题还未得到解决。要想实现云和云之间的连接，特别是"私有云"和"公有云"之间的连接，必须要确立行业标准，且这些标准存在于云计算每一层。此外，还需要在医疗机构特殊的应用环境中制定服务流程或者业务流程标准。当然，标准的制定应该由政府联合云计算应用专家、网络运营商、医疗行业管理者共同完成。

二、虚拟化技术

虚拟医疗平台可以有效满足医、护、患三方的需求，同时提升病房床位的周转率，促进医疗资源的优化利用以及医护患之间点对点的交流，能够使医护患之间的沟通变得更加及时和顺畅，有效改善日渐紧张的医患关系。

随着中国卫生信息事业的不断发展，卫生行业各单位对于信息系统和数据的需求越来越大，因此管理信息系统的难度也将相应提高。随着虚拟仿真技术的不断进步，医学外科可视化系统已经从二维发展到三维，从数字化发展到了网络化、智能化，虚拟化技术发展前景广阔。

目前，各医院的信息管理水平也在不断改善，医院通过提高信息化水平使医院管理更加科学规范。虚拟化技术能够整合医院的各个系统，合理分配院内的信息资源，科学收集和管理信息系统的各项数据。混合现实技术的可视化系统也能够在医疗手术的各个阶段，如手术计划、病例讨论、术中指导、术后评估等过程中得到应用，为高智能、高精度的医疗手术保驾护航，提高治疗效果和医疗服务的质量。

三、大数据技术

大数据技术的应用有助于对大量医疗数据进行收集、整理和分析，有助于实现健康医疗信息化，且促使药物研发、临床诊疗、卫生监测、政策制定和执行等领域发生了创造性的改变，从基础医学研究过渡到了全生命周期的健康医疗，益于更好地服务民众。

今后健康医疗大数据的发展和应用会让医疗模式逐渐革命化，能够真正助推精准医疗，贯彻"治未病"的理念，有助于扩大健康医疗资源的供给、降低医疗费用和提升医疗服务的质量与效率，从而对我国的经济、科技、社会和人民的生产生活产生重大而深远的影响。

四、云存储技术

云存储是一种通过网络进行的在线存储模式，也就是把数据存储在多个虚拟的终端服务器中，并由第三方托管这些服务器。数据存储托管的人需要向托管公司购买或租用存储空间，来实现数据存储。运营商则根据客户的不同需求，让客户将存放对象或文件存储于存储资源池中。

随着医院日出诊量、年出院人数等逐年增加，分级诊疗、远程医疗等新型医疗业务逐渐兴起，区域医疗建设带来的跨医院、跨平台的大量数据交换和分析对存储性能的要求越来越高。新系统增加带来的存储扩容、电子病历和健康档案的长期归档、PACS 医学影像文件数据存储量越来越大等问题都对存储的扩展能力和成本提出了更大的挑战。

随着医院 PACS 项目逐渐普及，很多地区区域 PACS 存储平台的覆盖面已经从省会级城市扩展到地市级乃至区县级城市，而且很多建设较早的 PACS 已经遇到了数据量激增导致的瓶颈。因此，如何解决这一瓶颈是医院面临的重要议题。

区域 PACS 存储平台的建设依赖于云存储，云存储平台不仅为部分地区的医院和医疗提供了 PACS 影像的统一标准，还为健康信息的长期存储提供了安全、灵活、可扩展、可持续的平台，是 PACS 影像存储未来的发展方向。

五、安全服务技术

对于不同的领域，安全服务的意义也存在着差异。在信息安全领域，安全服务是指为加强网络信息系统安全性、对抗安全攻击所采取的一系列措施。在其他行业，安全服务主要是指为了保障安全而采取的措施。

安全服务一般包括安全连接、安全机制、安全协议等，它们能在一定程度上弥补和完善现有操作系统和网络信息系统的安全漏洞。

按照国家标准《信息处理系统 开放些互连 基本参考模型 第 2 部分：安全体系结构》的定义，安全服务是指提供数据处理和数据传输安全性的方法。

OSI 安全体系结构下的五类安全服务包括访问控制服务、认证（鉴别）服务、数据保密性服务、数据完整性服务、抗否认性服务。

医疗安全是指医院在实施医疗保健的过程中，患者不发生法律和法规允许范围以外的心理、机体结构或功能障碍、损害、缺陷或死亡，其核心是指医疗质量。

医疗安全和医疗效果是互为因果的关系，医疗安全对社会和经济效益直接产生影响。不安全医疗会导致患者病程延长、治疗的方法复杂化，这样就增加了医疗成本和患者经济上的负担，甚至有时还会引发医疗事故、经济纠纷，影响医院的形象和信誉。

影响医疗安全的因素主要包括医源性因素（指医务人员言行不当给患者带来不安全感和不安全结果）、医疗技术因素、药源性因素、患者因素（各种不遵医嘱的行为）、院内因素、设备器材及组织管理因素等。

急诊室是医疗安全事件高发地带，这是因为急诊人员全年不间断提供服务，很难得到休息，身心俱疲，易出现疏忽；急诊业务的范围广，医师不可能对各系统疾病都有深入的了解；急诊工作人员具有很大的流动性，年轻医师多；急诊的患者流动性也大，而且往往病情严重、变化快，医师很难在较短的时间内通过有限的手段进行正确的判断和处理。

当前日益发展的计算机技术和网络技术开始广泛应用于医院，因而医院对于其计算机网络安全问题也越来越关注。

计算机网络安全的定义一般随使用者的不同而发生改变，也就是说使用者对网络安全的认识各不相同。对于医院来说，网络的信息安全主要是指系统的软件、硬件和相关数据是否安全。医院的信息安全可分为两种：静态安全和动态安全。

科学技术的进步使医护人员对信息安全的认识不断深入，但是医院信息安全建设的道路还很长，会面临很多问题，且这些问题会对医院的正常工作产生威胁。

六、医院运营管理技术

运营管理是对运营过程的计划、组织、实施和控制，是与产品生产和服务创造密切相关的各项管理工作的统称。

医院运营管理是对医院运营过程的计划、组织、实施和控制，是与医疗服务创造有着密切关系的各项核心资源管理工作的总称。也就是说，运营管理就是一套帮助医院在人、财、物三大核心资源上实现精益管理的管理手段和方法集合。

医疗市场所处区域不同，当地对于医院的业务定位也不同。孙子说过："知己知彼，百战不殆。"如果早期对当地医疗市场的研究和分析不到位，医院管理策略的效率就不会高。市场调研后的分析应当主要围绕以下几方面展开：①分析此区域疾病谱的构成，主要是调查常见病、多发病和发病率；②分析当地的经济状况和人口构成，重点是当地居民的财政能力、参保的人口比例、工会互助情况等；③分析目前医疗机构的学科现状，重点是学科中较成熟的学科，分析有哪些不同之处；④分析区域医疗市场和科室发展的整体情况，着重分析有潜力的科室的发展状况。

建设现代化综合医院和小型综合医院应以门诊部为基础，以病房为辅助，加强技术业务，突出重点部门和先进医疗设备；以优惠价格、优秀人才、优雅环境、优质服务打造医院品牌，进行宣传推广。

概括来说，医院在经营方向上要走专科、专病的发展道路；在经营战略上要选择差异化的战略方术，做别人没有的，做比别人更好的；在经营步骤上要先做"强"，再做"大"。

第七章　心理健康信息学及其应用

第一节　心理健康信息学概述

一、心理健康信息学的概念

心理健康信息学是一门研究如何利用信息技术来满足用户心理健康需求、解决相关心理健康问题和进行医学决策的新兴交叉学科。

（一）心理健康信息学的由来

近年来，我国以抑郁障碍为主的心境障碍和焦虑障碍患病率呈上升趋势，《健康中国行动（2019—2030 年）》显示，我国抑郁症患病率达到 2.1%，焦虑障碍患病率达 4.98%。存在心理问题和患有心理疾病的人的比例不断上升，健康产业和医疗服务领域用于心理保健服务及心理障碍治疗的支付比例也在不断攀升，心理障碍已成为多数国家较大的公共卫生负担之一。此外，世界卫生组织调查发现，新型冠状病毒肺炎疫情的爆发导致全球 93%的国家的心理健康服务出现中断或停止，尤其是线下面对面的心理健康服务已无法正常开展。然而，这期间人们对心理健康服务的需求大幅增长。

由此可知，心理健康服务面临着两大挑战。第一是如何实现心理健康服务降成本增效益的转型。第二是如何向地域空间受限（如防疫隔离情况下或偏远地区）的人群提供充足的、有效的心理保健服务。在此呼声下，心理健康信息学的出现和发展成为必然趋势。心理健康信息学将信息技术、通信技术和计算机科学应用于心理健康服务领域，是改善心理健康服务、促进心理健康的一种方式。

（二）心理健康信息学的内涵

1. 技术依托

心理健康信息学以信息技术、通信技术和计算机科学技术为基础，具有采集、传输、存储、检索、共享和应用心理健康数据信息等功能。这些技术在各类疾病患者心理健康管理中发挥着至关重要的作用，尤其是有助于实现各级健康医疗机构之间的互联协同。

2. 服务对象

心理健康信息学的服务对象涵盖两类人员，第一类是具有心理健康需求的相关用户，包括心理保健需求人员、心理障碍患者等；第二类是提供心理健康服务的专业人员，包括精神医学专业人员、心理卫生专业人员、护理人员等。

3.实践领域

心理健康信息学产生和发展的目的在于满足用户的心理健康医疗需求,具有极强的实践应用价值,其应用领域包含四个方面:第一,远程心理健康(服务);第二,自动化心理诊断与评估;第三,在线心理健康支持(如心理健康社交网络);第四,心理健康信息管理系统(如电子病历)。

二、心理健康信息学的特点和难点

(一)特　点

1.突破空间限制,均衡心理健康信息资源,分担医疗系统心理健康服务压力

信息时代的到来突破了人们行为活动的空间限制,拉近了人与人、人与信息之间的距离,不仅改变了人们的生活方式,还深刻影响了人们获取健康信息的方式。基于互联网,由 Web 2.0 支持的大量社交媒体汇聚了丰富的健康知识,为普通用户提供了便利高效的资源平台。与以往受地域范围限制只能在医疗卫生机构问询心理健康信息不同,现在越来越多的用户依靠互联网查找心理健康信息,实施心理健康管理,自主决策。

从心理健康服务领域的健康促进(一级)、预防性干预(二级)和心理治疗(三级)三级心理干预层次来看,心理健康信息化较好地分解了医疗系统提供一级和二级心理健康服务的负担和压力,同时,也为医疗机构借助远程医疗技术,集中精力向偏远地区人群和服务不足人群提供充足的、有效的专业化心理保健服务创造了可实现路径。

2.变革传统医患互动模式,提升以用户为本的心理健康服务体验

在线论坛、博客、即时消息平台、视频聊天、电子邮件等网络社交方式及其所体现的网络信息技术正在重新界定医患互动方式。医疗卫生信息专业性特征鲜明,基于这一特定因素,在传统的医患互动模式中,患者的主导性相对较低。随着健康信息化的发展,患者获取医疗保健信息的需求以及与医生沟通互动的需求日益增强,以患者为本的医疗保健模式逐步发展成了整个医疗领域的标准化健康照护模式。以患者为本的医疗保健模式将健康照护集中于患者本身,鼓励患者与医生沟通,鼓励患者在治疗中积极投入,并强调医护人员在治疗中要密切关注患者的需求,以达成为患者量身定制个性化健康照护方案的目标。

借助心理健康信息技术,用户可以广泛访问心理医疗保健类应用程序,可以及时接收心理服务预约提醒,可以在心理保健过程中轻松实现与专业人员的透明化沟通,从而有效提升以用户为本的心理健康服务体验。

3.捕捉心理健康风险信息,拓宽心理健康评估路径

当现实世界与网络世界彼此缠绕、密不可分时,人们会将社交网络平台看作生活内容之一,真实自然地记录生活、沟通信息、表达情感,人类的行为痕迹也会以数据形式大量涌现。这些数据能够反映出用户真实的认知、情感、人格、行为等心理健康状态,同时也能够让接受过专业训练的心理健康评估工作者从在线文本或语音信息中捕捉出心理健康风险信息,发现用户的心理健康问题。例如,"树洞行动救援团"是由在荷兰工作的华人科学家黄智生创办的智能公益团体,最初是通过抓取并解读微博"树洞"页面里的留言评

论，发现高风险人群，拯救他们的生命。"树洞行动"的核心工具是一款被称作"树洞机器人"的软件程序，它能够每天巡视各大社交平台，寻找到有自杀倾向的信息后，对信息中的"痛苦指数"和"自杀风险"进行评级。一旦超过警戒级别，信息就会被自动推送给树洞行动救援团，由志愿者们联系警方对正在或即将自杀的人进行干预。

借助信息技术评估心理健康状态，相较于传统的借助纸笔进行自评或他评的心理评估方式而言，能够更好地避免评估中受测者的主观误差，提升评估效度。

（二）难 点

心理健康信息学当前面临的难点是涉及个人隐私的信息安全伦理问题。心理健康信息系统所收集的用户信息会包含高比例的个人隐私信息。在海量信息不断涌现的信息时代，数据的存储已无法通过一己之力完成，均需依托平台或机构得以实现，而如果信息传输和使用过程中出现安全隐患，将对用户和机构造成不可估量的危害。如何更有效地、更严密地保障用户信息在采集、存储、传输、共享、应用等全流程、全方位的安全，是需要持续打磨、不断精进的伦理议题。

三、心理健康信息与健康管理

（一）心理健康信息的收集

便捷高效地收集心理健康信息，需要借助心理健康信息系统。心理健康信息系统是一种用于收集、处理、分析、传播心理健康信息，提供心理健康相关服务，并满足所服务人群心理健康需求的信息系统。心理健康信息系统旨在提高心理健康服务的效率，使管理人员和服务提供者能够做出更明智的决策，进而改善管理质量，确保提供更公平的服务。

心理健康信息的来源可散见于普通大众，也可聚焦于各级各类心理健康服务机构。就心理健康信息系统的信息采集目标而言，其主要聚焦于各级各类心理健康服务机构，如基础心理健康保健机构、综合医院的心理健康或心理卫生服务科室、正规社区心理健康服务场所。

要想通过心理健康信息系统收集心理健康信息，系统设计者就需要提前考虑服务组织架构的各个层级。心理健康信息系统需要在不同级别上处理不同类型的信息，因此需要着重考虑一个层级与另一层级之间如何在实用性上相互关联。

心理健康信息系统所需采集的心理健康信息有以下层级类别：①情节层级的信息，用于管理与服务相关的各个情节；②个案层级的信息，用于管护个案服务用户；③机构层级的信息，用于管理特定服务机构，不论该机构是综合医院的心理病房、社区心理健康小组，还是初级心理保健诊所，都隶属于该层级信息；④系统层级信息，用于制定针对整个心理健康系统的对策和规划。

（二）心理健康信息系统在健康管理中的价值

心理健康信息系统可以灵活衔接常规健康信息系统，实现健康信息管理的分类与整合。心理健康信息系统的运转可完全独立于常规健康信息系统之外，同时部分功能与常规健康信息系统相衔接（如单独收集心理健康信息，在常规健康系统中进行信息的加工和分析）。其也可完全融入常规健康信息系统，形成无缝衔接，依据不同任务需求实现健康信息的有效采集与分析应用。

心理健康信息系统可实现对心理健康服务需求的有效监测。心理健康信息系统能够提供心理健康服务的精确信息，可及时记录和监测各个服务用户的需求，可测量心理健康服务政策明确规定的心理健康服务指标，对标检测所使用的临床心理干预措施的适配性，提升检测效果。

心理健康信息系统可实现对心理健康服务供给模式的有效规划和顶层决策。心理健康信息系统对心理健康信息及心理服务需求信息的精确监测为心理健康管理政策的实施和评估奠定了良好的基础，从而可以对照用户需求对心理健康服务供给模式进行优化，不断完善服务质量，也可以通过衡量一项服务使用资源的程度来平衡稀缺资源的区域间差异，实现公平的心理健康管护服务。

（三）心理健康信息系统的进一步完善

心理健康信息系统虽然有诸多优势，但是依然受困于一些问题，并且在信息收集、加工、分析、传播和使用的每个阶段都会遇到这些问题。尤其是在发展中国家，参与设计和维护一般健康信息系统的人员通常对心理健康缺乏足够的了解，而健康系统设计和维护人员的流动、整个健康系统的变化也会使这些问题变得更加严重。因此，在心理健康信息系统的设计和实施中进行精心规划对于克服这些常见问题至关重要。

第二节　心理健康信息化的路径与方法

一、心理评估的信息化方法——自动化心理健康评估

有效实施心理健康评估受制于很多因素，如用户付费或用户污名化等。即便用户接受的是专业的心理照护，也会出现评估时断时续的问题。然而，随着自然语言处理技术的逐渐成熟和社交网络的不断普及，依托互联网和社交网络自动化评估用户心理健康状态的途径应运而生。

自动化心理健康评估是基于分类手段的评估方法，具体步骤包括以下几点：①构建心理健康自动评估训练集，训练集需要采集用户的心理自评量表信息和社交网络数据；②提取候选特征，训练分类模型；③大规模实现社交网络用户心理健康自动评估。

在这类评估方法中，特征选择与融合尤为重要。自动化心理健康评估的特征有四类：行为特征、个性特征、内容特征和社会关系特征。①行为特征。行为特征是用户在社交网络中行为表现的写照。例如，关注率、点赞率、评论率、发帖率等，以及与之相对应行为的活跃时段等特征。这些特征能够折射出用户的心理健康状态，也可以用于预测用户的焦虑或抑郁水平。②个性特征。个性特征包含用户的人口统计学资料及性格特征等，可用于预测心理健康问题在性别、年龄、地域等属性特征上的差异。③内容特征。内容特征主要

反映用户的语言特征，包括字面语言和口头语言。字面语言多以网络文本形式呈现，口头语言多以网络声音信息呈现。用户心理健康状态不同，其措辞风格、言语陈述方式都会有所不同。④社会关系特征。社交网络中，用户的社会关系是对现实生活中人际关系风格的反馈，通过用户与好友、粉丝等之间的关注和互动模式得以呈现。

二、心理治疗的信息化方法——在线心理治疗服务

由于心理卫生医疗资源有限，传统面对面的心理治疗方法无法满足乡村地区、偏远地区人员对心理健康保健的需求，因此需要开拓新的路径来最大限度地发挥现有心理健康服务的效能。在线心理治疗服务就成为了实现这一可能的良好媒介。

在线心理干预领域的快速发展带动了心理治疗的推广。在线心理干预形式分为三种：健康教育式干预、自我引导式治疗和人员支持治疗。基于网络的自我引导式治疗和人员支持治疗都包含生成认知、情感和行为改变目标，与常规基于经验支持的面对面心理治疗接近，也需要被治疗者的积极参与，完成必要的网络任务，而健康教育式干预类型通常只包含信息。在线心理治疗服务具有易使用性、经济便捷性、可及人群最大化的特征。虽然它能增加心理治疗的传播度，但用户接受在线心理治疗的依从性尚且不足。

有效开展在线心理治疗服务需要配备适宜的心理健康应用程序和信息化技术设备，同时在线平台必须能够满足用户的需求以及组织、技术和监管方面的要求。

三、心理健康管理的信息化方法——在线支持小组

心理健康机构可以通过互联网以新的护理模式向更多的人提供心理健康服务。其中，在线支持小组是广受欢迎的一种形式，它提供的心理健康服务模式主要是通过阅读帖子，识别哪些人需要得到关注，并通过在线回复提供心理健康支持。但是，随着支持小组受欢迎程度的提升，需要阅读的帖子数量也会不断增加，小组工作会面临越来越难以管理的风险，而对风险的管控需要通过发展计算语言学技术得到进一步解决。心理健康支持小组需要进一步加强以下三个方面的组件设计工作，以进一步扩大可以支持和帮助的人数。①设计对患者进行鉴别、分类的组件，自动检测需要快速响应的情况；②设计一个干预生成器，生成一个心理干预草案供小组支持人员使用；③设计通过增强聊天系统提供同步支持的组件。

第三节　心理健康信息学中的知识管理

知识管理具体包含两个层次，一是促进组织行动的明智性；二是促进组织实现资产的最佳价值。总体来说，知识管理是将组织的有效性最大化。

在医疗保健领域，知识管理能够形成一个"知识型社会"，建立起医院、诊所、药房和用户之间的联系，从而共享知识，降低医疗费用并提高医疗服务质量。因此，从心理健

康服务视角来看，心理健康知识管理是一个重要的问题。健康服务的质量取决于数据的收集和分析过程、临床数据和信息的交换、交易业务以及组织内外的知识利用情况。

一、生物细胞视角的知识管理

生物细胞视角的知识管理可以帮助临床心理专家提高自身在临床实践中的专业水平，从而为患者提供优质的服务。生物细胞视角的心理健康知识管理目标是建立起理解心理健康问题的生物细胞视角知识系统，通过心理服务供给者在组织内共享知识信息的方式，提高针对心理问题和心理障碍的社会服务质量。因此，临床心理专家必须有效地了解知识管理实践，提高为患者服务的安全性和治疗水平，降低治疗成本，支持临床决策的制定，从而获得最佳的临床实践效果。

二、临床数据视角的知识管理

临床数据视角的知识管理重点是解决临床心理医生知识管理启动方案的实施问题。目前，人们对心理健康的认知度很低，当心理问题患者增加，心理健康服务需求也随之上升，因此需要设立各级心理服务机构，即给这些人提供干预的合适场所。因此，政府需要利用正确的信息做出决策，来解决民众的心理问题。临床心理卫生专家擅长处理此类问题，但人数有限，他们的知识需要被分享给其他人，以满足依托知识管理水平提升心理健康服务效果的需求。

参 考 文 献

[1] VILAPLANA J, SOLSONA F, ABELLA F, et al . The cloud paradigm applied to e-health[J].BMC Medical Informatics and Decision Making, 2013, 13（6）: 35

[2] HASSAN M M. Cost-effective resource provisioning for multimedia cloud-based e-health systems[J]. MultimedisTolls and Applications, 2015, 74（14）: 5225-5241.

[3] DUMITRESCU I, CASTEELS M, VLIEGHER K D, et al.High-risk medication in community care : A scoping review[J].European Journal of Xlinical Pharmacology,2017（8）: 11-25.

[4] GABER J, OLIVER D, VALAITIS R, et al. Experiences of integrating community volunteers as extensions of the primary care team to help support older adults at home : A qualitative study[J].BMC Family Practice, 2017（8）: 11-25.

[5] MELLO J D A, FÁVARO-MOREIRA N C, KRAUSCH-HOFMANN S, et al.Can the interRAI home care instrument be Applied to the definition criteria of the Global Leadership Initiative on Malnutrition（GLIM）? A longitudinal study[J].Clinical Nutrition, 2015（8）: 10-25.

[6] LAI I K W, TAM S K T, CHAN M F S. Knowledge cloud system for network collaboration : A ease study in medical service industry in China [J]. Expert Systems with Applications, 2012, 39（15）: 12205-12212.

[7] LI C, XU X D, ZHOU G, et al. Implementation of national health informatization in China : Survey about the status Quo[J].JMIR Med Inform, 2019, 7（1）: e12238.

[8] LIU C H, LIN F Q, CHEN C S, et al. Design of secure access control scheme for personal health record-based cloud healthcare service[J].Security and Communication Networks, 2015, 8（7）: 1332-1346.

[9] LU S L, RANJAN R, STRAZDINS P. Reporting an experience on design and implementation of e-health systems on azure cloud[J]. Concurrency and Computation-practice & Experiebce, 2015, 27（10）: 2602-2615.

[10] RATNAM K A, DOMINIC P D D, RAMAYAH T. A structural equation modeling approach for the adoption of cloud computing to enhance the Malaysian healthcare sector[J]. Journal of Medical Systems, 2014, 38（8）: 82.

[11] WASSERMAN A，THIESSEN M，POOYANIA S. Factors associated with community versus personal care home discharges after inpatient stroke rehabilitation：The need for a pre-admission predictive model[J].Topics in Stroke Rehabilitation，2019（2）：10-25.

[12] 王庆喜，陈小明，王丁磊 . 云计算导论 [M]. 北京：中国铁道出版社，2018.

[13] 陶皖 . 云计算与大数据 [M]. 西安：西安电子科技大学出版社，2017.

[14] 吕云翔，张璐，王佳玮 . 云计算导论 [M]. 北京：清华大学出版社，2017.

[15] 卢朝霞 . 健康医疗大数据理论与实践 [M]. 北京：电子工业出版社，2017.

[16] 青岛英谷教育科技股份有限公司 . 云计算与大数据概论 [M]. 西安：西安电子科技大学出版社，2017.

[17] 张尧学 . 大数据导论 [M]. 北京：机械工业出版社，2018.

[18] 王伟军 . 大数据分析 [M]. 重庆：重庆大学出版社，2017.

[19] 曾爱群 . 社区医院云平台的建设与应用研究 [J]. 信息记录材料，2020，21（5）：102-103.

[20] 查君林 . 互联网在医疗行业中的应用 [J]. 中国继续医学教育，2018，10（14）：44-46.

[21] 陈少婷 . 档案信息化建设在医院档案管理中的价值与发展 [J]. 山西档案，2019（2）：91-92.

[22] 陈玮 . 微时代背景下社区居家养老模式的法律问题研究 [J]. 法制与社会，2017（12）：9-25.

[23] 陈悦，陈超美，刘则渊，等 .CiteSpace 知识图谱的方法论功能 [J]. 科学学研究，2015（2）：242-253.

[24] 程雪松，张琼瑶 . 基于"互联网 +"的医联体云平台建设实践 [J]. 中国数字医学，2020，15（1）：80-82.

[25] 邓学剑，沈济南，许振武，等 . 基于 RBAC 模型的医疗云平台的设计与实现 [J]. 湖北民族大学学报（自然科学版），2020，38（1）：93-97.

[26] 范靖，黄鹂，陈倩，等 . 信息化促进医疗绩效考核精细化 [J]. 中国卫生质量管理，2018，25（3）：95-97.

[27] 付跃军，李忠政，王世杰 . 基于区块链的远程数据验证协议 [J]. 计算机仿真，2019，36（11）：146-150，155.

[28] 顾梦佳，蔡斌，余靓 . 基于 E-Healthcare 的医院质量持续改进研究 [J]. 医学信息，2018，31（15）：1-2.

[29] 郭峰 . 基于信息化条件下的医保控费精细化管理探析 [J]. 航空航天医学杂志，2018，29（2）：221-222.

[30] 郝俊涛 . 信息化对实现医院经济管理高效率及高质量的探讨 [J]. 管理观察，2019（15）：169-170.

[31] 黄锢 . 医院后勤信息化管理的现状与发展策略 [J]. 中国卫生产业，2019，16（12）：148-150.

[32] 韩光曙，崔楠，李志光. 发展中国家远程医疗发展模式及对我国的启示 [J]. 中国卫生事业管理，2018，35（9）：641-643.

[33] 景玺，秦靖沂. 大数据在医保管理中的应用与发展方向 [J]. 中国医疗保险，2018（7）：20-23.

[34] 李薇，丁建定. 中国居家养老服务的发展状况研究 [J]. 当代中国史研究，2014（2）：1-25.

[35] 李东泽. 浅谈 5G 对远程医疗实现的价值与策略 [J]. 中国新通信，2019，21（22）：124.

[36] 李长远，张会萍. 民族地区老年人对社区居家医养结合养老服务模式选择意愿及影响因素分析——基于安德森行为模型的实证研究 [J]. 云南民族大学学报（哲学社会科学版），2019（5）：9-12.

[37] 刘妍，陈潇君. "互联网 + 医疗" 背景下的满意度测评系统设计 [J]. 中国数字医学，2018，13（5）：63-65.

[38] 刘尹，郭爱民，黄亚芳，等. 家庭医生移动云医疗管理社区高血压患者实践与探讨 [J]. 继续医学教育，2018，32（7）：166-167.

[39] 刘永军，顾英立，李子扬，等. "互联网 +" 分级诊疗信息化体系构建 [J]. 中华医学图书情报杂志，2018，27（1）：72-75.

[40] 刘泽龙. 医疗大数据时代医院病案统计及管理探究 [J]. 中国卫生产业，2018，15（21）：158-160.

[41] 刘泽田，金函琪，付瑶，等. 基于 Hadoop 的医疗云存储与医生推荐系统的研究与实现 [J]. 数字技术与应用，2017（8）：63-65.

[42] 陆忠芳，丁安超. 信息化健康管理云平台模式在社区慢性病管理中的应用效果评价 [J]. 当代护士（上旬刊），2018，25（11）：178-180.

[43] 罗瑶，孙建娥. 我国农村空巢老人养老服务研究综述 [J]. 社会福利（理论版），2017（7）：18-23.

[44] 吕美丹，祝锡永，傅慧，等. 基于 GAE 云计算的区域移动医疗服务平台 [J]. 计算机系统应用，2013，22（6）：29-33.

[45] 穆光宗. "居家养老" 社会服务模式探析 [J]. 国家治理，2014（21）：25-31.

[46] 任亚莉. 新型医疗共享体系云平台设计方法 [J]. 自动化仪表，2020，41（10）：81-84.

[47] 覃国慈. 近年来农村养老服务研究综述 [J]. 社会科学动态，2017（4）：69-72.

[48] 唐美玲，张建坤，雒香云，等. 智慧社区居家养老服务模式构建研究 [J]. 西北人口，2017（8）：11-25.

[49] 陶小冬，朱慧. 大数据时代医疗质量精细化管理探索与实践 [J]. 现代医院管理，2018，16（1）：47-48.

[50] 王贝芬. 社会化养老模式研究综述与展望 [J]. 天府新论，2014（3）：118-123.

[51] 王岚，李婧，佟艳辉. 医养结合视角下社区护士参与居家养老影响因素的质性研究 [J]. 中国卫生事业管理，2016（12）：3-15.

[52] 王鹏，周静，王凯曦，等．健康医疗大数据云平台研究综述 [J]．中国医疗设备，2020，35（5）：161-165，174．

[53] 王晓慧，向运华．智慧养老发展实践与反思 [J]．广西社会科学，2019（8）：7-15．

[54] 王秀花，肖云．"互联网＋"社区居家养老"医养结合"机制研究 [J]．山西高等学校社会科学学报，2018（12）：3-25．

[55] 王珍，窦鹏伟．基于云计算的医疗信息化建设探索 [J]．无线互联科技，2013（1）：187-188．

[56] 魏智，黄昊．从等级医院评审看军队医院信息化建设热点 [J]．医疗卫生装备，2014，35（6）：112-113，144．

[57] 文新建，项华，高翔宇，等．医院大数据在医疗行为监管的应用研究 [J]．中国数字医学，2018，13（3）：32-34．

[58] 吴雪影，李向东，王秋节，等．基于区域医疗联合体双向转诊云平台在分级诊疗应用中的路径分析 [J]．中国医疗管理科学，2017，7（4）：27-31．

[59] 肖丽，林林，雷晓军，等．云计算技术在家庭智能医学中的应用 [J]．成都中医药大学学报，2017，40（3）：38-41．

[60] 谢珍君，计维斌，陈双群．养老服务质量评价工具研究综述及展望 [J]．云南行政学院学报，2019（2）：147-151．

[61] 徐雅芳．5G 通信技术特点及在远程医疗中的应用 [J]．电子制作，2020（2）：87-89．

[62] 许瑜超，蒋仲辉．基于 TVOS 打造广电智慧医养平台的实践 [J]．广播与电视技术，2020，47（3）：21-25

[63] 杨明，丁龙，许艳．基于区块链的医疗数据云存储共享方案 [J]．南京信息工程大学学报（自然科学版），2019，11（5）：590-595．

[64] 杨晓光，马力，李娜，等．医疗联合体内基于云计算系统的脑卒中分级诊疗模式研究 [J]．中国全科医学，2018，21（4）：462-464，470．

[65] 姚琴．移动互联网医疗云平台研究与设计 [J]．电脑编程技巧与维护，2020（1）：63-64．

[66] 尹畅，张超黎，赵颖波，等．基于信息化的医疗技术临床应用监管体系研究 [J]．中国数字医学，2018，13（5）：86-88．

[67] 于一凡．社区居家养老服务设施的规划配置研究 [J]．南方建筑，2019（10）：4-30．

[68] 俞乐，王欢，任天羽．信息化数字医院建设研究 [J]．医学信息，2019，32（13）：19-20．

[69] 张芙蓉．我国社区居家养老服务研究综述 [J]．黑河学刊，2016（2）：182-183．

[70] 张雷，王云光．健康大数据挖掘方法研究综述 [J]．软件导刊，2018，17（3）：1-3，6

[71] 张清云．医院档案管理信息化建设中的问题与解决路径分析 [J]．管理观察，2018（4）：165-166．

[72] 张学高．从技术支撑转向引领发展 [J]．中国卫生，2018（1）：86．

[73] 张雪飞．社区居家养老服务系统模式构建 [J]．产业与科技论坛，2017，16（15），36-37．

[74] 张玉骄 . 对信息化在医院医保管理中的应用及效果分析 [J]. 中国信息化，2018（3）：87-88.

[75] 赵伟，卢清君 . 医院 5G 网络建设标准《基于 5G 技术的医院网络建设标准》专家解读 [J]. 实用临床医药杂志，2020，24（1）：1-6.

[76] 周作建，林文敏，王斌斌，等 . 基于海量医疗数据的症状自查服务云框架设计 [J]. 计算机科学与探索，2015，9（9）：1056-1065.

[77] 翟运开，乔超峰，孙东旭，等 . 患者参与远程医疗服务价值共创动机因素分析 [J]. 中国医院管理，2018，38（2）：13-16.

[78] 苏振涛 . 云社区医疗服务平台关键技术研究 [D]. 济南：山东大学，2012.

[79] 袁梦绚 . 基于 Windows Azure 无线查房系统设计与实现 [D]. 镇江：江苏科技大学，2016.

[80] 黄美东 . 医疗云中隐私信息可检索加密技术研究 [D]. 深圳：深圳大学，2018.

[81] 毛振平 . 云平台下医疗大数据的 FP-Growth 算法的优化研究 [D]. 郑州：华北水利水电大学，2019.

[82] 王达明 . 基于云计算与医疗大数据的 Apriori 算法的优化研究 [D]. 北京：北京邮电大学，2015.

[83] 周毅 . 面向 5G 的分层次分布式云服务系统资源优化调度与分配 [D]. 成都：电子科技大学，2015.

[84] 喻宝禄 . 基于医疗云平台的一类疾病分析模型研究 [D]. 贵阳：贵州大学，2016.

[85] 颜泽贤，钱捷 . 信息学 [M]. 福州：福建人民出版社，1989：25.

[86] 郭子菁，罗玉川，蔡志平，等 . 医疗健康大数据隐私保护综述 [J]. 计算机科学与探索，2021，15（3）：389-402.

[87] 刘炜，彭宇飞，田钊，等 . 基于区块链的医疗信息隐私保护研究综述 [J]. 郑州大学学报（理学版），2021，53（2）：1-18.

[88] 邓学剑，沈济南，许振武，等 . 基于 RBAC 模型的医疗云平台的设计与实现 [J]. 湖北民族大学学报（自然科学版），2020，38（1）：93-94.

[89] 陆忠芳，丁安超 . 信息化健康管理云平台模式在社区慢性病管理中的应用效果评价 [J]. 当代护士（上旬刊），2018，25（11）：178-180.

[90] 郭建 . 基于云计算的海量电子病历文本分析系统研究 [D]. 上海：上海交通大学，2011.

[91] 国务院办公厅 . 国务院办公厅关于加快医学教育创新发展的指导意见 [J]. 中华人民共和国国务院公报，2020（28）：27-31.

[92] 裴雨晨，张堃，杨进，等 . 浅谈用户健康信息学的现状及设想 [J]. 基因组学与应用生物学，2014（4）：930-934.

[93] 朱庆华，韩文婷，吴琼，等 . 健康信息学研究：起源、现状与未来 [J]. 信息资源管理学报，2018，8（4）：4-14，97.

[94] 兰小笃，梁昌标．用户健康信息学的起源与概念 [J]. 当代医学，2009，15（16）：21-23.

[95] 周晓英，张璐．图书情报学院健康信息学教育发展与教学改革研究 [J]. 中国图书馆学报，2018，44（6）：105-119.

[96] 赵跃．突发公共卫生事件社区应急管理系统设计——以新型冠状病毒肺炎事件为例 [J]. 北京测绘，2020，34（6）：731-734.

[97] 赵静．基于物联网发展的智能化社区医疗服务研究 [D]. 秦皇岛：燕山大学，2013.

[98] 张杏通，何隽．互联网医院发展现状、影响因素与展望 [J]. 现代医院管理，2020，18（3）：4-8.

[99] 钱学森．创建系统学 [M]. 太原：山西科学技术出版社，2001：34.

[100] 徐勇勇，刘丹红，王霞，等．健康信息模型与卫生统计工作展望 [J]. 中国卫生统计，2004（5）：11.

[101] 国务院办公厅．国务院办公厅关于促进"互联网＋医疗健康"发展的意见 [N]. 中国中医药报，2018-05-03（3）.

[102] 国务院．国务院关于印发中医药发展战略规划纲要（2016—2030 年）的通知 [J]. 宁夏回族自治区人民政府公报，2016（9）：13-19.

[103] 国家中医药管理局．国家中医药管理局关于推进中医药健康服务与互联网融合发展的指导意见 [N]. 中国中医药报，2017-12-11（3）.

[104] 李宗友，王映辉，张一颖，等．论互联网＋中医医疗服务 [J]. 中国中医药图书情报杂志，2017，41（2）：1-4.

[105] 姚敬心，邓文祥，李静，等．中医辅助诊疗系统在医疗活动中的应用现状及发展分析 [J]. 中国中医药现代远程教育，2019，17（15）：55-57.

[106] 孙丽莎．骨质疏松症危险因素评估及中医药治疗糖尿病性骨质疏松的系统评价 [D]. 成都：成都中医药大学，2013.

[107] 苑琳琳，李文书，姚建富，等．中医舌诊信息处理技术研究进展 [J]. 上海中医药大学学报，2011，25（2）：80-86.

[108] 王常海，司帆，朱晓晓，等．3D 打印技术在指压式三部脉象采集中的应用及脉象要素分析算法研究 [J]. 中华中医药杂志，2020，35（1）：376-379.

[109] 伊茹梦．人工神经网络理论与应用 [J]. 科技经济导刊，2015（12）：59-60.